Ahmed El-Kordi

Wen therapieren und warum?

CIP-Medien

Ahmed El-Kordi

Wen therapieren und warum?

Ethische, therapeutische und sozialrechtliche Aspekte der psychotherapeutischen Indikationsstellung

Psychosozial-Verlag

Bibliografische Information der Deutschen Nationalbibliothek
Die Deutsche Nationalbibliothek verzeichnet diese Publikation
in der Deutschen Nationalbibliografie; detaillierte bibliografische Daten
sind im Internet über http://dnb.d-nb.de abrufbar.

Originalausgabe

Gesetzlich vertreten durch die persönlich haftende Gesellschaft Wirth GmbH,
Geschäftsführer: Johann Wirth
Walltorstr. 10, 35390 Gießen, Deutschland
06 41 96 99 78 0
info@psychosozial-verlag.de
www.psychosozial-verlag.de

Umschlagabbildung: Wassily Kandinsky, *Ohne Titel*, 1928
Umschlaggestaltung und Innenlayout nach Entwürfen von Hanspeter Ludwig, Wetzlar
Druck und Bindung: Majuskel Medienproduktion GmbH
Elsa-Brandström-Str. 18, 35578 Wetzlar, Deutschland
Printed in Germany

ISBN 978-3-8379-3361-1 (Print)
ISBN 978-3-8379-6298-7 (E-Book-PDF)

Inhalt

Für meine Eltern,
die mir beigebracht haben, immer weiter Fragen zu stellen.
Für meine Frau,
die i. d. R. auf all meine Fragen eine schlaue Antwort hat.
Und für Kitty,
die uns gezeigt hat, wie schön das Leben sein kann.

1 Indikationsstellung

Begriffsdefinition und Gegenstandsbestimmung

Die Frage nach der Indikationsstellung zählt zu den frühen Themenfeldern in der Psychotherapieforschung. Ist es gegenwärtig notwendig, sich mit der Frage nach der psychotherapeutischen Indikationsstellung zu befassen – wo es gerade viele, andere, vielleicht sogar relevantere Facetten der ambulanten psychotherapeutischen Versorgung gibt, zum Beispiel die neue Psychotherapieausbildungsreform und deren Auswirkungen auf die psychotherapeutische Versorgungslandschaft? Zur Beantwortung dieser Frage schließe ich mich der Meinung von Urs Baumann und Beatrix von Wedel (1981) an. Ihrer Ansicht nach verlange jedes Thema, wenn es auch noch so alt sei, von Zeit zu Zeit eine Bestandsaufnahme, damit wenig bewährte Wege verlassen und neue Ideen aufgegriffen würden. In diesem Sinne ist die Auseinandersetzung mit dem Thema »Indikationsstellung in der Psychotherapie« eine äußerst notwendige und gegenwärtig längst überfällige Bestandsaufnahme in Anbetracht von demografischen, sozialpolitischen und gesellschaftlichen Veränderungen mit Auswirkung auf die Versorgung von Menschen mit psychischen Erkrankungen.

In der Organmedizin geht es bei der Indikationsstellung – allgemein formuliert – um die Frage, welches Heilverfahren bei welchem Patienten[1] unter welchen Voraussetzungen zur Anwendung kommen soll. In dem Zusammenhang wird der medizinische Indikationsbegriff in Beziehung gesetzt zur Ursache des Leidens, zur Krankheit und zu den Symptomen (Schneider, 1990).

Urs Baumann (1981) und Reiner Bastine (1981) lehnen ein solches Modell für den psychotherapeutischen bzw. psychologischen Versorgungsbereich ab. Die fehlende Übertragbarkeit ergibt sich daraus, dass monokausale Zusammenhänge im Rahmen von psychologischen Störungsmodellen

1 Im Text wird sowohl die feminine als auch die maskuline Form ausgewogen genutzt.

sehr selten anzutreffen sind. In der Regel wird von multikonditionalen bzw. multifaktoriellen Verursachungspfaden als Nährboden für sehr unterschiedliche psychische Erkrankungen ausgegangen. Auch die primäre Fokussierung der Verursachungsdynamik auf die Krankheit, weniger auf das Individuum, ist mit psychologischer Konzeptbildung nicht vereinbar. Dagegen meint Walter J. Schraml (1969, zit. n. Bastine, 1981), dass der Begriff »Indikation« in der Psychologie bzw. Psychotherapie auf die Ermittlung einer geeigneten Therapieform für die spezifische Störung beim jeweiligen Patienten abzielt.

Zur Vermittlung eines allgemeinen Überblicks zum Thema »psychotherapeutische Indikation« möchte ich die Indikationstypologie von Bastine (1981) vorstellen, nach der die Indikation in der Psychotherapie wie folgt unterschieden wird:

1. Indikation zur Psychotherapie: Soll überhaupt eine Psychotherapie durchgeführt werden?
2. Schulenspezifische (oder differenzielle) Indikation: Welches Psychotherapieverfahren ist für welche Störungsbilder angezeigt?
3. Prozessorientierte (oder adaptive) Indikation: Wann soll das Verfahren, die Methode, die Technik wie angepasst werden?

Während Bastine sich dezidiert mit den Typen 2 und 3 auseinandersetzt, lässt er Typ 1 unbehandelt. Andere Arbeiten – vor allem aus dem psychodynamischen und psychoanalytischen Bereich (zum Beispiel König, 1994 bzw. Heigl, 1987) – beleuchten Typ 1 ausführlich. Dabei konzentrierten sich Karl König und Franz Heigl auf unterschiedliche Eigenschaften, Persönlichkeitsmerkmale und psychomentale Zusammenhänge bei potenziellen AnalysandInnen. Sucht man nach »Indikation zur Psychoanalyse«, lassen sich viele Forschungsarbeiten finden (z.B. König, 1994). Ebenso wurde die Kontraindikation für psychoanalytische Behandlungen erforscht (z.B. Heigl, 1987, S. 242–246).

Mit dem Inkrafttreten des Psychotherapeutengesetzes (PsychThG) 1999 und der Aufnahme von weiteren psychotherapeutischen Verfahren in die kassenfinanzierte ambulante Psychotherapie (Lieberz, 2021; Rüger, 2007) sowie dem gleichzeitigen Verdrängen psychoanalytischer Lehrstühle an Universitäten verlor die Frage nach psychoanalytisch orientierter Psychotherapie in der universitären Ausbildung an Breitenwirkung. Gleichzeitig fand eine inhaltliche und konzeptionelle Trennung der Indikationsfragen statt. Auf der einen Seite eröffnete sich die Frage nach der grundsätzlichen Zuordnung einer

Patientin mit einem bestimmten Störungsbild zu einer bestimmten psychotherapeutischen Methode. Auf der anderen Seite verblieben die bisherigen Indikationen, die sehr traditionsreich sind, im Bereich der Psychoanalyse. Zählt man die psychoanalytischen bzw. psychodynamischen Veröffentlichungen zum Thema »Indikation«, so entsteht der Eindruck, dass diese in der Überzahl sind im Vergleich zu kognitiv-verhaltenstherapeutischen und systemischen Verfahren. Dies gilt teilweise auch für die Schwesterdisziplin, die tiefenpsychologisch fundierte Psychotherapie, die eine deutsche Erscheinung bleibt (Jaeggi & Riegels, 2018).

Aufgrund der beschriebenen Entwicklung und der weiteren Etablierung und Integration der psychotherapeutischen Versorgung in der gesetzlichen Krankenversicherung entwickelte sich die Psychotherapie von einem »privaten« zu einem »öffentlichen« Bereich, bei dem es auch darum geht, dass die Solidargemeinschaft finanziell für die Behandlung einzelner Individuen aufkommt (wie im organmedizinischen Bereich). Es ist keine ausschließliche Interaktion mehr zwischen einem Patienten und seinem Therapeuten. Hier sind weitere Erwägungen und Beurteilungsaspekte auch von Bedeutung – wie im üblichen gesundheitlichen Versorgungssektor seit Jahrzehnten der Fall. Bei knapper werdenden Ressourcen und finanziellen Mitteln und einer alternden Gesellschaft mit steigenden Raten zum einen an psychischen Erkrankungen und zum anderen an psychisch bedingten Fehltagen (DAK Report, 2024) sowie einer aktuell nicht geklärten Finanzierung des psychotherapeutischen Nachwuchses im Rahmen des Psychotherapeutenausbildungsreformgesetzes von 2020 sind wirtschaftlich relevante Maßstäbe wie Kosten-/Nutzenüberlegungen, Prioritätensetzung und Versorgungssicherung neue Definitionsmerkmale einer realitätsbezogenen Indikationsstellung.

Verkompliziert wird eine aktuelle Definition und Gegenstandsbestimmung der Indikationsfrage in der Psychotherapie durch medizinethische Abwägungen. Die zuvor genannten wirtschaftlichen Aspekte, die streng genommen Grundpfeiler einer solidarisch finanzierten Sozialversicherung im Allgemeinen sind, erzwingen eine dezidierte ethische Abwägung der Verordnung bzw. Durchführung von psychotherapeutischen Behandlungen. Da die psychotherapeutische Versorgung im Gesundheitssektor und im kassenfinanzierten Gesundheitswesen verortet ist – die sogenannte Richtlinienpsychotherapie – und nicht im Selbstoptimierungs- und Persönlichkeitsentwicklungsbereich (z. B. Coaching), ist es geboten, sich nicht nur mit dem einzelnen Individuum – also der Hilfesuchenden – zu befassen. Neben der Fürsorgepflicht gegenüber dem Einzelnen besteht auch eine Pflicht zur Gleichbehandlung oder zur Fairness gegenüber dem Rest der Sozialgemeinschaft, denn erst durch diese ist eine Umsetzung einer kassenfinanzierten Richtlinienpsychotherapie möglich.

Ähnlich wie Wolfgang Schneider in seinem Werk *Indikationen zur Psychotherapie: Anwendungsbereiche und Forschungsprobleme* (1990) resümiert hat, entsteht auch heute noch der Eindruck, dass die Diagnostizierung einer psychischen Erkrankung fälschlicherweise mit der Geeignetheit der Psychotherapie zur Behandlung dieser Erkrankung gleichzusetzen ist (nach der Formel: psychisch krank = Richtlinienpsychotherapie als Methode der Wahl). Des Öfteren wird in der berufs- und gesundheitspolitischen Debatte Häufigkeit und Bedarf verwechselt. Die hohen Zahlen psychisch kranker Menschen bedeuten nicht automatisch, dass hierfür genauso viel Bedarf an psychotherapeutischen Behandlungsplätzen vorliegt (siehe hierzu auch Freyberger & Linden, 2014). In einigen organmedizinischen Disziplinen ist dies durchaus plausibel, zum Beispiel benötigt eine bestimmte Anzahl an dialysepflichtigen PatientInnen die entsprechende Anzahl an Dialyseplätzen. Wie bereits erwähnt, wird die organmedizinische Modellvorstellung von »Indikation« als nicht ohne Weiteres anwendbar auf den psychotherapeutischen Bereich betrachtet. Diese Betrachtungsweise ist problematisch, denn dem Vorkommen psychischer Erkrankungen in der Gesellschaft sollte gesundheitspolitisch und behandlungstechnisch nicht ausschließlich mit dem Angebot ambulanter Psychotherapie begegnet werden. Da psychische Leidenszustände und Erkrankungen ein multifaktorielles und -kausales Geschehen sind, sollte die gesellschaftliche und sozialversicherungsrechtliche Reaktion darauf ebenfalls multifaktoriell sein. Ambulante Richtlinienpsychotherapie wäre ein Interventionsaspekt im Rahmen eines facettenreichen, individuellen Behandlungskonzepts. Dies bedeutet gleichzeitig, dass eine gewisse Anzahl an psychisch erkrankten Individuen in der Gesellschaft von diesem Interventionsaspekt nicht profitieren werden. Aus gesundheitsökonomischer und medizinethischer Sicht wäre es daher geboten, frühzeitig psychisch erkrankte Individuen zu identifizieren, bei denen eine signifikante Leidensminderung durch Richtlinienpsychotherapie zu erwarten ist. Und genau mit dieser Thematik befasst sich dieses Buch.

1.1 Die medizinische und die ärztliche Indikation

Laut Felix Anschütz (1982) ist »die Indikation der begründete Entschluß zu einer bestimmten Handlung, nicht die Handlung selber« (S. 6). Ein

Entschluss basiert auf verschiedenen Informationsquellen und empirischem Wissen. Dazu kommen noch hoch individuelle und subjektive Erfahrungswerte, die diesen Entscheidungsprozess ergänzen. Anschütz (1982) differenziert außerdem zwischen absoluter und relativer Indikation. Hinsichtlich der Definition »absolut« unterscheidet er minimal zwischen den Fachgebieten Chirurgie und innere Medizin. So ist eine absolute Indikation in der Chirurgie zum Beispiel für einen Eingriff gegeben, wenn die Patientin ohne Operation mit Sicherheit in kurzer Zeit ihrer Erkrankung erliegen würde. Auch in der inneren Medizin ist es ähnlich; hier liegt eine absolute Indikation vor, wenn ein lebensbedrohlicher Zustand besteht. »Eine absolute Indikation bedeutet, daß eine Maßnahme hier und jetzt eingesetzt werden muß« (ebd., S. 10). Aus klinischer Sicht sollen individuelle PatientInneninformationen, wie zum Beispiel Alter, Komorbidität, Geschlecht etc., mit in die Indikationsfrage einfließen, da diese u. a. die Frage nach der Prognose gestalten. Denn ohne prognostische Erwägungen ist keine Indikationsstellung möglich bzw. wäre eine Indikationsstellung unvollständig. Im Vergleich zur absoluten Indikation ist die relative Indikation ein Abwägungsprozess des Für und Wider. Anschütz (1982) zufolge ist dies im Bereich der inneren Medizin durch zwei Aspekte gekennzeichnet: 1. Handlungsnotwendigkeit (jetzt oder später), 2. Abwägen der Vor- und Nachteile einer Handlung für den Patienten.

Neitzke (2015) dagegen postuliert, dass es keine absoluten Indikationen geben kann: »Indikationen sind relativ, da sie relational auf ein Therapieziel bezogen sein müssen« (S. 87). Bei der Indikationsstellung handelt es sich Neitzke zufolge um einen evaluativen Prozess mit zwei unterschiedlichen Schritten: der erste Schritt wird als »medizinische Indikation« bezeichnet, »da sich die erforderlichen Prüfaspekte auf medizinische Sachverhalte und Fakten beziehen« (ebd., S. 85). Der zweite Schritt wird dagegen als »ärztliche Indikation« bezeichnet. Dieser enthält eine Reihe von ärztlichen, subjektiven Einschätzungen zum vorliegenden Fall. Die Durchführung dieses zweiten Schrittes beinhaltet eine individuelle Einzelfallbewertung und basiert auf dem subjektiven, rein menschlichen Wissen einer behandelnden Ärztin bzw. eines behandelnden Arztes. Bei Neitzkes Modell handelt es sich primär um die Indikationsstellung im medizinisch-klinischen Rahmen. Ihm zufolge kann der zweite Schritt auch auf andere Gesundheitsberufe ausgeweitet werden, dann handelt es sich im zweiten Schritt im Rahmen unseres Themas also um die »psychotherapeutische Indikation«. Die Bezeichnung »psychotherapeutische Indikation« – analog gäbe es auch die »pflegerische Indikation« im Bereich der Pflegewissenschaften etc. – impliziert fachspezifisches, empirisches sowie psychotherapeutisches Wissen und Handeln.

Zusammengefasst kann man das Modell von Neitzke für unseren Definitionsversuch folgendermaßen einsetzen: Der erste Schritt im gesamten psychotherapeutischen Indikationsprozess bleibt die von Neitzke vorgeschlagene »medizinische Indikation«, da es sich um die Einordnung des zu behandelnden Leidenszustands handelt und diese Kategorisierungsleistung psychiatrisch-psychotherapeutisches Fachwissen erfordert, was unter dem Begriff »medizinisch« zu subsumieren wäre. Wir behandeln diese erste Stufe bzw. diesen ersten Schritt in Kapitel 6.2, wenn wir uns mit dem Krankheitsbegriff im Sinne des SGB V und der Richtlinienpsychotherapie befassen. Denn durch die Brille der formalen Rahmenbedingungen soll auf den individuellen Fall geschaut werden. Der zweite Schritt ist fachspezifisch und befasst sich mit der psychotherapeutischen Expertise, daher »psychotherapeutische Indikation«.

Der erste Schritt, »medizinische Indikation«, wird in der Literatur (z. B. Gahl, 2015; Neitzke, 2015) weiter differenziert. Die zentrale Aussage, die nach dem Durchlaufen des ersten evaluativen Schrittes feststehen soll, lautet: »Bei einem Patienten, der an X, Y und Z leidet, sind die Maßnahmen a, b und c indiziert, weil sie sich grundsätzlich als nützlich und hilfreich erwiesen haben« (Neitzke, 2015, S. 85f.). Diese Aussage basiere nach Neitzke auf drei Teilaspekten, die logisch miteinander verknüpft seien. Das heißt, das Nichtvorliegen eines einzelnen Aspektes führe dazu, dass die ganze medizinische Indikation nicht gestellt werde, und in der Folge könne man auch keine psychotherapeutische Indikation stellen. Um welche Teilaspekte handelt es sich hier?

Der erste Teilaspekt ist die empirische Begründung der Indikation. Diese stellt sicher, dass die zu prüfende Maßnahme auf empirischem und gesichertem Wissen bzw. Erfahrungswerten basiert. Das empirische Wissen bestimmt beispielsweise, welche Krankheitszeichen mit welchen Krankheiten einhergehen. Dies hat auch Konsequenzen für die weiteren sowohl diagnostischen als auch therapeutischen Maßnahmen (z. B. wäre »Klangschalentherapie« keine empirisch fundierte Behandlung für Kontaminationszwänge). Die empirische Begründung sollte auch psychotherapeutisches Fachwissen und Erfahrungen beinhalten. Es ist ein Teilaspekt, der von den bisherigen Berufserfahrungen stark determiniert ist.

Der zweite Teilaspekt ist die finale Begründung der Indikation: Eine Indikationsstellung ohne Formulierung oder Vereinbarung eines angestrebten Therapieziels ist nicht möglich. Neitzke zufolge ist die Festlegung eines Therapieziels Voraussetzung für weitere Schritte der Indikationsstellung.

Der dritte Teilaspekt umfasst die kausale Begründung der Indikation, mit der folgende Frage beantwortet werden soll: Wodurch lässt sich die Annahme rechtfertigen, dass diese psychotherapeutische Maßnahme oder Option (im Vergleich zu anderen vorhandenen Optionen) ursächlich, also kausal für die angestrebte Verbesserung des psychischen Zustands sein kann? Dieser Teilaspekt einer Indikation bleibt Gegenstand von laufender Entwicklung und unterliegt dem zeitgenössischen Forschungsgeist. In Anbetracht der Multikausalität psychischer Phänomene (dazu zählen auch psychische Störungen und Leidenszustände) ist eine empirische, seriöse und wissenschaftlich abgesicherte Festlegung kausaler Mechanismen ein schwieriges Unterfangen. In der klinischen Realität kann man sich deshalb diesem Ideal nur annähern. Demzufolge empfehlen zum Beispiel Neitzke (2015) und andere AutorInnen die gleichzeitige Stellung einer Differenzialindikation, im Sinne von: Welche Maßnahmen können mit einiger Plausibilität auch in dem Fall ursächlich wirksam sein?

Zusammenfassend beinhaltet der erste Prüfschritt, die »medizinische« Indikation, die Aussagen, dass die Interventionsmaßnahmen a, b und c grundsätzlich und mit nachweisbarer zufriedenstellender Evidenz *(kausale Begründung)* geeignet sind, die psychische Störung XY (bzw. den vom Patienten spontan beschriebenen psychischen Zustand) zu verbessern *(empirische Begründung)* und somit ein vorformuliertes, mit der Patientin abgestimmtes individuelles Therapieziel *(finale Begründung)* mit einer bestimmten Wahrscheinlichkeit Z zu erreichen.

Nun sind wir beim zweiten evaluativen Prüfschritt angekommen: die psychotherapeutische Indikation. Im Gegensatz zum ersten, technischen und formal-fachlichen, Prüfschritt handelt es sich beim zweiten Schritt um eine hochindividuelle und subjektive Materie. Die Logik hinter diesem Prüfschritt ist eine subjektiv-menschliche, nicht durch KI-Algorithmen zu ersetzende Aufgabe. Wie Neitzke (2015, S. 89) treffend formuliert, geht es um die Fragestellung: Welche Aspekte können dazu führen, dass eine grundsätzlich bei einem bestimmten Zustand hilfreiche Maßnahme (wie z. B. die ambulante Psychotherapieergänzung durch den Autor) als in diesem Fall nicht indiziert bewertet wird?

Zur Bearbeitung dieser evaluativen Etappe werden weitere Unterpunkte beleuchtet und abgewogen. Zum Beispiel sind die grundlegenden gesundheitlichen Aspekte des Patienten zu betrachten. Liegen weitere komorbide psychische Störungen vor? Sind Grunderkrankungen wie Diabetes, kardiovaskuläre oder muskuloskelettale Beschwerden bekannt? Wenn ja, wie hängen sie mit den geschilderten und kontaktveranlassenden Symptomen zusammen? Zusätzlich sind hier weitere störungsbezogene Fragen relevant, zum Beispiel bezüglich des Verlaufs, der Symptomschwere, der bisherigen unternommenen Interventionen einschließlich deren Ergebnissen (insbesondere, wenn nicht hilfreich, warum nicht?). Auch ein wichtiger Unterpunkt sind gesamtprognostische Aspekte, therapeutenbezogene Merkmale und psychosoziale Rahmenbedingungen.

Abschließend möchte ich den prozesshaften Charakter der Indikationsstellung unterstreichen. Das bereits im Modell von Neitzke (2015) vorgestellte Mehr-Etappen-Geschehen findet sich auch in anderen früheren Modellen (primär aus dem organmedizinischen Indikationsbereich). Zum Beispiel sieht Anschütz (1982) die Stellung der Indikationsfrage zu drei unterschiedlichen Zeitpunkten im Rahmen des ärztlichen Entscheidungsprozesses vor. Die erste Indikationsüberlegung soll nach erfolgter Anamnese und Befunderhebung inklusive Anhiebsdiagnose (Notfall, unklarer Fall, Bagatellfall) erfolgen. Ergebnis dieses Prüfschrittes könnte dann zum Beispiel die Durchführung einer Therapie bzw. eines Routinelabors oder Abwarten sein. Daraus könnte eine Vermutungsdiagnose mit einer a-priori-Wahrscheinlichkeit entstehen, die wiederum eine erneute Indikationsstellung nach sich zieht. Dieser zweite Indikationsschritt resultiert in einer gezielten Diagnostik, die eventuell auch eine therapeutische Richtung impliziert. Dies sollte mit einer a-posteriori-Diagnose mit einer höheren Wahrscheinlichkeit assoziiert sein, was wiederum zum letzten Indikationsschritt führen könnte (mit den potenziellen Ausgängen: Therapie, evtl. weitere Diagnostik oder Abwarten/Kontrollieren).

Interessant bei diesem Modell ist, dass jede Indikationsüberlegung bei jedem Schritt noch weitere zu berücksichtigende Faktoren beinhaltet: Persönlichkeit des Kranken, Handlungszielformulierung (Retten, Heilen, Erhalten, Leidensminderung), Befund (Diagnose), Prognose, Bewertung der diagnostischen Methode, Bewertung der therapeutischen Methode, subjektive und objektive Belastung der Patientin.

1.2 Patientenbezogene vs. therapeutenbezogene Indikationsaspekte

Wie bereits erwähnt, wird dem Thema »Indikation« mehrheitlich im organmedizinischen Bereich mehr Aufmerksamkeit geschenkt als im »modernen« psychotherapeutischen Versorgungsgebiet. Mit »modern« meine ich die post-psychodynamischen Psychotherapieverfahren, insbesondere die kognitive Verhaltenstherapie. Dagegen bemühen sich PsychoanalytikerInnen darum, eine umfassende und alles berücksichtigende Indikation zu stellen, nämlich vor, während und nach der Therapie (König, 1994). Die kognitive Verhaltenstherapie beleuchtet die Indikationsfrage eher störungs- und methodenspezifisch, aber dazu mehr in Kapitel 2.

Ich befasse mich in den nachfolgenden Kapiteln mit der schulenübergreifenden Indikationsstellung: Ist eine Psychotherapie als Heilverfahren grundsätzlich zulässig? Wenn ja: Ist eine Richtlinienpsychotherapie unter den gegebenen psychosozialen Rahmenbedingungen des Falls und des Patienten zielführend? Die Frage nach der differenziellen Indikation wird hier nicht weiter behandelt. Somit sollen an dieser Stelle, in Anlehnung an psychoanalytische Grundüberlegungen zur psychotherapeutischen Indikation und dennoch bereinigt von verfahrensspezifischen Grundwerkzeugen, wie zum Beispiel der Umgang mit Übertragung/Gegenübertragung, die Fähigkeit zur Ich-Spaltung etc., sowohl patienten- als auch therapeutenbezogene Indikationsaspekte diskutiert werden. Diese existieren selbstverständlich in jedem therapeutischen Setting und unabhängig vom Verfahren oder der dahinterstehenden wissenschaftlichen Fundierung. Im Übrigen ermöglicht dieser Aspekt eine weitere Differenzierung des zweiten evaluativen Schritts – der psychotherapeutischen Indikation.

Was können nun grundlegende und schulenübergreifende patientenbezogene Indikationsaspekte sein? Oder anders formuliert: Über welche Fähigkeiten und Fertigkeiten müsste eine Patientin verfügen, die eine ambulante, kassenfinanzierte psychotherapeutische Behandlung in Anspruch nehmen möchte? Welche übrigen Ressourcen (also trotz der berichteten oder vorliegenden psychischen Beeinträchtigung) sind hier mindestens vonnöten? Diese Fragen müssen möglichst früh im Indikationsprozess beantwortet werden, da die Antworten möglicherweise die ersten Therapieziele im Rahmen eines psychotherapeutischen Gesamtbehandlungskonzepts bestimmen. Dabei soll nicht außer Acht gelassen werden – was im Versorgungsalltag jedoch oft der Fall ist –, dass Psychotherapie kein niederschwelliges ambulantes Behandlungsangebot ist, das in jedem Fall hilft und nicht schadet und das man jedem empfehlen sollte, der psychomentale Beschwerden jeglicher Art bekundet, nach dem Motto: »Das würde jedem guttun!« Es handelt sich nicht um eine Therapieform, bei der das Sprechen die alleinige Heilwirkung hat – was auf Seite der PatientInnen fälschlicherweise vermutet und durch die Terminologie noch verstärkt wird: »Ich suche bitte *Gesprächs*therapie«, im Sinne von nicht-pharmakologischer, sondern »sprechender« Behandlung. Bei vielen Betroffenen bleibt allerdings diese Vorstellung vom redenden Patienten und zuhörender Therapeutin, die ausschließlich geduldig nickt, validiert und väterlich/mütterlich tröstet, hartnäckig bestehen. Nach meiner bisherigen Erfahrung ist die Verwunderung bei vielen PatientInnen groß, wenn sie hören, dass gewisse Fähigkeiten, Fertigkeiten und Persönlichkeitsmerkmale sowie ihre Mitwirkung erforderlich sind, oder wenn ich sie im Rahmen der psychotherapeutischen Sprechstunde über ihre Rechte und »Pflichten« in der Therapie aufkläre. Nicht selten kommt die Reaktion: »Ich dachte, wir reden hier nur, und dann gehe ich wieder. Nicht, dass es so kompliziert ist!«

An dieser Stelle ist es wichtig, Variablen, die auf Patientenseite prognostisch günstig sind, von patientenbezogenen Aspekten zu unterscheiden, die für die Indikationsstellung von Bedeutung sind, also ob Psychotherapie überhaupt bei ihnen durchgeführt werden soll, und dabei medizinethischen Aspekten Rechnung zu tragen (z. B. Fairness, Nicht-Schaden). Gleichzeitig ist die Frage der Prognose eng mit der der Indikation verwoben, denn es wird keine therapeutische Maßnahme durchgeführt und wäre nicht indiziert, wenn die Prognose in dem Einzelfall negativ ausfällt. Um dies kurz zu illustrieren: Prognostische Patientenvariablen könnten zum Beispiel geringe Symptomschwere bei Therapieanfrage, jung, verbal intelligent, berufstätig und sozial gut integriert sein. In so einem Fall würde man u. a. von positiven patientenbezogenen Prognosevariablen sprechen. Diese sind auch gleichzeitig positive Patientenvariablen, die die Selektionswahrscheinlichkeit für eine Psychotherapie erhöhen (sogenannte YAVIS-Patienten: young, attractive, verbal, intelligent and successful) (Schofield, 1986). Ob tatsächlich der Großteil der Psychotherapie-PatientInnen YAVIS sind, wird in Kapitel 4 diskutiert.

Wie sieht es mit der Indikation aus? In diesem konstruierten – jedoch nicht erfundenen – Fall könnte eine Empfehlung für die Durchführung einer ambulanten Psychotherapie negative Konsequenzen für die betroffene Person haben, zum Beispiel aus sozialrechtlicher Sicht (die Person möchte ein Haus bauen und benötigt einen Bankkredit, was eine Lebensversicherung mit Gesundheitshintergrundfragen erfordert). Zusätzlich wäre in diesem individuellen Fall eher indiziert, die betroffene Person in ihrer Wahrnehmung zu stärken und sie aus der »Krankenrolle« herauszuholen, als ihr diese durch eine ambulante Psychotherapie formal zu bescheinigen. Darauf gehe ich in Kapitel 3 näher ein.

Zwei wichtige Patientenvariablen mit Relevanz für die Indikationsstellung wurden im Rahmen der Richtlinienpsychotherapie explizit benannt: Motivierbarkeit und Umstellungsfähigkeit (Dieckmann et al., »Faber & Haarstrick[2]«, 2021). Des Weiteren wird in der Richtlinie auf die Besonderheiten bei der Behandlung von PatientInnen mit Persönlichkeitsstörungen hingewiesen. Zu prüfen ist, ob bei dem entsprechenden Patienten ausreichende Veränderungsfähigkeit besteht und ob die Möglichkeit besteht, realistische und erreichbare Teilziele zu formulieren. Aus praktischer Sicht ist auch die Fähigkeit der Fokusbildung (was eher ein Schwerpunkt der tiefenpsychologisch-fundierten Psychotherapie ist [z. B. Wöller & Kruse, 2018], jedoch genauso Gültigkeit für andere Therapieverfahren hat) ein wichtiger Aspekt der Indikationsprüfung. Bei PatientInnen mit unterschiedlichen Komorbiditäten und chronifizierten psychischen Erkrankungen ist sowohl patienten- als auch therapeutenseitig eine Vereinbarung über die in dem Therapieabschnitt relevanten Teilziele wichtig. Einige PatientInnen tun sich damit schwer, bei einem Thema zu bleiben, oder äußern immer wieder neue »Therapiewünsche und -ziele«. Die Fähigkeit, konkrete Ziele zu formulieren und gemeinsam mit der Therapeutin daran zu arbeiten, hängt mit der patientenbezogenen Frustrationstoleranz und Impulskontrolle zusammen. Selbstverständlich ist es auch Aufgabe des Therapeuten, die Patientin im Rahmen der Behandlung dazu zu »befähigen«, Ziele zu formulieren und stringent daran zu arbeiten. Wie jedoch erwähnt, handelt es sich an dieser Stelle um Minimalanforderungen, also unabhängig von der vorliegenden Störung, die durchaus auch die Frustrations- und Entscheidungsfähigkeit beeinträchtigen könnte (z. B. ADHS, Emotionsregulationsstörungen, Störungen der Impulskontrolle u. a.), sollte noch ein Restvermögen vorhanden sein, um überhaupt eine ambulante Psychotherapie anfangen zu können.

2 Der *Kommentar Psychotherapie-Richtlinie* ist traditionell unter dem Namen der Erstherausgeber »Faber & Haarstrick« bekannt und wird daher im weiteren Text auf diese Weise zitiert. Im Literaturverzeichnis jedoch werden die HerausgeberInnen der 12. Auflage angegeben.

Hinsichtlich der Zielformulierung sollten einige Grundgedanken berücksichtigt werden. Wie im Modell von Anschütz (1982) erwähnt, gelten folgende Indikationsziele: Retten, Heilen, Erhalten, Leidensminderung. Es ist an verschiedenen Stellen angeklungen, dass die Indikation im organmedizinischen Bereich nicht vergleichbar ist mit der psychotherapeutischen Indikation. Dies gilt selbstredend auch für die Zielformulierung, denn selten handelt es sich in der Psychotherapie um »Lebensrettung«. Heilung kann tatsächlich ein Ziel in der Kinder- und Jugendlichenpsychotherapie sein – viele junge PatientInnen werden durch eine frühe und effiziente Psychotherapie geheilt. Im Erwachsenenbereich haben wir oft mit »Erhaltung« und »Leidensminderung« zu tun. Mit der rasanten gesellschaftlichen und technischen Entwicklung kommen auch neue, individuelle Zielformulierungen und -vorstellungen hinzu. Dies nicht nur in der klassischen, sondern auch in der »sprechenden« Medizin. Seit Jahrzehnten sind kosmetische und ästhetisch-operative oder generell medizinische Interventionen bekannt. Man spricht auch von Interventionen ohne eine dringende medizinische Indikation oder über »Wunscherfüllende Medizin«, bei der nicht die Symptome oder die Symptomdringlichkeit handlungsweisend und indikationsbildend sind, sondern allein die Wunschäußerung des Patienten bzw. der Patientin. Trotz der erschwerten Analogiebildung und Vergleichbarkeit der Fachgebiete möchte ich behaupten, dass wir in den nächsten Jahren – oder sogar schon jetzt – mit einem ähnlichen Phänomen im psychotherapeutischen-psychiatrischen Bereich konfrontiert sind bzw. sein werden.

Nicht wenige Menschen suchen psychotherapeutische Praxen auf, mit dem Wunsch der Selbstoptimierung: »XY soll besser werden!« Besser denken, besser lernen, sich besser darstellen oder sogar besser »im Bett sein«. Im Kindes- und Jugendbereich erleben wir oft Eltern, Schulen, Jugendämter und andere Akteure als Auftraggeber mit einem psychologischen Optimierungskatalog. Dazu kommen Lifestyle-basierte, pseudo-therapeutische Zielsetzungen, wie zum Beispiel »Ich will frei sein!«, »Ich will rundum glücklich sein!« oder »Ich will Leichtigkeit im Leben spüren.« Psychisches Wohlbefinden als Therapieziel? Dieser Aspekt wird in Kapitel 3 näher unter medizinethischen und rechtlichen Gesichtspunkten diskutiert. Dazu nur kurz an dieser Stelle: Die Richtlinienpsychotherapie behandelt Erleben und Verhalten mit störungswertigem Bezug. Es handelt sich um psychische Störungen, nicht um Optimierungswünsche. Somit sind die zuvor aufgezählten Patientenziele nicht Gegenstand der kassenfinanzierten Psychotherapie, sondern gehören zur sich etablierenden »Wunscherfüllenden Psychotherapie«.

Den nächsten Aspekt halte ich aus klinischer Sicht für diskussionswürdig, auch wenn er nicht zur Richtlinienpsychotherapie gehört. Es handelt sich um die Symptomtoleranz der Patientin. Im Schrifttum – insbesondere in der forensischen Psychologie und Psychiatrie – wird auch von der Desaktualisierungsfähigkeit geredet (Janzarik, 1991; Lau & Kröber, 2010). Es geht um die Fähigkeit, sich von der Symptomatik zu distanzieren, diese zu desaktualisieren und zu steuern, als sei sie gerade nicht »relevant«. Bildlich betrachtet geht es um die Frage, ob der Patient in der Lage ist, das Störungsbild mithilfe eines Intensitätsreglers zu kontrollieren, manchmal auch ganz auszuschalten. Dieses Patientenmerkmal ist relevant bei Störungsbildern, die eine Eigen- oder Fremdgefährdungskomponente in sich beinhalten, zum Beispiel bei impulsiven PatientInnen im Rahmen einer intermittierend explosiblen Störung, Selbstschädigungstendenzen oder Störung der Geschlechtspräferenz mit potenziell strafbarem Verhalten. Fehlt diese Fähigkeit, so ist die Indikation für eine Behandlung – egal welcher Art – im ambulanten Setting grundsätzlich zu überdenken.

Eine andere Facette der Symptomtoleranz – die Symptombelastung auszuhalten – spielt generell eine wichtige Rolle in der therapeutischen Beziehung und bestimmt auch die Auswahl der einzusetzenden Methoden und Techniken. Eine Lege-artis-Behandlung bzw. eine Behandlung nach den geltenden Standards der Angststörungen im Rahmen der kognitiven Verhaltenstherapie ist eine in sensu und in vivo Exposition. Auch bei der Behandlung von traumabezogenen Störungen kommen konfrontationsbasierte Techniken zum Einsatz und haben eine nachgewiesene Wirksamkeit (Bisson et al., 2013; Bisson et al., 2007).

Ist der Patient in der Lage, die Symptome so weit zu kontrollieren und sich auf eine Konfrontationsbehandlung einzulassen? Die Frage klingt banal, dennoch ist sie durchaus berechtigt. Wenn TherapeutInnen PatientInnen aus unterschiedlichen Kulturräumen behandeln, stellen sie fest, dass eine Konfrontationsbehandlung – sogar eine konfrontative Haltung der Therapeutin in Form von Fragenstellen und direktem Ansprechen der Probleme – sehr verunsichernd, beängstigend und verwirrend sein kann. Aus meiner Arbeit mit arabischstämmigen PatientInnen erhält meine Eingangsfrage nach dem Vorstellungsanlass »Was führt Sie zu mir?« oder »Was kann ich für Sie tun?« die Gegenfrage: »Sie sind doch der Arzt/Therapeut! Sagen Sie mir, was ich habe!« Es kann in einigen Fällen sogar so weit gehen, dass die Fragerei und die Konfrontation mit den Symptomen von den PatientInnen als unprofessionell erlebt wird. Anekdotisch erinnere ich mich an einen Fall einer hilfesuchenden Patientin – hier ohne Migrationshintergrund –, die nach einem traumatisierenden Geburtsereignis sehr erbost war, weil die Therapeutin nach konkreten Details der Geburt gefragt hat. »Sie wollte sogar wissen, was genau passiert ist!«

Natürlich gehören diese Beispiele zur Kategorie »individuelle Befunderhebung und Exploration«; bei PatientInnen aus anderen Kulturkreisen geht es auch um kulturspezifische Exploration und Anamneseerhebung. Trotzdem, wenn die Aufklärungsarbeit – sei sie kulturspezifisch oder verfahrensspezifisch – durchgeführt wurde, sollte sich ein Zustand einstellen, der eine grundlegenden Bearbeitung der Thematik ermöglicht. PatientInnen, die biografie- oder störungsbedingt keine Toleranz gegenüber der Konfrontation mit der Symptomatik aufweisen, die sich nicht in der Lage sehen, grundsätzlich zu berichten, worum es geht, können im Rahmen einer kassenfinanzierten ambulanten Psychotherapie mit Sitzungsbegrenzungen nicht primär behandelt werden. Hier kommt der psychotherapeutischen Fallkonzeptualisierung (Mattejat & Quaschner, 2010) erneut eine große Bedeutung zu. Es wäre zum Beispiel denkbar, als Therapieziel zu formulieren, die Fähigkeit zu entwickeln, über das Geschehene zu reden oder Worte dafür zu finden.

Es soll jedoch die Möglichkeit gegeben sein, bei negativem Verlauf (z. B. kann der Patient nach 12 Sitzungen Kurzzeittherapie immer noch nicht die Initiative ergreifen und über sein Innenleben berichten) die Behandlung zu beenden und über andere Behandlungsalternativen zu informieren. Zwar wäre die Haltung, den PatientInnen so viel Zeit zu geben, wie sie benötigen, therapeutisch sinnvoll. Allerdings entspricht dies nicht den formalen Rahmenbedingungen der Richtlinienpsychotherapie und ist somit in diesem Kontext ein Hinweis auf fehlende Indikation aufgrund von patientenbezogenen Merkmalen.

Aus der Psychotherapieforschung sind noch weitere patientenbezogene Indikationsmerkmale bekannt, wie zum Beispiel Introspektionsfähigkeit, verbale Intelligenz etc. An dieser Stelle der Indikationsprüfung ist die Identifikation weiterer Merkmale auch praktisch nicht möglich aufgrund von mangelnder Zeit und wenig Kenntnis der Patientin. Der Leitgedanke ist, Merkmale entweder anhand der subjektiven Expertise der Therapeutin oder mithilfe von standardisierten diagnostischen Verfahren (z. B. über die Therapieerwartungen) zu identifizieren und zu überprüfen, ob diese gegen die Durchführung einer Richtlinienpsychotherapie sprechen. Das Vorliegen bzw. Nichtvorliegen der zuvor beschriebenen Patientenmerkmale beeinflusst wiederum die Prognose.

Weitere patientenspezifische Merkmale mit Relevanz für die Indikationsstellung können zu späteren Phasen des psychotherapeutischen Entscheidungsprozesses ermittelt werden und sind auch von therapeutenbezogenen Interventionen beeinflusst (z. B. Grad der Vermeidung). Ein Aspekt sollte jedoch – egal wie früh die Indikationsphase ist – grundsätzlich im Ansatz vorliegen, nämlich das Ausmaß der Eigenverantwortung des Patienten. Die Eigenverantwortung ist einer der wichtigsten Aspekte im Sozialversicherungsrecht und bildet die Grundlage für eine Solidargemeinschaft (dazu später in Kapitel 3.1.3). Zu Beginn der Therapie soll dieser Grundgedanke, die »Eigenverantwortung«, mit den PatientInnen besprochen werden. Ist dieser Gedanke beim Hilfesuchenden nicht ansatzweise vorhanden (z. B. bei massiver Verantwortungsdelegation: »Ich kann ja nichts dafür, dass ich so bin, wie ich bin!«), so ist eine solidargemeinschaftlich finanzierte Richtlinienpsychotherapie nicht indiziert.

Andere teilweise auch patientenbezogene Faktoren, wie zum Beispiel Wohnort und Entfernung zur psychotherapeutischen Praxis und wie viel Zeit der Patientin für die Durchführung der Therapie zur Verfügung steht, sollten ebenfalls zum Zeitpunkt der Indikationsstellung eruiert werden. Wie bereits erwähnt, ist eine ambulante Richtlinienpsychotherapie kein niederschwelliges Angebot. Die PatientInnen sollten darüber aufgeklärt werden, dass sie Zeit für die Hin- und Rückfahrt, für die Inanspruchnahme der Therapiesitzung (i. d. R. 50 Min.), für die Reflexion und »Verdauung« der besprochenen Inhalte und für die Durchführung von therapeutischen Hausaufgaben oder Übungen benötigen. Deshalb ist die Inanspruchnahme einer ambulanten Richtlinienpsychotherapie nicht vergleichbar mit einer ärztlichen ambulanten Behandlung oder ärztlich verordneten Maßnahme (Physiotherapie, Massagen etc.), wo die Hauptinvestition in der Durchführung der Maßnahme liegt (mit Ausnahme der Physiotherapie, denn hier und da werden auch Übungen im häuslichen Umfeld durchgeführt).

Aus Erfahrung ist eine einfache Fahrtstrecke von 45 Minuten (im Erwachsenenbereich) schon grenzwertig. Zu Beginn einer Behandlung, wenn die PatientInnen einen sehr hohen Leidensdruck haben, kann eine 45-Minuten-Strecke noch toleriert werden. Im Verlauf der hilfreichen Therapie kann diese Strecke als lästig empfunden werden – was auch in Ordnung ist. Die PatientInnen sollen auch abwägen: Wie viel ist mir diese Therapie wert? Und dies nicht im monetären Sinne. In der Kinder- und Jugendlichenpsychotherapie spielt die Entfernung eine noch größere Rolle. Aus Gründen der Autonomieförderung wäre eine Fahrtstrecke, die die Kinder/Jugendlichen alleine bewältigen können, das heißt mit öffentlichen Verkehrsmitteln, von Vorteil. Eine schwerpunktmäßige Abhängigkeit von den Transportoptionen der Eltern kann in einigen Konstellationen anti-therapeutisch sein.

Die bisherigen Überlegungen begründen meine persönliche Ablehnung gegen die telefonische Erreichbarkeit durch fachfremde Personen. Zu diesem frühen Zeitpunkt der Kontaktaufnahme können viele für die Behandlung und die Indikationsstellung relevante Informationen gesammelt werden. Die Erhebung und Gewichtung dieser Angaben gehört zur psychotherapeutischen Expertise. Die Sammlung dieser Indikationsaspekte kann telefonisch erfolgen, ohne eine psychotherapeutische Sprechstunde dafür zu verbrauchen, um den PatientInnen letztlich gegebenenfalls doch keinen Therapieplatz anbieten zu können.

Dieses Buch verfolgt einen schulen- bzw. verfahrensübergreifenden Ansatz. Im Gegensatz zur Psychoanalyse, die sich sehr verdient damit gemacht hat, genaustens den Zusammenhang zwischen Therapeuteneigenschaften und Therapieergebnis bzw. -erfolg zu eruieren (zum Beispiel König, 1994), geht es in diesem Buch unter anderem um störungsspezifische Merkmale mit Relevanz für den Therapieerfolg. Auch wenn der Trend in Richtung integrativ und schulenübergreifend geht, sollte man sich genau überlegen, ob das Störungsbild sich am Erleben und Verhalten des Patienten manifestiert, sodass ein verhaltenstherapeutisches Störungsmodell erarbeitet werden kann: Gibt es ein »Narrativ«? Geht es um beobachtbares Verhalten? Oder liegt die Manifestation der Symptome unbewusst, verschleiert, nonverbal vor? Auch wenn es sich nicht um die differenzielle Indikation handelt, sollte man sich ein Bild von der Symptomatik machen. Liegen überhaupt Symptome vor? Des Öfteren wird von den PatientInnen darauf geantwortet mit: »Nein, aber es könnte sich etwas entwickeln.« Wenn es telefonisch umsetzbar ist, ist es wichtig, zu eruieren, ob es sich um eine präventive oder kurative Anfrage handelt. Prävention ist keine Leistung nach der Psychotherapie-Richtlinie. Damit einhergehend soll nach akuten Anhaltspunkten gefragt werden. Handelt es sich um ein Störungsbild, wo akut gehandelt werden muss? Entgegen der Meinung einiger KollegInnen (persönliche, nicht-veröffentlichte Mitteilungen) ist es nach meiner Ansicht auch die Aufgabe von niedergelassenen PsychotherapeutInnen, sich an der Akutversorgung zu beteiligen. Zur Akut-Indikation im psychotherapeutischen Rahmen gehören – neben akuter Suizidalität und Fremdgefährdung – auch Störungsbilder, die hohe Dringlichkeit nachweisen und eine hohe Symptomdynamik haben, wie Anorexia Nervosa (ab BMI von < 16), Zwangssymptomatik mit potenziell-vitaler Gefährdung (Patientin isst nicht, schläft nicht oder trinkt nicht und das störungsbedingt), Substanzkonsum bei weiteren Komorbiden Störungen im Jugendalter, Wesensänderung nach Substanzkonsum und selbstverletzendes, regressives und rasch einsetzendes ungewöhnliches Verhalten (Anhaltspunkte für traumaassoziierte Störungen im Kindes- und Jugendalter).

Akut-Indikation heißt nicht ambulante Psychotherapie, sondern zeitnah sichten, explorieren und evtl. notfällig einweisen oder eine geplante vollstationäre, wenn möglich störungsspezifische Maßnahme in die Wege leiten. Durch die Psychotherapiereform in 2017 und die sozialrechtliche Befugniserweiterung haben TherapeutInnen die Möglichkeit, im Rahmen der Akutbehandlung und der Krankenhauseinweisung wirksam zu sein. Aus berufsethischer Sicht sollte jede niedergelassene Kollegin bzw. jeder niedergelassener Kollege freie Stundenkontingente oder Terminlücken haben, um auf solche Krisensituationen auch reagieren zu können. Bislang war das Durchlaufen einer gewissen Einsatzdauer in der Akutpsychiatrie kein zwingender Bestandteil der praktischen Tätigkeit in der psychotherapeutischen Ausbildung. Die Akutversorgung mag deshalb für die ambulante Psychotherapie ein fremdes Terrain sein. Dieser Aspekt könnte potenzielle Berührungsängste ambulant tätiger PsychotherapeutInnen mit akuten Fallkonstellationen erklären.

Ein weiterer therapeutenbezogener Aspekt ist in Anlehnung an König (1994) die therapeutenspezifische Toleranzgrenze bzw. individuelle Belastungsgrenze. Dieser Aspekt kann sehr dynamisch und variabel sein. Kann ich zum aktuellen Zeitpunkt einen solchen Fall übernehmen? Oder mache ich selbst eine ähnliche Entwicklung durch wie der Patient? Bin ich aktuell, aus welchen Gründen auch immer, befangen? Viele KollegInnen mit einem psychotraumatologischen Schwerpunkt berichten, dass sie, als die eigenen Kinder noch sehr jung waren, keine Traumafälle mit Kindbeteiligung übernommen haben.[3] Man sollte auch keine PatientInnen mit akuten, lebensbedrohlichen Diagnosen übernehmen, wenn man selbst eine solche Diagnose erhalten hat. Aus psychohygienischer Sicht sollte auch darauf

3 Persönliche Mitteilung eines bekannten Psychotraumatologen.

verzichtet werden, gleichzeitig viele PatientInnen aus derselben Störungsgruppe anzunehmen, insbesondere PatientInnen mit einer Borderline-Persönlichkeitsorganisation, TraumapatientInnen und – je nach Belastungs- und Toleranzgrenze – Anorexie-PatientInnen.

Der Aspekt der Toleranzgrenze führt zum nächsten Punkt – nämlich die Frage nach den freien Therapieplätzen. Ich erläutere das den Hilfesuchenden wie folgt: Es handelt sich nicht um einen freien Stuhl in der Praxis oder ein freies Terminfenster in meinem Kalender. Ich benötige auch vorher und nachher Zeit sowie organisatorische Ressourcen für die Fallbearbeitung. Wenn man den Aspekt der therapeutenspezifischen Toleranzgrenze mitberücksichtigt, dann kann es sein, dass gemäß der Einzelindikationsprüfung die Indikation für eine Richtlinienpsychotherapie gegeben ist, jedoch nicht für die Durchführung der Therapie bei mir, denn *ich* als Therapeut erfülle unter Umständen die Indikationserfordernisse nicht (z. B. wenn ich zu viele TraumapatientInnen gleichzeitig behandle, wenn ich befangen bin etc.). Dies bringt uns in die Nähe von medizinethischen Erwägungen (Kapitel 3), denn es geht dabei auch um den Aspekt der PatientInnenschädigung: Je mehr PatientInnen pro Tag oder pro Woche, desto höher ist die Wahrscheinlichkeit, dass ich als einzelner Therapeut etwas übersehe oder überhöre. Dies kann mit einer potenziellen Schädigung der Patientin einhergehen. Die Psychotherapieforschung konnte zeigen, dass die erfolgreichsten TherapeutInnen die sind, die maximal 20 PatientInnen in der Woche behandeln (Vocisano et al., 2004).

1.3 Psychotherapeutische Indikation

Nachfolgend werden die bisherigen Überlegungen zu einem Entscheidungsflussdiagramm zusammengeführt, ergänzt durch die entsprechenden Abschnitte der ambulanten psychotherapeutischen Versorgung seit der Psychotherapiereform im Jahr 2017. Grafisch wird dieser Prozess in Abbildung 1 dargestellt.

Der Indikationsstellungsprozess beginnt mit der medizinischen Indikation. Diese lässt sich in empirische, finale und kausale Begründung der Indikation unterteilen. Ich empfehle, diesen Schritt bzw. den ersten evaluativen Abschnitt der Indikationsprüfung zu einem relativ frühen Zeitpunkt der Kontaktaufnahme mit den Hilfesuchenden umzusetzen, zum Beispiel bereits während des telefonischen Erstkontakts. Bei diesem Schritt wird

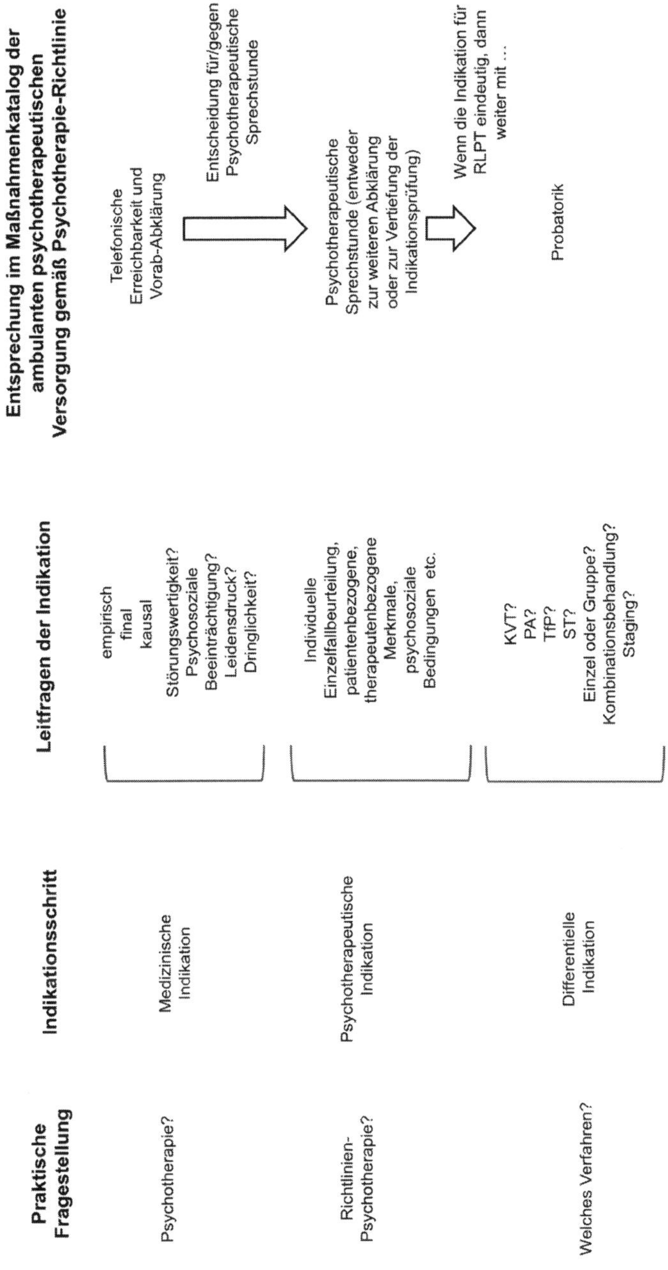

Abb. 1: Der psychotherapeutische (ambulante) Indikationsprozess im Rahmen der Richtlinienpsychotherapie

standardmäßig nach dem Anlass für die Kontaktaufnahme sowie nach den Beschwerden gefragt. Dies liefert das Rohmaterial zur Beantwortung der Indikationsfrage, also ob der Therapeut über die erforderlichen Interventionsmaßnahmen a, b und c verfügt, die grundsätzlich und mit nachweisbarer zufriedenstellender Evidenz (kausale Begründung) geeignet sind, um die von der Patientin spontan beschriebenen Symptome zu verbessern (empirische Begründung) und somit ein vorformuliertes, mit dem Patienten abgestimmtes individuelles Therapieziel (finale Begründung) mit einer bestimmten Wahrscheinlichkeit Z zu erreichen. Eine weitere Ergänzung, um der Psychotherapie-Richtlinie Rechnung zu tragen: Handelt es sich bei den berichteten Symptomen um solche mit Krankheitswert? Lassen sich diese Symptome empirisch zu einem Störungsbild subsumieren? Strenggenommen ist der erste Prüfschritt unabhängig von der jeweiligen Therapeutin. Das heißt, es geht primär um das, was Leid erzeugt, und nicht darum, ob der Therapeut bzw. die Therapeutin diesen Leidenszustand beheben kann und über entsprechende Interventionsmaßnahmen verfügt. Allerdings handelt es sich bei diesem gesamten Modell um eine Idealvorstellung, die im Laufe dieses Unterkapitels an Realitätsnähe gewinnen soll.

Der zweite Prüfschritt, die psychotherapeutische Indikation, befasst sich mit der subjektiven Einzelfalleinschätzung bzw. -beurteilung und versucht, patienten- und therapeutenbezogene Indikationsaspekte zu vereinbaren. Aufgrund der hochindividuellen Natur und interpersonellen Kontaktaufnahme, inklusive Anamneseerhebung, Gewichtung der biografischen Daten u. v. m., eignet sich dieser Prüfschritt für die psychotherapeutische Sprechstunde. Denn hier werden die entsprechenden Daten gesammelt, die Informationen vom ersten Prüfschritt vertieft und verlaufs- und fallabhängig individuelle Empfehlungen ausgesprochen.

Die Leitfragen des zweiten Prüfschrittes könnte man so formulieren:

- Verfügt der Patient über ausreichend Rest-Leistungsvermögen, um eine anspruchsvolle und zeitintensive, ambulante Behandlung in Anspruch zu nehmen, die über mehrere Wochen zu festen Zeiten stattfindet, die mit festen therapeutischen Übungen und Hausaufgaben verbunden ist, die an einigen Stellen auch das psychische Gesamtgefüge des Patienten erschüttern und seine sozialen Beziehungen modifizieren kann und womöglich nur den Beginn eines langwierigen Veränderungsprozesses bildet?
- Verfügt die Patientin über ausreichend Umstellungsfähigkeit, Motivierbarkeit und Veränderungsmotivation?

- ➢ Ist die Therapie zum jetzigen Zeitpunkt im Leben des Patienten zweckmäßig, verhältnismäßig und notwendig?
- ➢ Ist der Patientin bewusst, dass Veränderungen und Konsequenzen dieser Veränderungen in ihrer eigenen Verantwortung liegen und dass eine gemeinschaftlich finanzierte Behandlung auch der Gemeinschaft zugutekommen soll?
- ➢ Werden realistische und im Sinne der Richtlinie sozialverträgliche Ziele verfolgt?
- ➢ Und auf Therapeutenseite: Verfügt der Therapeut über ausreichend zeitliche, emotionale und organisatorische Kapazitäten, um den Fall zu übernehmen?

Die medizinethischen Überlegungen in Kapitel 3 knüpfen hier an.

Sollte das Prüfergebnis positiv ausfallen, dann wird im Rahmen der Probatorik die differenzielle Indikation überprüft. Laut Richtlinie soll in den probatorischen Sitzungen geklärt werden, ob die Voraussetzungen für die Behandlung in einem bestimmten Psychotherapieverfahren nach § 15 der Richtlinie erfüllt sind. Grundsätzliche Fragen nach der Krankheitssymptomatik und ob grundsätzlich eine psychotherapeutische Behandlung infrage kommt, im Gegensatz zu pharmakologischer Behandlung, sind Gegenstand der vorgeschalteten psychotherapeutischen Sprechstunde. Die Probatorik beinhaltet zum ersten Mal in dieser Prüflogik verfahrensspezifische Überlegungen. Auch die Patient-Therapeut-Passung und ob ein ausreichendes Vertrauensverhältnis aufgebaut werden kann, sind Prüfaspekte der Probatorischen Sitzungen (Faber & Haarstrick, 2021).

Ich werden mich in diesem Buch schwerpunktmäßig mit den Indikationsüberlegungen *vor* der Probatorik befassen. Denn – wie erwähnt – geht es ab der Probatorik um Fragen nach der differenziellen Indikation. Der Indikationsprüfungsprozess kann beliebig oft neu durchlaufen werden. Das sollte er sogar, denn es kommen laufend neue Aspekte – vor allem Verlaufsaspekte mit Relevanz für die Prognose – hinzu. Jede neue Information mit prognostischer Relevanz sollte im Indikationsprozess mitberücksichtigt werden. Gleichzeitig sollen die bereits getätigten Indikationsüberlegungen entsprechend angepasst werden. Letzteres formiert den Aspekt der adaptiven (prozessorientierten) Indikation. Zum Beispiel: Eine Patientin beginnt eine Psychotherapie, alle Prüfschritte sind positiv ausgefallen, und nach einer Weile, manchmal sogar direkt nach Bewilligung der Therapiestunden, ändert sich eine relevante Variable (z. B. Umzug der Patientin,

Jobwechsel, neue Partnerschaft etc.). Dies kann das gesamte Ergebnis der initialen Indikationsprüfung verändern. Formal sollten die Prüfschritte der medizinischen und der psychotherapeutischen Indikation erneut durchlaufen werden. Aus klinischer Erfahrung geschieht dies bei arbeitsplatzbezogenen psychischen Beschwerden. Auch wenn eine Mobbingerfahrung durch den Chef Symptome einer Anpassungsstörung und kurze depressive Reaktionen hervorrufen können und formal die Kriterien einer störungswertigen Symptomatik erfüllen, verliert die Indikationsstellung mit dem Ergebnis pro ambulanter Psychotherapie ihre formale Legitimation, sobald es zu einem gelungenen und für den Patienten subjektiv positiv empfundenen Jobwechsel kommt. Viele PatientInnen erleben die rapide Reduktion an Leidensdruck als höchst entlastend. Aufatmend und voller Zuversicht sagen sie dann die geplanten Therapiestunden ab, mit der Begründung: »Ich habe jetzt eine neue Stelle, alle sind supernett zu mir, ich möchte das nicht gefährden.« Oder noch einfacher: »Mir geht es deutlich besser. Ich brauche keine Hilfe mehr!« In solchen Konstellationen sollte – unabhängig vom berichteten Leidensdruck – mehr Wert auf andere prognostische Variablen gelegt werden, zum Beispiel ob Jobwechsel eine Option wäre und wie die Chancen dabei aussähen. Denn, vielleicht benötigt die Hilfesuchende eher Job-Coaching und Unterstützung bei der Bewerbung um eine neue Stelle, und dies gehört explizit nicht zum Gegenstandskatalog der Richtlinienpsychotherapie. Ich möchte erneut betonen, dass sich die Erwägungen nicht primär am subjektiven Leidensdruck bemessen sollen. Denn dieser ist bei situativen Veränderungen auch verflogen.

Das problematische an diesem Beispiel ist, dass es keine flächendeckenden psychosozialen, stützenden Angebote gibt. Viele Hilfesuchende haben die Vorstellung, wie bereits angesprochen, dass Psychotherapie dafür da ist, wenn man in »Schwierigkeiten steckt« oder wenn man »jemanden zum Reden braucht«. Zugegebenermaßen ist die Ablehnung von Hilfesuchenden, bei denen die Indikationsprüfung zu einem negativen Ergebnis kommt, aus menschlicher Sicht sehr schwierig. Insbesondere, wenn man als Therapeut oder Therapeutin keine alternativen und gangbaren Optionen anbieten kann. Die meisten Coaching-Angebote beispielsweise richten sich an SelbstzahlerInnen; Personen in psychischen Krisen haben oft auch finanzielle Einschränkungen (Salize & Jacke, 2015). Für das genannte Beispiel wäre daher ein Job-Coaching auf Selbstzahlerbasis keine ernsthafte Option.

2 Indikationsstellung in der Psychotherapie

Ein Überblick

Über die Indikationsstellung in der Psychotherapie zu schreiben, klingt auf den ersten Blick obsolet und überholt, auf den zweiten Blick erfährt man jedoch die Komplexität, die berufspolitische Dimension und die Vielschichtigkeit des Begriffs bzw. des Themengebiets. Wie Klaus Plab in seinem Buch *Indikationskonflikte Psychodynamischer Therapien: Innere und äußere Konflikte bei Therapeut und Patient* (2012) einleitend formuliert, wurde die Problematik der Indikationsstellung in der Literatur »bis heute wenig thematisiert« (S. 10). Die Indikationsstellung in der Psychotherapie erfordert in einer relativ kurzen Zeit (z. B. beim ersten Telefonkontakt oder im Rahmen der psychotherapeutischen Sprechstunde, neben den weiteren formalen Aufklärungs- und Explorationsaspekten) das Treffen vieler Entscheidungen. In seinem wegweisenden Buch *Indikation: Entscheidungen vor und während einer psychoanalytischen Therapie* (1994) postuliert Karl König, dass die Fülle der Entscheidungen zur Indikationsstellung in der Psychotherapie – bzw. Psychoanalyse – nicht viel geringer sei als die Entscheidungen in den operativen medizinischen Fächern oder in der inneren Intensivmedizin. Der Begriff »Indikation« hat sich jedoch in den medizinischen Fächern, vor allem in der Intensiv- und Notfallmedizin sowie in der Chirurgie, stärker etabliert als in der Psychotherapie. Wie im ersten Kapitel erläutert, befassten sich die meisten Abhandlungen zur Indikation psychologischer Therapien vor Einführung der Verhaltenstherapie 1986 bis 1988 in die vertragsärztliche Versorgung (Faber & Haarstrick, 2021) mit dem Schwerpunkt »Psychoanalyse« bzw. mit psychoanalytischer Behandlung.

Historisch interessant ist, dass vor dem Inkrafttreten des Psychotherapeutengesetzes im Jahr 1999 die meisten Artikel und Fachbücher, die sich mit Indikationsfragen befassten, sich mal mehr, mal weniger zu berufs- und standespolitischen Fragestellungen äußerten. Denn die Indikationsstellung hängt, wie bereits erwähnt, auch von Rahmenbedingungen und formalen Durchführungskriterien ab. Daher waren der fehlende Titelschutz »PsychotherapeutIn« und die nicht bundesweit geregelten Zugänge zur ambulanten Psychotherapie, vor allem auch die ungeklärte Finanzierung der Psychotherapie als Leistung im Gesundheitswesen, Gegenstand unterschiedlicher theoretischer Abhandlungen. Dies führte zu einer stärkeren berufspolitischen Schwerpunktsetzung der Diskussion auf die Indikationsstellung, die Auseinandersetzung mit schulenübergreifenden oder praktischen Definitions- und Umsetzungsfragen (abgesehen von der traditionsreichen psychoanalytischen Indikationsstellung) war dagegen geringer.

Die kontinuierliche Aufnahme weiterer psychotherapeutischer Verfahren in die vertragsärztliche Versorgung und somit in die kassenfinanzierte Psychotherapie (z. B. Systemische Therapie bei Erwachsenen in 2019) macht eine Auseinandersetzung mit den unterschiedlichen verfahrens- und schulenspezifischen Indikationsbegriffen erforderlich. Dieser thematische Abschnitt wird jedoch kurz ausfallen, da es sich um den Aspekt der differenziellen Indikationsstellung handelt, der jedoch vollständigkeitshalber hier abgehandelt wird. Zur weiteren Vertiefung der verfahrensspezifischen Indikation verweise ich in den nachfolgenden Unterkapiteln auf die entsprechenden Fachbücher.

2.1 Der Indikationsbegriff in den unterschiedlichen Therapieschulen

In diesem Abschnitt geht es um die unterschiedlichen Indikationsaspekte in den sozialrechtlich zugelassenen Psychotherapieverfahren (Psychoanalyse als Vertreterin der psychodynamischen Verfahren, Verhaltenstherapie und die Systemische Therapie). Der hier beleuchtete Indikationsschritt ist die differenzielle oder auch adaptive (im Laufe einer begonnenen Behandlung) Indikation. Es geht um die Entscheidung für oder gegen ein bestimmtes Psychotherapieverfahren. In der Regel folgt dieser Schritt, nachdem die Therapeutin sich grundsätzlich für die Durchführung und die Geeignetheit einer Psychotherapie entschieden hat. In der Versorgungsrealität hat dieser Schritt jedoch bestimmte Einschränkungen: Der Therapeut entscheidet sich zumeist für das Verfahren, mit dem er sich auskennt, das heißt, es ist erfahrungsgemäß das Verfahren, wofür er zugelassen ist. Auch die mangelnden Kassensitze für andere, nicht-verhaltenstherapeutische Verfahren schränken eine rein fachliche Indikationsentscheidung ein (Verband der Ersatzkassen, 2022). Beispielsweise ist eine zunehmende Reduktion psychoanalytischer und tiefenpsychologisch fundierter Lehrstühle und Professuren an deutschen Universitäten in den letzten Jahren feststellbar (Lahl, 2021; Lebiger-Vogel, 2015), ein Umstand, der die ambulante psychotherapeutische Versorgung auch direkt betrifft. Aufgrund der noch jungen sozialrechtlichen Anerkennung steht die Systemische Therapie in ihrer Entwicklung noch am Anfang. Die differenzielle Indikationsstellung bleibt eine hoch ambivalente Entscheidung: Empfehle ich einem Patienten ein Verfahren, das zu seinem Störungsbild und der Störungskonstellation rein fachlich passt, für das jedoch keine TherapeutInnen vorhanden sind, oder ignoriere ich den Aspekt des am meisten geeigneten Verfahrens und erspare der Patientin weitere Frustration aufgrund fehlender geeigneter Therapieplätze? Dieser Aspekt sollte mit PatientInnen, die über eine gute Reflexionsfähigkeit verfügen, diskutiert werden. Neben der Tatsache, dass ein anderes, vielleicht sogar geeigneteres Therapieverfahren aufgrund von fehlenden TherapeutInnen zum jetzigen Zeitpunkt nicht umsetzbar ist, sollten den Hilfesuchenden auch die Vor- und Nachteile der Durchführung eines nicht optimal passenden, aber verfügbaren Verfahrens erläutert werden. Hier wäre eine Auseinandersetzung mit den mittels des umsetzbaren Verfahrens erreichbaren Zielen wichtig. Denn der Patient kann nur in eine spezielle Behandlungsform einwilligen, wenn er darüber aufgeklärt wurde.

Bevor wir uns mit den unterschiedlichen Therapieschulen bzw. Psychotherapieverfahren und deren Indikationsbereichen befassen, möchte ich noch einen Aspekt beleuchten, der den randständigen Stellungswert der Indikationsstellungsthematik im psychotherapeutischen Versorgungsalltag erklären könnte. Schaut man sich die Praxis der Indikationsstellung im Rahmen der Weiterbildung zum psychologischen Psychotherapeuten bzw. zur Kinder- und Jugendlichenpsychotherapeutin an, so stellt man fest, dass in den meisten Ausbildungsinstituten (Situation vor der Umsetzung des Psychotherapeutenreformgesetzes) in der praktischen Ausbildung (Behandlung von Patientenfällen unter Supervision, in der Regel im Rahmen der ausbildungsinstitutseigenen Ambulanz) die Fälle bereits durch approbierte PsychotherapeutInnen vorselektiert wurden. Das heißt, die Indikationsstellung für oder gegen eine ambulante Richtlinienpsychotherapie ist weitgehend bereits von erfahrenen KollegInnen vorgenommen worden. Dies unabhängig von der Qualität der Indikationsentscheidung. Als Supervisor für Kinder- und Jugendlichenpsychotherapie bekomme ich Supervisionsfragen, die sich in zwei Drittel der Fälle um Indikationsfragen und formale Rahmenbedingungen drehen. Wie bereits erwähnt, werden die AusbildungskandidatInnen bei der Indikationsfrage bzw. -entscheidung oft nicht miteinbezogen. Sie bekommen die »fertig« beschiedenen Fälle zur Behandlung, ohne selbst Überlegungen und Abwägungen mit Relevanz für die Indikation vorgenommen zu haben. Das qualitativ hochwertige Lernen am Modell wird neben der Tatsache, dass in der theoretischen Ausbildung allgemeine Indikationsfragen kaum behandelt werden (in der Verhaltenstherapieausbildung wird primär die Indikation im Rahmen von Techniken und Methoden diskutiert), durch die fehlende Beteiligung am Indikationsprozess erschwert. Nach erfolgreicher Approbation ist jeder Therapeut und jede Therapeutin auf sich allein gestellt. Dann entsteht das, was in Kapitel 1 beschrieben wurde: Jeder Bedarfsbekundung von Hilfesuchenden wird mit einer Terminvereinbarung, einem Wartelistenplatz oder im schlimmsten Fall mit einer pauschalen Ablehnung aufgrund fehlender Therapieplätze begegnet. Eine grundsätzliche Auseinandersetzung mit der Sinnhaftigkeit einer Psychotherapie gemäß Richtlinie wird nicht gelehrt und selten umgesetzt.

2.1.1 Psychoanalyse

Die psychodynamische Psychotherapie beinhaltet sehr traditionsreiche Indikationskriterien. In dem bereits erwähnten Werk von König (1994) wird der Entscheidungsprozess auf verschiedene zeitlich unterscheidbare Stufen in der Therapie verteilt.

Die Dezidiertheit der psychoanalytischen Indikationsstellung übersteigt die real zur Verfügung stehenden zeitlichen Ressourcen. Für Verfahrensfremde wirkt es so, als sei alles, was in der Therapie oder um die Therapie herum geschieht, von Relevanz für die Indikationsstellung. Nach König (1994) spielt sogar die Stimme der Therapeutin auf dem Anrufbeantworter und der von ihr hierfür ausgesuchte Text eine Rolle, beeinflusst erste Übertragungsprozesse. Die Psychoanalyse »investiert« viel Zeit und eine sehr potente Sprache, um Indikationskriterien aufseiten des Patienten und des Analytikers zu definieren. Wenn man sich mit den ursprünglichen Freudianischen Kriterien für die Psychoanalyse befasst, dann stellt man fest, dass es sich bei diesen eher um Ausschlusskriterien gehandelt hat. So schloss Freud Kranke, die nicht einen gewissen Bildungsgrad und einen verlässlichen Charakter besaßen, wie auch Personen, die sich nicht durch ihren eigenen Leidensdruck in die Therapie begaben, aus. Auch das Alter galt für Freud als Ausschlusskriterium. PatientInnen im hohen oder sehr hohen Erwachsenenalter waren für ihn nicht analysefähig. Henry Waldhorn (1960) beschreibt die Indikation für psychoanalytische Behandlungen mit folgendem Satz sehr treffend: »sick enough to need it, and healthy enough to stand it« (zit. n. Thomä & Kächele, 2006, S. 202). Hier enthalten ist auch, dass schwer Kranke von einer Psychoanalyse ausgeschlossen werden, so auch Freuds Ansicht (Thomä & Kächele, 2006). Die Indikationsstellung berücksichtigt weniger das Störungsbild und mehr patientenbezogene Aspekte wie die verbale Intelligenz, den Umgang mit quälenden Affekten (was ich zuvor als Symptomtoleranz bezeichnete), die Bindungen zu anderen Personen und eine vorhandene funktionale Realitätsprüfung.

Im Rahmen der kassenfinanzierten Psychotherapie unterscheidet man terminologisch die analytische Psychotherapie von der klassischen Psychoanalyse. Die Therapiekonzepte beider Richtungen unterscheiden sich jedoch nicht wirklich. Allerdings wird durch die Psychotherapie-Richtlinie die Indikation für eine analytische Psychotherapie dadurch eingeschränkt, dass sie ausschließlich zur Behandlung von Krankheit oder Symptomen mit Störungswert eingesetzt werden kann. Sogenannte Zielkriterien einer psychoanalytisch fundierten Psychotherapie sind zum Beispiel Bewusstmachung neurotischer innerpsychischer Prozesse, Veränderung innerpsychischer Konfliktfelder, Integration und Anpassung struktureller, pathologischer oder abgespaltener Persönlichkeitsanteile u. v. m. Die klassische Psychoanalyse strebt eine »Heilung« und Integration heterogener Persönlichkeitsanteile an. Sie zielt auf die Veränderung der inneren Struktur und Reduktion von innerpsychischen Konflikten. Weitere Ziele der klassischen Psychoanalyse sind die Entwicklung von Autonomie, Ablösung von verinnerlichten Elternrepräsentationen und Reifung der Persönlichkeit. Laut Richtlinie soll die analytisch-psychotherapeutische Behandlung jedoch aufhören, wenn die krankheitsbezogenen Symptome gelindert wurden oder wenn deren Linderung unwahrscheinlich zu sein scheint. Beispielsweise ist die Förderung der Selbstbehauptungsfähigkeiten und die Steigerung der psychischen Belastbarkeit ohne Krankheitsbezug keine Krankenbehandlung und damit auch nicht Ziel der vertragsärztlichen Versorgung (Faber & Haarstrick, 2023). In solchen Fällen sollte die Analytikerin mit der Behandlung aufhören – oder zumindest den Patienten darüber informieren, wie weiter zu verfahren wäre. Denn hier hört die Zuständigkeit der kassenfinanzierten analytischen Psychotherapie auf.

Ein weiteres psychotherapeutisches Verfahren, das sozialrechtlich anerkannt ist und zu den psychodynamischen Verfahren zählt, ist die tiefenpsychologisch fundierte Psychotherapie. Die Indikation ist immer dann angezeigt, wenn die aktuelle Symptomatik vordergründig durch sich innerhalb der Lebensgeschichte des Patienten wiederholende infantile Konfliktmuster gekennzeichnet ist. Der Behandlungserfolg ergibt sich aus der Vorstellung, diesen infantilen – vielleicht auch unbewussten – inneren Konflikt durch Bearbeitung der innerpsychisch verankerten, dysfunktionalen Objektbeziehungsmuster zu korrigieren. Im Vergleich dazu wäre eine tiefenpsychologisch fundierte Psychotherapie die Methode der Wahl, wenn durch äußere Lebensereignisse das innerpsychische Gleichgewicht der Patientin so labilisiert wird, dass es zu Symptombildung kommt. Die auslösenden Ereignisse können bis zur Symptombildung die tragfähige Kompensation stören. Dieses Verfahren gilt auch als die wirtschaftlichere Behandlungsform. Dies liegt u. a. an der Behandlungstechnik.

Hinsichtlich der grundlegenden Behandlungstechnik beider psychodynamischer Verfahren kann festgehalten werden, dass die analytische Psychotherapie unter Nutzung regressiver Prozesse durchgeführt wird (Thomä & Kächele, 2006). Ziel ist die Erreichung und Modifikation des Grundkonflikts. Dabei bleibt die gegenwärtige Beeinträchtigung mit Krankheitswert im Fokus.

Bei der tiefenpsychologisch fundierten Psychotherapie wird die therapeutische Regression eher eingegrenzt. Sie fokussiert im Großen und Ganzen auf die gegenwärtigen pathologischen Kompromissbildungen des Patienten, die sich in aktuellen Beziehungen und Bindungen niederschlagen. Die tiefenpsychologisch fundierte Psychotherapie ist für PatientInnen geeignet, bei denen eine rasche Entlastung erforderlich ist (Faber & Haarstrick, 2021).

2.1.2 Verhaltenstherapie

Verglichen mit der analytischen Psychotherapie bzw. Psychoanalyse oder generell psychodynamischen Verfahren findet sich eine überschaubare Menge an Publikationen (Kropp & Meyer, 2016; Margraf & Schneider, 2015; Zielke, 1994; Fiedler, 1994; Linden & Hautzinger, 2011) zur Indikationsfrage in der Verhaltenstherapie. In den meisten Lehrbüchern zur Verhaltenstherapie wird die Frage nach der Indikation sehr knapp abgehandelt mit der Aussage, dass die Verhaltenstherapie mit ihrem enormen Methodenarsenal und den unterschiedlichen, historisch gewachsenen Ausrichtungen die Methode der Wahl zur Behandlung von allen psychischen Erkrankungen sei (zum Beispiel Margraf & Schneider, 2015). Auch in der verhaltenstherapeutischen Ausbildung wird die Frage nach der differenziellen Indikation für Verhaltenstherapie sehr knapp bearbeitet. In der Regel findet die Auseinandersetzung mit Indikationsfragen im Rahmen der verhaltenstherapeutischen Ausbildung im Zusammenhang mit der Anwendung bestimmter Techniken oder Methoden (z. B. angewandte Anspannung nach Öst oder der Einsatz von Expositionsverfahren bei unterschiedlichen Störungsbildern) statt. In ihrem Buch über die Ausbildung in Verhaltenstherapie behandeln Anton Laireiter und Ulrike Willutzki (2005) das Thema »Indikationsstellung« sehr marginal, und zwar erst im Rahmen der Kinder- und Jugendlichenpsychotherapie bzw. kurz im Rahmen von Entscheidungsprozessen. Der generelle Eindruck, der bei der Betrachtung des Stellenwertes der Indikationsfrage in der Verhaltenstherapie entsteht, ist, dass die Verhaltenstherapie als Psychotherapieverfahren für jeden und alle geeignet ist. Das ergibt sich u. a. aus der dynamischen und flexiblen Entwicklung der Verhaltenstherapie in den letzten Jahrzehnten. Historisch betrachtet war die erste Welle (1950–1960) gekennzeichnet durch reine verhaltensbasierte Orientierung, die zweite Welle (1970–1980) wurde ergänzt durch kognitive Techniken und die dritte Welle (ab 1990) mit dem Schwerpunkt metakognitive und spirituelle Ansätze (Kropp & Meyer, 2016). Somit konnten unterschiedliche Symptomkonstellationen und gesellschaftlich-politische Einflüsse durch die Entwicklungen in der Verhaltenstherapie Berücksichtigung finden. Zudem ist die Evidenzbasierung bei der Verhaltenstherapie sehr hoch. Dies zeigen unterschiedliche Vergleichsstudien (z. B. Buchkremer & Batra, 2012). Auch unter Kostengesichtspunkten erweist sich die Verhaltenstherapie als sehr effizient (Peikert et al., 2014). Zusammenfassend lässt sich festhalten, dass die Verhaltenstherapie durch einen breiten Indikationsbereich auffällt und mit folgenden Aspekten eine kosteneffektive und für die kassenfinanzierte ambulante Psychotherapie geeignete Methode darstellt: kurze Therapiedauer im Vergleich zu den psychodynamischen Verfahren, Transparenz in der Behandlung, Förderung der aktiven Patientenmitarbeit und Methodenvielfalt (Kropp & Meyer, 2016).

Diese positiven Aspekte der Verhaltenstherapie können aber gleichzeitig auch als negativ empfunden werden. Beispielsweise setzen viele Betroffene die kurze Therapiedauer mit geringer Tiefenwirkung gleich, nach dem Motto: »Es muss noch viel verarbeitet werden und das braucht Zeit.« Die Transparenz wirkt auf einige Betroffene »entzaubernd« und »entmystifizierend«, sodass die »Einfachheit« der Lösungsansätze von einigen Hilfesuchenden nicht ernst genommen werden kann oder sogar als Zeichen dafür gesehen wird, dass in der Verhaltenstherapie nur an »der Oberfläche« gearbeitet wird. Die aktive Mitarbeit der Patientin kann für bestimmte Personen eine große Hürde sein, die eine eher passive Patientenrolle wünschen und einen Therapeuten bzw. eine Therapeutin, der/die alleine »Wunder« bewirkt. Meines Wissens gibt es bisher keine Arbeiten zur kritischen Auseinandersetzung mit diesen Aspekten in der Verhaltenstherapie. Eine Betrachtung der Nebenwirkungen findet allerdings bei der Diskussion von Kontraindikation bestimmter Techniken und Methoden statt – dazu später in Kapitel 2.3.

2.1.3 Systemische Therapie

Seit 2019 hat die Systemische Therapie ihre sozialrechtliche Anerkennung für die Behandlung von Erwachsenen. An dieser Stelle referiere ich nicht über Inhalte, Schwerpunkte und Besonderheiten der Systemischen Therapie – dies würde den Rahmen sprengen. Für solche grundlegenden und vertiefenden Fragen verweise ich auf die von Reinert Hanswille (2022) sowie Kirsten von Sydow und Ulrike Borst (2018) herausgegebenen Bände.

Christina Hunger-Schoppe et al. (2022, S. 192) zufolge müsste bei der Frage nach Indikation und Kontraindikation in der Systemischen Therapie jeweils nach der intrapersonellen (»psychische Störungen«) und interpersonellen Ebene (»Systemstörung«) gefragt werden. Die hier behandelte Art von Indikation ist wie bei den vorherigen Abschnitten die selektive oder differenzielle, also die Frage danach, welches Verfahren in welchem Kontext für diese Person mit diesem Beschwerdebild hilfreich sein könnte. Dafür berücksichtigt die Systemische Therapie wie erwähnt beide Ebenen (intra- und interpersonell). So ergeben sich je nach Fallkonstellation, zum Beispiel Beziehungsthematik ohne psychische Störung oder mit psychischer Störung oder nur psychische Störung ohne Beziehungsdistress, unterschiedliche Therapiesettings (z. B. Paar- und Familientherapie, Individuelle

Therapie mit Fokus auf Beziehungsthemen u.v.m.). Des Weiteren werden auch die Störungsstadien in die Indikationsentscheidung einbezogen, das heißt von akut, subakut, remittiert bis chronisch. Da Systeme dynamisch sind und vielfältige innersystemische Interaktionen möglich sind, betont die Systemische Therapie auch gleichzeitig die Bedeutung der adaptiven und prozessualen Indikation, um frühzeitig individuelle Interventionen bereitstellen zu können und dem gesamttherapeutischen Prozess optimale Steuerung zu verleihen.

2.2 Facetten der Indikationsstellung bei unterschiedlichen PatientInnengruppen oder: Was nicht behandelt werden darf

In diesem Abschnitt befassen wir uns mit patientenspezifischen Erschwernissen der Indikationsstellung und dies erneut verfahrensunspezifisch und im Hinblick auf die Spezifikationen der Psychotherapie-Richtlinie.

Die Richtlinie definiert den Gegenstandskatalog für Störungsbilder, die von einer ambulanten und kassenfinanzierten Psychotherapie als behandelbar identifiziert werden. Dabei kommt es nicht auf das bestimmte Störungsbild an, auch nicht auf die Geeignetheit von PatientInnen, die diese Behandlung in Anspruch nehmen wollen. Der Ausschlusskatalog der Richtlinie beinhaltet keine Störungskategorien. Hiernach ist eine Psychotherapie lediglich ausgeschlossen, auch im Falle des Vorliegens einer seelischen Krankheit, wenn ein Behandlungserfolg nicht erwartet werden kann. Dafür können folgende Gründe sprechen: fehlende Voraussetzungen beim Patienten hinsichtlich der Motivationslage, der Motivierbarkeit oder der Umstellungsfähigkeit, oder, weil die Eigenart der neurotischen Persönlichkeitsstruktur (ggfs. die Lebensumstände der Patientin) dem Behandlungserfolg entgegensteht (Richtlinie § 27 Abs. 3 Nr. 1, Faber & Haarstrick, 2021). Die Richtlinie betont an verschiedenen Positionen den Stellenwert prognostischer Aspekte. Diese können auch störungsspezifisch sein, zum Beispiel bei der Behandlung von Persönlichkeitsstörungen, bei denen die fehlende Umstellungsfähigkeit im Sinne von Rigidität und fehlender psychosozialer Anpassungsfähigkeit gerade ein Symptom oder Teil des Störungsgefüges sein mag (z.B. zwanghafte oder unsicher-vermeidende Persönlichkeitsstörung). Hier muss sich dann der Therapeut fragen, ob ausreichend Umstellungs- und Veränderungsmotivation vorhanden ist und ob gemeinsam mit der Patientin realistische Teilziele (also auch im zeitlichen Rahmen der bewilligten Sitzungskontingente gemäß Richtlinie im entsprechenden Verfahren) festgelegt und durchgearbeitet werden können.

Aus klinischer Sicht soll auch bei der Behandlung von Persönlichkeitsstörungen eruiert werden, ob eine fehlende Veränderungsmotivation störungs- oder personenspezifisch ist. Gab es im bisherigen Lebenslauf des Patienten Phasen, in denen eine Veränderung gelungen ist? Gibt es Fluktuationen in anderen motivationsbezogenen Bereichen? Handelt es sich um eine Motivationspathologie oder um eine depressionsbedingte Antriebsstörung? In diesem Zusammenhang ist auch eine Zielanalyse von Bedeutung. Manchmal ergibt sich eine fehlende Veränderungsmotivation aus nicht konkret formulierten Therapiezielen oder einer subjektiv erscheinenden, unerreichbaren Zielsetzung. Wenn das Therapieziel oder -teilziel als unerreichbar erlebt wird bzw. wenn nicht nachvollziehbar ist, über welche Maßnahmen und Interventionen (und wie viel Eigenleistung) dies erreicht wird, dann sinkt die Veränderungsmotivation oder stellt sich gar nicht ein.

Im Richtlinienkommentar werden Besonderheiten bei der Behandlung von Personen mit Traumafolgestörungen genannt. Dabei wird betont, dass eine traumaspezifische Behandlung »immer auf die gegenwärtigen Traumafolgestörungen« ausgerichtet sei (Faber & Haarstrick, 2021, S. 28). Nach einer validen Diagnostik der Akuttraumatisierung mit Konkretisierung des Traumaereignisses soll verfahrensspezifisch ein Behandlungsplan erstellt werden, »der auf das aktuelle Krankheitsgeschehen ausgerichtet ist, nicht aber auf die Bearbeitung einer biographisch vermuteten Belastung« (ebd.). Zusätzlich soll der Behandlungsplan eine traumaspezifische Vorgehensweise in einem der vorliegenden Psychotherapieverfahren integrieren; die Behandlungsplanung soll den Zeitrahmen der Richtlinien-Kontingente beachten und die Risiken und Nebenwirkungen der Traumabehandlung berücksichtigen und den Patienten über diese aufklären. Auch soll eine Verlaufsbeschreibung die Chancen und Risiken des Vorgehens kritisch diskutieren.

Auch sollte der Behandler bzw. die Behandlerin erfragen, ob andere Leistungsträger außer der gesetzlichen Krankenversicherung infrage kommen (z. B. im Rahmen vom sozialen Entschädigungsrecht). Für die grundsätzliche Indikation ist – nicht in der Richtlinie formuliert – zu eruieren, ob der aktuelle Zeitpunkt der richtige ist für die Durchführung bestimmter psychotherapeutischer Intervention. Dabei ist es wichtig, zwischen Krisenintervention und Richtlinienpsychotherapie zu unterscheiden, wobei PsychotherapeutInnen auch nach der 2017 geltenden Reform eine richtlinienbasierte Akutbehandlung durchführen können., wenn sie die Spezifikationen der Akutbehandlung gemäß Richtlinie berücksichtigen. Bei Monotrauma oder Typ-I-Trauma kann je nach Fallkonstellation eine ambulante Psychotherapie ausreichend sein. Auch hier soll früh eruiert werden, ob in der Vorgeschichte weitere – wenn auch länger zurückliegende – traumatisierende Ereignisse bekannt sind und ob bereits eine entsprechende Psychotherapie stattgefunden hat. In vielen Fällen kann ein lange zurückliegendes Trauma durch ein Aktualtrauma wiederbelebt werden, was der aktuellen Symptomatik eine zusätzliche Vehemenz verleiten kann. Die Richtlinie sieht explizit die Behandlung der gegenwärtigen Symptome bzw. Traumafolgestörungen vor (Faber & Haarstrick, 2021, S. 28). Der im klinischen Alltag oft geäußerte Wunsch nach Bearbeitung »zurückliegender Traumata« ohne gegenwärtige Symptomatik stellt keine Indikation gemäß Richtlinie dar. Auch der Wunsch nach Identifikation eines »verborgenen Traumas«, was eine gegenwärtige Befindlichkeitsstörung erklären oder weitere psychosoziale Einschränkungen plausibel machen könnte (z. B. Unfähigkeit, eine Arbeitsstelle für längere Zeit zu behalten), begründet keine Psychotherapie als Kassenleistung. Abgesehen von der Finanzierung oder der sozialversicherungsrechtlichen Stellung dieser Indikation, ist ein aufdeckendes Vorgehen mit primärem Entdeckungseifer und akribischer Suche nach dem Grund der aktuellen, subjektiven Belastung als unprofessionell zu erachten und sollte im Rahmen der professionellen Psychotherapie abgelehnt werden.

Die Psychotherapie-Richtlinie unterscheidet zwei große Anwendungsbereiche: In § 27 Abs. 1 der Richtlinie sind fast alle psychischen Störungen aufgelistet, bei denen man – unter Erfüllung der weiteren Voraussetzungen – davon ausgeht, dass die Indikation für Psychotherapie erfüllt ist (z. B. Depressionen, Angststörungen, Traumafolgestörungen, Essstörungen etc.). In Abs. 2 werden Störungsbilder erwähnt, bei denen eine Psychotherapie auch angewendet werden kann, »wenn psychische Faktoren einen wesentlichen pathogenetischen Anteil daran haben und sich ein Ansatz für die Anwendung von Psychotherapie bietet« (Faber & Haarstrick, 2021, S. 27). Hiernach darf eine Psychotherapie angeboten werden »neben oder nach einer somatisch-ärztlichen Behandlung« (ebd.).

Zu der letzten Kategorie gehören Abhängigkeitserkrankungen, schwere chronische Krankheitsverläufe wie Schizophrenie und psychotische Störungen sowie tiefgreifende Entwicklungsstörungen. Durch die beantragte

Psychotherapie soll erkennbar sein, dass psychische Faktoren einen wesentlichen pathogenetischen Anteil an der Erkrankung oder an ihren Auswirkungen haben im Sinne einer »seelischen Krankheit«, und mithilfe von Psychotherapieverfahren soll möglichst auf Dauer eine Eingliederung in Arbeit und eine Sozialgemeinschaft ermöglicht werden. Bei der Kinder- und Jugendlichenpsychotherapie soll durch weitere psychotherapeutische Maßnahmen eine zweckmäßige Eingliederungshilfe angeboten werden, zum Beispiel durch Ergotherapie, sozialpädiatrische Leistungen etc.

Die Richtlinie erlaubt zwar eine ambulante psychotherapeutische Behandlung von Abhängigkeitserkrankungen, verbindet dies jedoch mit der gesicherten Abstinenz als Voraussetzung für die Erreichung und Aufrechterhaltung eines wahrscheinlichen Therapieerfolges. Dazu zählt auch eine sogenannte Punktabstinenz (Szycik, 2019), das heißt kein Konsum zu bestimmten Zeiten oder an bestimmten Orten. In der Regel soll die Psychotherapie einer Entwöhnungs- oder Suchtbehandlung folgen. Sie kann auch ohne erreichte Abstinenz durchgeführt werden, unter der Voraussetzung, dass nach maximal zehn Sitzungen Suchtmittelfreiheit erreicht werden kann. Dies soll ärztlich bescheinigt werden. Die Behandlung von Abhängigkeitserkrankungen im ambulanten Rahmen erfordert einen längerfristigen Gesamtbehandlungsplan unter Berücksichtigung suchtmedizinischer Versorgungsaspekte und unterschiedlicher Behandlungssettings (vollstationär, teilstationär, ambulant, erneut vollstationär zur Entgiftung etc.). Gleichzeitig soll die Vernetzung mit weiteren Versorgungsstrukturen der Suchtbehandlung im individuellen Fall erfolgen, zum Beispiel ärztliche Mitbehandlung, Suchtberatungsstelle, Selbsthilfegruppen etc. Die Vorgaben der Richtlinien lassen sich gut umsetzen, indem zum Beispiel eine Kurzzeittherapie I durchgeführt wird, in deren Rahmen die Abstinenzmotivation und -bemühungen geprüft werden. Sollte die Punktabstinenz oder eine vollständige Abstinenz nach der zehnten Sitzung noch nicht erfolgt sein, wird die ambulante Behandlung nicht fortgesetzt. In einigen Fällen ist eine geplante suchtspezifische Behandlung in einer spezialisierten Klinik, insbesondere im Fall von Doppeldiagnosen, sinnvoll. Diese Behandlung erfolgt erst nach Stabilisierung und Vermittlung grundlegender Strategien der Emotions- und Stressregulation, Besprechung eines Notfallplans bei drohendem Rückfall und Aufbau von strukturiertem Alltag. Es ist wichtig, dass die Behandlung von Abhängigkeitserkrankungen stufenweise erfolgt, ähnlich wie das *Staging*, das bei der Behandlung von bipolaren Störungen empfohlen wird (Assion et al., 2021).

Auch bei der Behandlung von psychotischen Störungen empfiehlt es sich aus klinischer Sicht, ein gestuftes Vorgehen umzusetzen, orientiert an den individuellen und krankheitsspezifischen Erfordernissen. Die Rahmen- und Durchführungsbedingungen zu Beginn einer psychotischen floriden Phase unterscheiden sich beispielsweise stark von denen im Residualstadium der Symptomatik. In diesem Zusammenhang spielen das pharmakologische Monitoring und die Verbesserung der Patientencompliance, insbesondere bei chronischen Verläufen oder bei sehr jungen PatientInnen, eine besondere Rolle (Faber & Haarstrick, 2021, S. 27). Bei chronischen Verläufen trifft man auf viele metabolische und internistische Nebenwirkungen oder komorbide Erkrankungen, die zu einer reduzierten Medikamentencompliance führen (Hasan & Leucht, 2022). Auch wenn die Behandlung in Absprache mit den ärztlichen KollegInnen erfolgen soll, sollte sich der behandelnde Psychotherapeut mit den Grundlagen der psychopharmakologischen Behandlung des Einzelfalls vertraut machen und das nicht als alleinige Aufgabe des Kollegen sehen. Die Psychotherapeutin sollte in gleichmäßigen Abständen die Wirkung und Verträglichkeit sowie die regelmäßige Einnahme der Medikation erheben. Sollte ein Absetzen indiziert sein, wird dies im Behandlerteam (Psychiaterin, Psychotherapeut, evtl. Sozialarbeiterin) besprochen und geplant.

Die Richtlinie unterstreicht, dass eine Psychotherapie ausschließlich zur Behandlung von seelischen Störungen oder Krankheiten gedacht ist. Lebenslaufbahnberatung, Krisen in Schwellensituationen, Ehe-, Sexual- und Schulberatung sind nicht Gegenstand der Richtlinie. Es kommt jedoch im praktischen Alltag oft zu Verwechselungen zwischen dem Gegenstand der Richtlinienpsychotherapie und dem, was Psychotherapie generell (also auch außerhalb der Gesundheitsversorgung) erreichen kann. Wie bereits erwähnt setzen viele Laien Psychotherapie gleich mit »psychologischen Gesprächen«. Daher suchen viele Betroffene in unterschiedlichen Lebenslagen eine »psychotherapeutische Begleitung«. *Begleitung* im Sinne einer *langjährigen, niederfrequenten, stützenden Begegnung ohne Behandlung einer seelischen Störung* liegt nicht im Gegenstandskatalog der kassenfinanzierten Psychotherapie. Wie schon erwähnt, ist es nicht die Diagnose, die die Indikation wahrscheinlich macht. Auch bei Personen mit tiefgreifenden Entwicklungsstörungen, zum Beispiel Autismus-Spektrum-Störung, ist keine Psychotherapie per se indiziert. Viele Menschen mit Autismus haben keine behandlungsbedürftigen seelischen Erkrankungen und sind ausreichend gut in ihrem sozialen Umfeld integriert. Autismus alleine rechtfertigt keine Psychotherapie. Aber das ist genau die Konstellation, die zum Beispiel im Kindes- und Jugendlichenbereich anzutreffen ist. Der Wunsch nach einer psychotherapeutischen Begleitung, um die Integrationschancen zu optimieren oder um soziale Kompetenzen zu erlernen.

Das gleiche Thema findet sich bei anderen Konstellationen: Sehr häufig wird bei Scheidung/Trennung der Eltern von Familiengerichten eine »psychotherapeutische Begleitung« der Kinder empfohlen. Manchmal als Automatismus ohne Vorliegen psychopathologischer, behandlungsbedürftiger Symptome. Man könnte auch sagen, rein präventiv. Erneut muss betont werden, präventive Maßnahmen mittels psychotherapeutischer Interventionen sind nicht Gegenstand der Psychotherapie-Richtlinie, auch wenn dies aus therapeutischer und Public-Mental-Health-Sicht sehr sinnvoll wäre. Die Empfehlung »das Kind braucht jemanden zum Reden, daher suchen Sie bitte nach einem Kindertherapeuten« ist nicht enthalten im Gegenstandskatalog der Richtlinie. In solchen Fällen sollte die Psychotherapeutin darauf verweisen, dass auch an anderen Stellen »PsychologInnen« tätig sind, zum Beispiel in Beratungsstellen der Stadtverwaltung oder der Gemeinde, oder durch christliche Träger oder in Kinderkliniken. Auch die sofortige »Behandlung« von Trauerfällen gehört nicht zum Gegenstandskatalog der Richtlinie. Trauer ist eine normalpsychologische Reaktion und bedarf keiner Psychotherapie.

PatientInnen mit rezidivierenden depressiven Störungen oder chronischen psychiatrischen Erkrankungen, die bereits mehrere ambulante Psychotherapien abgeschlossen haben, können sich u. U. an eine solche psychologische Begleitung im Alltag gewöhnen. Hier ist eine strenge Indikationsprüfung notwendig, ob die aktuell angestrebte Therapie das Ziel hat, den gegenwärtigen psychischen Zustand zu verbessern, zu lindern etc. oder ob dies rein habituell geschieht: »Ich brauche wieder Psychotherapie!« In solchen Fällen ist es wichtig, die bisherigen Behandlungen zu eruieren und nachzuforschen, welche Behandlung hat wann was gebracht.

Die gleiche Problemlage betrifft auch PatientInnen, die aus einer vollstationären Behandlung entlassen werden und automatisch nach einem Psychotherapeuten bzw. einer Psychotherapeutin suchen. Einfach aufgrund der Klinikempfehlung. Viele Ersterkrankte profitieren von der vollstationären Behandlung und benötigen aufgrund ihrer individuellen ätiologischen Konstellation keine weitere ambulante »Verlängerung«. Die Indikationsprüfung bei Personen mit Psychotherapieerfahrung unterscheidet sich etwas von der bei Personen, die noch keine Behandlungsmaßnahme in Anspruch genommen haben. Es ist für die Durchführung einer (weiteren) Psychotherapie entscheidungsrelevant, ob die Patientin bereits über ihr Störungsbild ausreichend aufgeklärt wurde oder ob grundlegende Aspekte des Umgangs mit der eigenen Erkrankung noch nicht vermittelt wurden. Was wird von einer erneuten Psychotherapie erwartet? Was könnten andere Schwerpunkte sein und warum wurden diese bislang nicht bearbeitet? Was soll ambulant weiter gemacht werden? Wozu dient eine ambulante Psychotherapie? Die Suggestion, die viele Betroffene im vollstationären Behandlungssetting durchleben mit der Botschaft »Du brauchst noch viel Therapie«, sollte durch die niedergelassenen KollegInnen nicht fortgesetzt werden.

Zugegebenermaßen bieten die bisherigen Maßnahmen gemäß der Psychotherapie-Richtlinie nicht ausreichend Möglichkeiten und Optionen an, um individuelle psychotherapeutische Empfehlungen und Interventionen aussprechen bzw. umsetzen zu können. Allerdings ist es nicht nur wichtig für das »Handeln«, adaptiv vorzugehen und nach aktuellen Angaben und entscheidungserheblichen Informationen Ausschau zu halten. Auch und gerade für das »Nicht-Handeln« ist es relevant, gegenwärtige und vielleicht vergangene Ereignisinhalte zu eruieren. Nicht-Handeln bedeutet, zu prüfen, welche Informationen aufseiten des Patienten es nahelegen, keine Psychotherapie durchzuführen, bzw. welche Angaben und Lebenskonstellationen eine Psychotherapie nicht empfehlenswert machen.

Wichtig ist in dem Zusammenhang, dass alle gesammelten Daten für die Indikation zielgerichtet sein sollten. Patientenangaben, die nicht der Indikationsstellung und -prüfung dienen, sind voyeuristisch und nach Wiesing (2017, S. 64) »unärztlich« (in unserem Kontext »unpsychotherapeutisch«).

2.3 »Das kann doch niemandem schaden, oder doch?« – Kontraindikation(en) in der Psychotherapie

Die mediale Präsenz von Bedarf an Psychotherapie (zum Beispiel Bleckmann et al., 2022; Gogolin, 2023; Winterbach & Tack, 2023) und die nicht-endende Behauptung, es gäbe nicht genug Psychotherapieplätze (unabhängig von der Sinnhaftigkeit der Forderung nach mehr Psychotherapieplätzen), lassen den Eindruck entstehen, Psychotherapie – insbesondere das zur Verfügung stehende Angebot an kassenfinanzierter Richtlinienpsychotherapie – sei »etwas für jeden bzw. jede«. Alle, die über psychische Beschwerden klagen, würden von einer Psychotherapie profitieren. Dieser Mythos ist auch bei vielen HausärztInnen verbreitet, die in bester Absicht eine Überweisung zum »Psychologen« ausstellen mit der Bitte um »Psychotherapeutische Behandlung, Begleitung, Klärung …«. Mit dem Inkrafttreten des Psychotherapeutengesetzes im Jahr 1999 ist das sogenannte Delegationsverfahren abgeschafft worden – damit einhergehend sind auch Änderungen im SGB V vorgenommen worden, die den »Arztvorbehalt« aufgehoben haben. Das bedeutet, Betroffene dürfen direkt zum niedergelassenen Psychotherapeuten bzw. zur niedergelassenen Psychotherapeutin mit der Krankenkassenkarte gehen und sich dort anmelden. Eine Überweisung von einem Arzt ist nicht mehr erforderlich. Als Nebeninformation: PsychologInnen dürfen keine Heilkunde betreiben, wenn sie nicht approbiert sind (dazu mehr in Kapitel 3).

Das zuvor beschriebene verzerrte Bild von der wie Balsam für die Seele wirkenden und für jeden wohltuenden Psychotherapie suggeriert, dass dieses Heilverfahren keine oder vernachlässigbare Nebenwirkungen hat. Unter Nebenwirkungen *(adverse treatment reactions)* werden alle negativen Therapiefolgen einer korrekt durchgeführten Therapie (Haupt et al., 2018, S. 5) verstanden. Man sagt auch oft: »Es gibt keine Wirkung ohne Nebenwirkung.« Dass Psychotherapie wirkt, wurde oft bestätigt (bspw. Flückiger et al., 2024; McNeilly & Howard, 1991; Lambert & Barkham, 2021). Das Bild der risikoarmen oder für »alle gut verträglichen« Richtlinienpsychotherapie ist falsch. Wie bei jeder anderen Heilmethode bzw. jedem anderen Heilverfahren ist vor Beginn der Behandlung über Risiken, Nebenwirkungen und Kontraindikationen aufzuklären, und zwar so individuell es geht. Kontraindikationen werden oft mit Nebenwirkungen oder mit »nicht im Leistungskatalog enthalten« verwechselt. Dabei sind Kontraindikationen »alle Patienten-, Situations- oder Therapiecharakteristika, die mit hoher Wahrscheinlichkeit erwarten lassen, dass schwere Nebenwirkungen auftreten« (Haupt et al., 2018, S. 5). Es handelt sich also um Rahmenbedingungen, aufseiten der PatientInnen oder der TherapeutInnen und den psychosozialen Umständen geschuldet, die im Vorfeld bekannt waren und sorgfaltswidrig bei Durchführung zur Entstehung ernsthafter negativer Therapiewirkungen führen. Solche negativen Therapiewirkungen, die im Rahmen einer Psychotherapie auftreten, die trotz vorhandener Kontraindikation durchgeführt wurde, zählen zu den Kunstfehlern *(malpractice reaction)*.

Der Umgang mit dem Thema »Fehler in der Psychotherapie« wird in der wissenschaftlichen Forschungslandschaft stiefmütterlich behandelt. Natürlich ist die Bedeutung von Kunst- bzw. Behandlungsfehlern und der Umgang damit in der Psychotherapie nicht vergleichbar mit Fehlern in der Medizin oder Chirurgie (Medau et al., 2014). Diverse medizinrechtliche Abhandlungen befassen sich mit Kunstfehlern, Nebenwirkungen und Verletzungen der ärztlichen Sorgfaltspflicht bei Aufklärung über solche Phänomene in der Medizin/Chirurgie (Parzeller, 2007, 2009; Halbe, 2017). Die Vorstellung, dass es sich bei der Psychotherapie um eine »invasive« Behandlung handelt, und dass der Psychotherapeut hier Fachmann ist und er die Schuld trägt bei einer fehlenden Aufklärung, leuchtet nicht sofort ein. Zumindest ist diese Konstellation im medizinischen und chirurgischen Bereich bekannt: Die Ärztin als Fachfrau haftet für die materiellen und immateriellen Schäden bei der Durchführung einer Intervention bei gleichzeitigem Vorliegen von Kontraindikationen – auch wenn der Patient darüber aufgeklärt wurde und zugestimmt hat (Schulenburg, 2002).

Die Vorstellung oder selbstwertdienliche Schutzbehauptung, durch psychotherapeutische Behandlungsfehler »stirbt ja niemand«, ist höchst bagatellisierend. Der Tod ist nicht der einzige Ausgang für inkompetentes Handeln im Gesundheitswesen. Wenn man über »Behandlungsfehler« oder »Kontraindikationen« im psychotherapeutischen Bereich spricht, findet man sofort etliche Beispiele und Fälle von Grenzüberschreitungen und sexuellem Fehlverhalten oder Entgleisungen (Bühring, 2003; Gutmann et al., 2019; Stuhler et al., 2019). Darum geht es aber in diesem Abschnitt nicht. Es muss nicht gleich eine sexuelle Beziehung sein im Rahmen der Psychotherapie, um die fehlende Professionalität und defizitäre ethische Haltung der TäterInnen zu betonen. Auch andere, nicht auf sexuelles Verhalten bezogene Themen sollten Gehör finden, wie zum Beispiel die Nicht-Berücksichtigung einer Kontraindikation.

Um die Überprüfung von somatischen und psychischen Kontraindikationen in der Psychotherapie ausreichend zu würdigen, ist gemäß Richtlinie vor Beginn einer antragspflichtigen Behandlung die Erstellung eines ärztlichen Konsiliarberichtes erforderlich. In diesem Zusammenhang ist vor der Durchführung einer Expositionsbehandlung eine aktuelle internistische und bei PatientInnen mit bekannten Vorerkrankungen entsprechende fachärztliche Untersuchung notwendig. Zusätzlich sollten PatientInnen mit kardiopulmonaler Instabilität oder kardio-respiratorischen Grunderkrankungen von Expositionsverfahren ausgeschlossen werden bzw. sollte die Expositionsbehandlung entsprechend dem individuellen organischen Leistungsvermögen geplant und umgesetzt werden. In diesem Fall ist es die Pflicht der Psychotherapeutin, den Patienten über potenzielle Risiken und Nebenwirkungen aufzuklären. Zudem sollte sie anamnestisch eruieren, ob beim Patienten medizinische Kontraindikationen bestehen und gegebenenfalls diese Frage zur näheren Beurteilung an die behandelnde Ärztin weiterleiten.

Im Kommentar der Psychotherapie-Richtlinie (Faber & Haarstrick, 2021) wird an verschiedenen Stellen vom »Ausschlusskatalog« gesprochen. Wie bereits erwähnt, sprechen die patientenbezogenen Merkmale »fehlende Motivierbarkeit« und »Umstellungsfähigkeit« gegen eine Indikation für Richtlinienpsychotherapie.

Aus praktischer Sicht kann ergänzt werden, dass eine ambulante Psychotherapie erst unter stabilen psychosozialen Umständen erfolgen soll. Dazu zählt, dass Betroffene stabil an einem Ort wohnhaft sein sollen. Es gibt viele Menschen, die eine Psychotherapie zu einem Zeitpunkt aufsuchen, an dem sie obdachlos oder ohne festen Wohnsitz sind. Dieser Umstand kann keine zuverlässige und stringente Zusammenarbeit ermöglichen. In so einem Fall spricht man von einer psychosozialen Notlage, die es zunächst zu beheben gilt, zum Beispiel mithilfe des sozialpsychiatrischen Dienstes der Stadt oder Gemeinde oder durch andere sozialarbeiterische Maßnahmen.

Ganz grundlegend sollen die betroffenen und an einer Psychotherapie interessierten Personen sich in einem zumutbaren Wohnumkreis zum Therapieplatz befinden und es für die Mindestzeit der anvisierten Therapieform und -dauer auch bleiben. Eine Psychotherapie anzufangen und mittendrin aufzuhören, um zum Beispiel eine lang geplante Reise anzutreten oder einen karrierebedingten Umzug ins Ausland zu vollziehen, wäre kontraindiziert, da der Psychotherapeut die psychosozialen Veränderungen und Umwälzungen, die mit einem solchen Umzug einhergehen, im Vorfeld nicht einschätzen kann und sich der psychische Zustand der Patientin störungsbedingt dadurch verschlechtern – oder ganz allgemein formuliert – verändern kann. Die Behandlungen dann »per Video« durchzuführen, wenn der Patient sich in einer Notlage befindet, ist wenig zielführend. Vor allem, wenn diese Entwicklung ex ante zu erkennen wäre. Die gleiche Logik gilt bei Wunsch nach Psychotherapie als Regelbehandlung, nicht als Krisenintervention, um eine psychische Destabilisierung oder eine Exazerbation zu verhindern, bei gleichzeitigem Durchleben einer entwicklungstypischen Schwellensituation, wie zum Beispiel Heiraten, Berufseinstieg etc. Diese Situationen beinhalten per se eine minimale psychische Destabilisierung, die in den allermeisten Fällen spontan remittiert. Natürlich könnte man mit der Psychotherapie beginnen und das Tempo vor solchen Schwellensituationen »reduzieren«. Das wäre eine Frage der Gesamtbehandlungsstrategie – hat der Psychotherapeut dies im Blick, gibt es nichts zu beanstanden. Wichtig ist, die Patientin sowohl über die naturgemäß destabilisierenden Momente bestimmter altersentsprechender Entwicklungsaufgaben als auch über den unpassenden Zeitpunkt, zeitgleich mit einer anspruchsvollen Psychotherapie anzufangen, aufzuklären.

Selbstverständlich sind alle psychischen Zustände, in denen die PatientInnen nicht absprachefähig sind und in denen keine tragfähigen Vereinbarungen eingehalten werden können, sei es bezogen auf die Rahmenbedingungen, wie zum Beispiel Unpünktlichkeit oder Unzuverlässigkeit in der Wahrnehmung der Therapietermine, oder auch bezogen auf die Inhalte der Therapie im Falle von Suizidalität, selbstschädigendem Verhalten oder auch bei Abhängigkeitserkrankungen, einschränkend für eine ambulante Behandlung. Wie schon erwähnt, liegt hier eine eingeschränkte Indikation vor mit dem Ziel der Abstinenz bis zur zehnten Sitzung. Rückfälle während der Behandlung sollten angesprochen und bearbeitet werden. »Bearbeitet« heißt in dem Kontext, es soll konkretisiert werden, welches Handeln auf den Rückfall folgt. Ist zum Beispiel eine nahtlose vollstationäre Entgiftung sinnvoll? Oder eine Therapiepause? Oder soll der Patient ein Rückfallprotokoll selbstständig bearbeiten, aus dem auch hervorgeht, wie es um die Veränderungsmotivation nach dem Rückfall bestellt ist? Wichtig ist, den Rückfall nicht einfach zu ignorieren, ihn zu bagatellisieren oder ihn so »stehen zu lassen« mit der Begründung: »Es gehört halt dazu!«

Gemäß dem Kommentar der Psychotherapie-Richtlinie werden im Bereich der Kinder- und Jugendlichenpsychotherapie folgende psychosoziale Konstellationen erwähnt, die gegen die Durchführung einer ambulanten Psychotherapie sprechen: ungünstige Erziehungsbedingungen und ihre Folgen, auch Schulprobleme, erschwerte Erziehungsbedingungen generell, Trennungs- und Scheidungsumstände, Kontaktverweigerung zum umgangsberechtigten und getrenntlebenden Elternteil, Verdachtsmomente für Missbrauchsvorwürfe ohne manifeste Symptome beim Kind, Geschwisterrivalität als Folge des unterschiedlichen Umgangs mit den Kindern. Für die genannten Beispiele ist wie bereits erwähnt eine psychologische Erziehungsberatung bei den wohnortnahen Beratungsstellen unterschiedlicher Anbieter indiziert; dazu mehr in Kapitel 6, wo es u. a. um die vielfältigen

Hilfsmöglichkeiten der Jugendhilfe geht. Resultiert allerdings eine Verhaltensstörung mit psychosozialer Beeinträchtigung aus den zuvor genannten Konstellationen, so kann eine ambulante Psychotherapie gemäß der Richtlinie indiziert sein.

Auch psychosoziale Belastungen, Traumatisierungen, Schwellensituationen oder ein pathogenes Umfeld alleine rechtfertigen keine Psychotherapie. Ein Beispiel: Eine Mutter erkrankt plötzlich an einer schweren Krankheit, die sich womöglich auch auf die Lebenserwartung auswirkt. Die betroffenen Kinder automatisch in die Therapie »zu bringen«, ohne dass sie psychopathologische Symptome zeigen bzw. ohne den Nachweis einer Beeinträchtigung im Erleben und Verhalten, entspricht nicht den formalen Kriterien der Richtlinie. Auch wenn das familiäre Umfeld alles andere als kindeswohldienlich oder -förderlich ist, ist dies ohne entsprechende, kodierbare und klassifizierbare psychopathologische Symptomatik kein Anlass für eine kassenfinanzierte Psychotherapie für Kinder und Jugendliche.

Viele Kinder und Jugendliche machen aus entwicklungspsychologischer Sicht schlimme Zeiten durch. Insbesondere, wenn die Eltern selbst psychisch erkrankt sind, chronisch oder akut, bringt dies die kindliche Weltordnung durcheinander. Dennoch wäre der Einsatz einer möglichen Indikationsregel: »Wenn Eltern psychisch krank sind, dann sollen die Kinder eine Psychotherapie erhalten« nicht im Sinne der Richtlinie. Auch nicht im Sinne des § 27 SGB V, wo präzise definiert ist, was »Krankheit« nach dem Gesetz bedeutet und unter welchen Umständen die gesetzliche Krankenkasse (GKV) für eine psychotherapeutische Behandlung aufkommt. Gleichzeitig wissen wir aus epidemiologischen Studien, dass die psychische Erkrankung eines Elternteils massive psychosoziale Einschränkungen für die Kinder bedeutet; aus genetischer Sicht ist von einer erhöhten Heritabilität für die entsprechende psychische Erkrankung auszugehen (Watson et al., 2019; Schwab & Wildenauer, 2013; Inoue & Lupski, 2003). Eine passende Interventionsmaßnahme wäre jedoch – vor Auftreten von Symptomen bei den Kindern – rein präventiver Natur und daher ebenfalls kein Gegenstand der ambulanten Richtlinienpsychotherapie. Meine Empfehlung in solchen Fällen ist die Suche nach Selbsthilfegruppen. Einige Krankenkassen haben zudem präventive Angebote in ihrem Leistungskatalog (bei der Techniker Krankenkasse besteht z. B. die Möglichkeit, Kinder psychisch kranker Eltern mit einer gewissen Anzahl an Sitzungen psychoedukativ zu begleiten; die Bedingung ist nicht die Erkrankung oder Diagnose der Kinder, sondern die der Eltern).

Des Weiteren bilden instabile äußere Bedingungen (wie schon bei den Erwachsenen beschrieben) wie zum Beispiel Vernachlässigung, Kriminalität, schwere Gewalt etc. eine Kontraindikation für eine Richtlinienpsychotherapie. Zwar könnten psychotherapeutische Interventionen und Techniken hilfreich sein, um mit der akuten und laufenden Belastung umgehen zu können, dies wäre jedoch keine Richtlinienpsychotherapie. Anlaufstellen hierfür sind zum Beispiel das Jugendamt, Frauenschutzbüro der Stadt, Beratungsstellen etc. Ich empfehle auch hier, ein psychotherapeutisches Gesamtbehandlungskonzept zu erstellen und mit den unterschiedlichen Helfenden zu besprechen, also ein gestuftes Vorgehen mit unterschiedlichen AkteurInnen, die schwerpunktmäßig zu unterschiedlichen Zeiten bestimmte Aufgaben erfüllen. Dabei ist die Psychotherapie ein Baustein im therapeutischen Gesamtkonzept.

Grundsätzlich soll auch hier zwischen entwicklungspsychologischen »Krisen« und entwicklungspsychopathologischen Zuständen unterschieden werden. Nicht jede emotionale adoleszente oder pubertäre Krise ist gleich Gegenstand für Psychotherapie. Aussagen wie »meine Tochter hat sich gestern geritzt, zum ersten Mal, wir brauchen einen Therapeuten« animieren zwar naturgemäß und nachvollziehbar zu sofortigem professionellem Handeln auf den ersten Blick; auf den zweiten Blick stellt sich die Frage nach dem psychotherapeutischen Auftrag und dem zu behandelnden Störungsbild. Bei einer solchen Konstellation ist auch die Einbeziehung der Schulsozialarbeit eine schnell umsetzbare Entlastung. Eine psychotherapeutische Abklärung in der Sprechstunde könnte komorbide psychische Störungen entweder bestätigen oder ausschließen. Gleich von »Psychotherapie« zu reden, wäre hier deutlich verfrüht. Das gilt auch für alle denkbaren Krisen im Jugendalter. Und auch im Bereich der Erwachsenenpsychotherapie ist die Unterscheidung zwischen »Krisenintervention« – wenn es sich tatsächlich um eine solche handelt – und Psychotherapie wichtig.

Eine Krise liegt vor, wenn ein Mensch aus seinem seelischen Gleichgewicht gerät, nachdem er mit Ereignissen und Lebensumständen konfrontiert wird, die er im Augenblick nicht bewältigen kann (Caplan, 1964; Cullberg, 1978). Nach Berzewski (2013) seien Intensität, Art, Umfang und Dauer dieser Ereignisse so gravierend, dass durch frühere Erfahrungen erworbene Bewältigungsmechanismen und die Belastbarkeit des Individuums zur Kompensation nicht ausreichen.

Ergänzend und erneut betone ich, dass »sie/er jemanden zum Reden braucht« und »Psychotherapie tut ihm/ihr gut« keine Legitimationen für die Durchführung oder Fortführung von kassenfinanzierter ambulanter Psychotherapie sind.

Abschließend begründen auch Fälle von Geschlechtsinkongruenz ohne komorbide Störungen keine Psychotherapie. Fälle mit chronischen psychischen Erkrankungen, wo Verlaufskontrollen und kurze »Booster«-Sitzungen benötigt werden, sind nicht im Gegenstandskatalog für Psychotherapie enthalten. Bei bestimmten Konstellationen und psychosozialen patientenbezogenen Merkmalen kann eine Fortführung einer im Kindesalter begonnenen ambulanten Psychotherapie ohne adaptive und verlaufsabhängige, an die aktuelle, entwicklungsgemäße Bedarfslage und Symptomatik orientierte Zielsetzung u. U. für die PatientInnen schädigend sein (Verletzung des medizinethischen Prinzips Nicht-Schaden). Nur die Zieldefinition »Es tut ihm/ihr gut« oder, im Hinblick auf die Therapeutin-Patient-Beziehung, »gute Bindung und Vertrauensbasis« ohne die Leitsymptomatik zu berücksichtigen, kann bei durchaus guten therapeutischen Absichten die Entwicklungschancen des Patienten beeinträchtigen. Darauf gehe ich ausführlicher in Kapitel 3.1.1 ein.

Bis hierher ging es um die patientenbezogenen Aspekte, die eine Kontraindikation darstellen. Aber wie sieht es aus mit den TherapeutInnen aus? Gibt es auch therapeutenbezogene Aspekte der Kontraindikation? Natürlich! Die Therapeutin könnte hinsichtlich eines bestimmten Themas befangen sein. Dies könnte bedeuten, dass sie im gleichen Lebensabschnitt wie der Patient steht oder, dass ihr etwas ähnliches zugestoßen ist (Verlusterfahrung, Trennung, Krankheiten etc.). Oder die Chemie zwischen Patientin und Therapeut stimmt nicht. Oder die Chemie stimmt zu sehr, beispielsweise wenn der Therapeut feststellt, dass zwischen ihm und der Patientin das Thema Sexualität oder Attraktivität mehr Raum einnimmt, als es einnehmen darf.

Auch die Behandlung von Angehörigen der PatientInnen ist eine Kontraindikation für die Durchführung einer Psychotherapie. Hier sollte – egal in welchem Verfahren – die Reihenfolge der Behandlung gut überlegt werden. In der Kinder- und Jugendlichenpsychotherapie zum Beispiel ist oft die Miteinbeziehung von Angehörigen vorgesehen. Aber auch hier soll stets deutlich und transparent sein, dass es um die Behandlung der Kinder und Jugendlichen geht und es keine Einzelbehandlung des Elternteils ist.

Unter bestimmten Umständen kann die Fortführung einer wenig fruchtbaren Psychotherapie eine indirekte Schädigung für den Patienten bedeuten (zu den ethischen Aspekten siehe Kapitel 3). Wenn die laufende

Psychotherapie die Entwicklungsmöglichkeiten des Patienten einfriert oder wenn durch die laufende Psychotherapie in einem Helfersystem eine Art Schutzillusion entsteht (wo kein weiterer Akteur in der Jugendhilfe sich angesprochen fühlt, in seinem Wirkungsfeld zu handeln, weil alle sich darauf berufen: »Er oder Sie ist ja in Therapie!«), sollte genaustens überlegt werden, ob die Durchführung bzw. die Fortsetzung der Psychotherapie indiziert ist. Manchmal ist eine geplante und besprochene Psychotherapie-Pause die beste Wahl, um die Probleme zu aktualisieren und eventuell eine verloren gegangene Veränderungsmotivation wiederzubeleben. Oder um neue Aspekte und Perspektiven hinsichtlich des Behandlungsbedarfs zu eröffnen, wo der Blick der Therapeutin und des Patienten durch die langwierige Therapie versperrt war.

3 Psychotherapeutische Indikation zwischen Berufsethik und Versorgungsrealität

Die bisherige Auseinandersetzung mit den unterschiedlichen Aspekten der Indikationsstellung wirft gleichzeitig auch Fragen ethischer Natur auf. Gerade das Rationale dieses Buchs – die Fragen nach einer grundlegenden psychotherapeutischen Indikation – und die daraus resultierenden Antwortmöglichkeiten haben auf unterschiedlichen Ebenen ein berufsethisches Echo. Viele AutorInnen gehen so weit und konstatieren, dass eine medizinische oder in unserem Fall psychotherapeutische Indikationsstellung ohne ethische Folgeklärung nicht möglich ist. Schneider (1990, S. 58) zitiert zum Beispiel in einem Unterkapitel zum Thema »Ethische Aspekte der Indikationsstellung« die Herausgeber der Zeitschrift *Verhaltenstherapie und psychosoziale Praxis* aus dem Jahre 1986. Aus Sicht der Autoren habe das Thema Ethik in der Psychotherapie bis dato wenig Beachtung erfahren:

> »Als Angehörige medizinischer und psychosozialer Berufe wiegen wir uns gern in einem Selbstverständnis, demzufolge die eigene Tätigkeit an sich ethisch ist. Indem wir uns als Helfende definieren, vereinnahmen wir die Ethik, haben sie gleichsam gepachtet. Die Frage, inwieweit das eigene Tun ethisch ist, halten wir für eine Frage der anderen: der Werbepsychologen etwa, der Gentechnologen, der Pharmareferenten …« (ebd.).

In den 1980er Jahren änderte sich die Einstellung und mehrere AutorInnen befassten sich mit Fragen der Ethik in der Psychotherapie. Problematisch war allerdings die damals noch fehlende berufsrechtliche Stellung des »Psychotherapeuten« bzw. der »Psychotherapeutin« in der Bundesrepublik, was damals noch ein ungeschützter Titel war. Damit gingen weitere Implikationen einher, die mit der Tätigkeit des Psychotherapeuten zusammenhingen, wie zum Beispiel die Haftung des Psychotherapeuten und das gesamte Gebiet der Behandlungs- und Kunstfehler in der psychotherapeutischen Behandlung analog zum gleichen Rechtsgebiet in der Medizin. Beispielsweise fokussiert sich Gabriele Wolfslast in ihrem Buch *Psychotherapie in den Grenzen des Rechts* (1985) auf die zivil- und strafrechtlichen Aspekte der Verantwortlichkeit des Psychotherapeuten. Sie bezieht die ethische Perspektive also auf das psychotherapeutische Handeln zwischen Psychotherapeutin und Patient und wirft zum Beispiel die Frage nach der strafrechtlichen Einordnung psychotherapeutischer Behandlungsfehler oder die berufsrechtliche Haftung bei Patientensuizid auf.

Die Frage, was Psychotherapie ist, wird derzeit nicht mehr ernsthaft gestellt. Seit dem Inkrafttreten des Psychotherapeutengesetzes im Jahr 1999, das sozial- und berufsrechtliche Aspekte rund um den Psychotherapeutenberuf definiert und klärt, lassen sich unterschiedliche Rechtsgüter, z. B. die Autonomie der Patientin, im Spannungsfeld Patient-Therapeut-Behandlung materiell-juristisch festlegen. In der mehrfach zitierten Definition nach Hans Strotzka, was Psychotherapie ist, werden unterschiedliche Facetten berufs- und medizinethischer Abwägungen und Felder angedeutet:

> »Psychotherapie ist ein bewusster und geplanter interaktioneller Prozeß zur Beeinflussung von Verhaltensstörungen und Leidenszuständen, die in einem Konsensus (möglichst zwischen Patient, Therapeut und Bezugsgruppe) für behandlungsbedürftig gehalten werden, mit psychologischen Mitteln (durch Kommunikation) meist verbal aber auch averbal, in Richtung auf ein definiertes, nach Möglichkeit gemeinsam erarbeitetes Ziel (Symptomminimalisierung und/oder Strukturänderung der Persönlichkeit) mittels lehrbarer Techniken auf der Basis einer Theorie des normalen und pathologischen Verhaltens« (Strotzka, 1978, S. 4).

Man könnte gleich hier die Frage stellen: Wem ist dieser Prozess bewusst und von wem wird dieser zu welchen Anteilen geplant? Wie sieht es medizinethisch mit der »Beeinflussung von Verhaltensstörungen« aus? Was sollte an dieser Stelle aus ethischer Sicht berücksichtigt werden? Wir werden später noch sehen, dass der Konsensus über die Behandlungsbedürftigkeit nicht nur zwischen Patient, Therapeutin und Bezugsgruppe stattfindet, sondern dass auch hier sozialrechtliche Vorgaben die Grenzen des psychotherapeutischen Handelns – zumindest im Rahmen der kassenfinanzierten Psychotherapie – mitbestimmen. Wenn auch nicht beabsichtigt – oder vielleicht doch? – hat die Definition von Strotzka unterschiedliche medizinethische Facetten berührt. So geht es um die Patientenautonomie und das Mitspracherecht, um die Wahl der Behandlungsmethoden und die Transparenz der Behandlungsmittel.

Ich möchte mit diesem Kapitel jedoch noch andere Ecken des psychotherapeutisch-ethischen Konstruktes beleuchten und auch eine Extremposition diskutieren, mit der wir in der Covid-19-Pandemie der Jahre 2020 bis 2022 im Gesundheitswesen konfrontiert waren. Und auch noch danach im Jahr 2023 mit dem Anstieg an Bedarf für psychotherapeutische Behandlungen – insbesondere für Kinder und Jugendliche (Plötner et al., 2022). Die Jahre 2020 bis 2023, und auch 2024, sind geprägt durch immer näher rückende geopolitisch-gesellschaftliche Krisen, Mehrfrontenkriegsszenarien mit starker Relevanz für unsere gegenwärtige Sicherheit und mit innergesellschaftlichen sozialpsychologischen Entwicklungen (Klimaangst, Zunahme an Anträgen für die Erwerbsminderungsrente aufgrund von psychischen Erkrankungen, Geburtenrückgang, Terroristische Bedrohungen im In- und Ausland etc.), die eine gesundheitsökonomische Allokation von Ressourcen und verfügbaren Behandlungsmaßnahmen erforderlich machen. Mitten in der Covid-19-Pandemie standen wir erstmalig in der jungen Geschichte vor der beängstigenden Situation, dass infektionsbedingt systemrelevante Berufsgruppen ausfallen könnten. Zudem könnten Beatmungsbetten, Intensivstationsbetten knapp werden und im schlimmsten Fall die gesamte regionale Gesundheitsversorgung an Kliniken und Praxen zusammenfallen, sodass die noch aktiven BehandlerInnen sich entscheiden müssen, wem Hilfe zukommt und wem, im Extremfall, nicht. Urplötzlich war die Rede von »Triage« und »Triagieren« – Szenarien, die bis dahin hierzulande nur auf der Leinwand im Kino oder zu Hause in einer dystopischen Netflixserie zu sehen waren. Existieren auch Szenarien für psychotherapeutische Triage? Oder haben wir das nicht schon längst erreicht, wenn Wartezeiten und Wartelisten ein bis zwei Jahre betragen? Das Konstrukt »Warteliste« in der Psychotherapie ist ohnehin dystopisch und m. E. ethisch höchst fragwürdig. Es gibt zwar auch eine Warteliste für Organspenden. Diese wartenden PatientInnen bekommen jedoch auch andere, grundlegend unterstützende medizinische Hilfe, im Gegensatz zu den »wartenden« Psychotherapie-PatientInnen.

Welche Rechtsgüter werden bei einer ambulanten Psychotherapie berührt? Wessen Rechte sollten vor dem Zustandekommen einer Psychotherapie diskutiert werden? Gemäß der Logik, dass es sich um eine gemeinschaftlich finanzierte Leistung handelt, berührt die Entscheidung für oder gegen eine Psychotherapie für ein Individuum X nicht nur dieses eine Individuum, und auch nicht nur seine Angehörigen, sondern es betrifft alle Individuen, die einen Beitrag in die Krankenkasse einzahlen, bzw. es ist eine Entscheidung mit Relevanz für die Allgemeinheit. Und das verkompliziert die Frage nach der Indikationsstellung.

3.1 Die medizinethischen Prinzipien nach Tom L. Beauchamp und James F. Childress

Die psychotherapeutisch relevante Ethiklandschaft ist sehr heterogen und vielfältig. Für einen guten Überblick zum Thema »Psychotherapie-Ethik« empfiehlt sich ein Blick in das Buch *Grundriss der Psychotherapieethik* von Renate Hutterer-Krisch (2007). In Abgrenzung hiervon und zur Verdeutlichung des inhaltlichen Fokus des vorliegenden Buches sei nochmal darauf verwiesen, dass ich mich in diesem Buch mit medizinethischen Prinzipien bei der Indikationsstellung innerhalb der Richtlinienpsychotherapie sowie mit verwandten ethischen Konfliktfeldern befasse. Es geht weniger um das Patientenrechtegesetz, den Umgang mit Grenzverletzungen in der Psychotherapie u.ä. Vielmehr wollen wir uns den ethischen Aspekten rund um die Indikationsstellung annähern. Dafür greifen wir zunächst auf das Modell für moralische Konflikte von Renate Ridler-Singer (2005, zit. n. Hutterer-Krisch, 2007, S. 60ff.) zurück. Nach diesem Modell werden drei Arten von moralischen Konflikten, die man in der Psychotherapie antreffen kann, unterschieden:

1. Widerstreit zwischen Eigeninteressen und dem moralisch Gebotenen,
2. Ideologie vs. Empirie,
3. Prinzipienkollisionen.

Wir befassen uns nachfolgend zunächst mit diesem Modell, bevor wir in den Kapiteln 3.1.1 bis 3.1.4 die vier medizinethischen Prinzipien (Nichtschädigung, PatientInnenautonomie, Gerechtigkeit und Fürsorge) nach Beauchamp und Childress (2001) betrachten. Alle drei Aspekte finden Anwendung bei der Beantwortung der nüchternen Frage nach der Indikation.

Betrachten wir zunächst den ersten Punkt: moralische Konflikte im psychotherapeutischen Alltag. Bei BerufsanfängerInnen kann es vorkommen, dass sie einen bestimmten Fall für ambulante Richtlinienpsychotherapie indiziert halten, mit dem Grundgedanken: »Endlich kann ich etwas bewirken!«, oder, weniger narzisstisch angehaucht: »Dieser Patient braucht umfassende Hilfe und endlich bin ich soweit, dass ich diese Hilfe anbieten kann.« Dies mag nicht überheblich sein und auch der Realität entsprechen – ist aber eher unwahrscheinlich, wenn es sich um eine komplexe Problemlage handelt, die mehr als psychotherapeutische Interventionen erforderlich macht und im Rahmen einer institutionellen Zusammenarbeit (z. B. MVZ oder PIA) besser aufgehoben wäre. Jeder Kollege und jede Kollegin kennt solche Fälle, bei denen mindestens eine Sozialdienstmitarbeiterin und ein Sekretariat zur Bearbeitung formaler und begleitender Rahmenbedingung notwendig sind. Das moralisch bzw. ethisch Gebotene wäre an der Stelle, den Patienten an eine entsprechende Institution zu verweisen, notfalls selbst bei einer entsprechenden Stelle anzurufen und den Kontakt zu vermitteln – also im Sinne unserer Fragestellung: eine Indikation für eine Richtlinienpsychotherapie verneinen. Diese Fallkonstellationen zeigen sich bei PatientInnen mit Flucht- und Migrationshintergrund, die zusätzlich zu der psychosozialen Notlage über keine Deutschkenntnisse verfügen und eine Behandlung somit ausschließlich dolmetscherbasiert stattfinden kann. Was ist hier das Eigeninteresse? Man kann an dieser Stelle sehr viel spekulieren und hypothetisieren. Sei es Erfolgsgier, sei es Ehrgeiz oder einfach Gutmenschentum – unreflektiert berührt eine solche Fallkonstellation nicht nur Typ I der moralischen Konflikte, sondern auch die medizinethischen Prinzipien nach Beauchamp und Childress (2001). Ein sehr alltagsnaher Aspekt des genannten Beispiels ist die zusätzliche wirtschaftliche und ökonomische Belastung, die durch den Einzelfall für den Behandler bzw. die Behandlerin entstehen kann. KollegInnen, die solche Fälle kennen und im Niedergelassenensektor auch behandelt haben, kennen die Problematik – abgesehen von den fehlenden zeitlichen und inhaltlichen Ressourcen. Die Mehrzahl der in einem solchen Fall notwendigen und manchmal auch sogar erbrachten Leistungen (wenn man die Fremdsprache spricht oder sogar Muttersprachler ist: Telefonate mit Behörden, Schulen, Vorbehandlern, dann zählt auch die ganze Übersetzungsarbeit dazu) kann gemäß dem Einheitlichen Bewertungsmaßstab (EBM) nicht abgerechnet werden. Wenn man die wirtschaftlich-ökonomische Perspektive als »Eigeninteresse« (Typ I) betrachtet, dann ist es interessant, die Haltung des Bundesverfassungsgerichts zum Thema »Grenzen der Finanzierbarkeit und Wirtschaftlichkeit in der Krankenversorgung« zu erwähnen: »Die gesetzlichen Krankenkassen sind nicht von Verfassungs wegen gehalten, alles zu leisten, was an Mitteln zur Erhaltung oder Wiederherstellung der Gesundheit verfügbar ist. Zumutbare Eigenleistungen können verlangt werden«[4].

Typ III umfasst Prinzipienkollision. Im Grunde könnte jedes berufsethische Konstrukt mit anderen Konstrukten (z. B. Verschwiegenheitsverpflichtung vs. Anzeigegebot bei geplanten Straftaten gemäß § 38 StGB) kollidieren. Auch innerhalb der medizinethischen Systematik können unterschiedliche und gegensinnige moralische Prinzipien in einem Fall vorliegen (z. B. Entscheidung bedeutet Verstoß gegenüber der Patientenautonomie und des Gebots des Nicht-Schadens). Im Bereich der Kinder- und Jugendlichenpsychotherapie verfügen Minderjährige, die das 14. Lebensjahr erreicht haben, über das Recht auf informationelle Selbstbestimmung und können und dürfen somit auch entscheiden, welche Informationen ihren Eltern mitgeteilt werden und welche nicht. Gleichzeitig müssen die behandelnden TherapeutInnen einzelfallabhängig entscheiden, ob der Jugendliche die ausreichende Reife und Einsicht hat, um von dieser informationellen Selbstbestimmung Gebrauch machen zu können. In Kürze: TherapeutInnen können den Eltern nicht einfach alles erzählen, aber gleichzeitig gibt es Situationen, in denen man den Eltern eben doch einiges mitteilen muss. Dies ist insbesondere der Fall, wenn die Eltern nichts »verbrochen« haben und die Familie zusammenlebt – also keine Trennungssituation herrscht oder wird angestrengt. Damit die Eltern ihren Erziehungspflichten nachgehen können, benötigen sie entsprechende Details über die Behandlung und die Ätiologie der Störung, um an den aufrechterhaltenden Faktoren der Störung arbeiten zu können und diese zu reduzieren. Werden die Eltern nicht miteinbezogen, kann man von ihnen keine Veränderung in der Erziehungsfähigkeit und in ihrem Erziehungsverhalten erwarten.

Natürlich sind zu Beginn einer psychotherapeutischen Behandlung und nach der telefonischen Kontaktaufnahme nicht alle erforderlichen und entscheidungserheblichen Informationen vorhanden, sodass die Psychotherapeutin ethisch, medizinisch und psychotherapeutisch alles valide abwägen muss, um zu einem ethisch zumutbaren Entschluss bezüglich der Indikationsstellung zu kommen. Wie bereits an verschiedenen Stellen erwähnt, ist die Indikationsstellung ein iterativer Prozess, der sich durch das

---

4 BVerfG, Beschluss der 3. Kammer des Ersten Senats vom 12. Dezember 2012 – 1 BvR 69/09 – Rn. 8, Satz 8–9: https://www.bundesverfassungsgericht.de/SharedDocs/Entscheidungen/DE/2012/12/rk20121212_1bvr006909.html (13.03.2025).

dynamische Geschehen der Therapeutin-Patient-Interaktion und durch die Symptomdynamik stetig verändert. Diese Veränderung erfordert ein hohes Maß an Professionalität und Wissen, was den Einsatz von moderner Informationsverarbeitungstechnologie mit dem Ziel der Datensammlung, -steuerung und -selektion sehr attraktiv macht. Gleichzeitig ist die grundlegende Natur des Indikationsbeurteilungsprozesses eine menschliche, individuelle und nicht maschinell ersetzbare. Hilfreich wäre eine KI-gestützte Datenverarbeitung und -gewichtung, um auf dieser Grundlage eine ethisch und professionell begründbare Einzelfallentscheidung treffen zu können.

Ein häufig anzutreffender Fall der Prinzipienkollision zeigt sich in der psychotherapeutischen Praxis auch erst im weiteren Verlauf und mit der Zeit. Grundsätzlich geht es um die Frage der Unterstützung potenziell schädlichen Verhaltens, kriminell-delinquenten Handelns und/oder für das Allgemeinwohl schädliche Handlungen. Hierbei geht es nicht um Fälle mit Bezug zu den §§ 138, 139 StGB, also nicht um anzeigepflichtige Fallkonstellationen (zum Beispiel geplante schwere Straftaten wie Mord oder staatsgefährdende Handlungen). Eine Auseinandersetzung mit der nachfolgend dargestellten Fallkonstellation ist spätestens bei der Entscheidung, eine laufende Psychotherapie fortzuführen, relevant: Eine Psychotherapeutin behandelt einen Patienten, bei dem sich erst im Verlauf der Therapie herausgestellt hat, dass er Urkunden fälscht und damit gutes Geld verdient. Seine Eingangsdiagnose ist eine depressive Störung. Welche Rechtsgüter und welche ethischen Prinzipien werden verletzt oder berührt, wenn die Psychotherapeutin die Therapie nun beendet? Was ist, wenn sie die Therapie fortsetzt, der Patient aber gleichzeitig nicht bereit ist, mit diesem Verhalten aufzuhören? Und was würde das Beenden der Therapie seitens der Psychotherapeutin für das zukünftige Inanspruchnahmeverhalten des Patienten bedeuten? Gäbe es einen Unterschied, wenn die Therapeutin über dieses Wissen bereits zu Beginn der Therapie verfügt hätte? Sicher ist, durch die Behandlung darf kein kriminelles Verhalten unterstützt werden. Genau das tut die Therapeutin, indem sie den Patienten von den Symptomen befreit und nichts gegen die delinquenten Züge unternimmt. Letzteres bedeutet nicht, dass die Schweigepflicht gebrochen werden darf, um das kriminelle Handeln den Strafverfolgungsbehörden offenzulegen – nach dem Motto »Weitermelden entlastet«. Es bleibt also doch die Frage offen: Was ist in solch einem Fall zu tun? Wie bei allen anderen ethischen Dilemmata ist eine einzelfallbezogene Abwägung der möglichen Ausgangspositionen wichtig. Wird die Therapie abgebrochen, unter der Voraussetzung, der Patient ist symptomatisch stabil und nicht suizidal, könnte das dazu führen, dass der Patient zukünftig entweder keine Psychotherapie mehr anfängt oder bei zukünftigen Therapien nicht die Wahrheit sagt. Wird die Therapie fortgesetzt, ohne auf das delinquente Verhalten einzugehen, unterstützt die Psychotherapeutin indirekt kriminelles Verhalten.

Nun möchte ich mich den vier großen Grundprinzipien medizin-ethischen Handelns widmen. Was besagen diese Prinzipien? Und welche Relevanz haben sie bei der psychotherapeutischen Indikationsstellung?

3.1.1 Das Prinzip der Nichtschädigung

Mit dem Prinzip des Nicht-Schadens oder der Nichtschädigung wird oft an den Hippokratischen Eid erinnert. Interessanterweise beinhaltet die ursprüngliche Schwurformel des Hippokrates nicht direkt das Prinzip der Nichtschädigung: »Die Verordnungen werde ich treffen zum Nutzen der Kranken nach meinem Vermögen und Urteil, mich davon fernhalten, Verordnungen zu treffen zu verderblichem Schaden und Unrecht« (zit. n. Deichgräber, 1983, S. 13). Implizit werden das aktive Unterlassen oder das Nichtdurchführen als Maßnahmen zur aktiven oder passiven Sterbehilfe angesprochen: »Ich werde niemandem, auch nicht auf seine Bitte hin, ein tödliches Gift verabreichen oder auch nur dazu raten« (ebd.). Dieses Prinzip hat seine Relevanz sehr prominent im Bereich der Palliativ- und Intensivmedizin und ist stark diskussionswürdig, wenn es um das Thema Sterbehilfe geht. Nach vielen PhilosophInnen gehört Nichtschädigung zum Prinzip der Benefizienz (also »Gutes tun« oder auch Fürsorge). Beides geht Hand in Hand. Nach William Frankena (1973, zit. n. Beauchamp & Childress, 2001) lässt sich das Prinzip der Benefizienz/Fürsorge in folgende vier Aspekte differenzieren:

1. Nichts Böses tun oder Böses unterlassen,
2. Böses oder Schaden verhindern,
3. Böses oder Schaden entfernen,
4. Gutes tun und fördern.

Aus dem Prinzip des Nicht-Schadens lassen sich konkretere Regeln für das medizinische Handeln ableiten (Beauchamp & Childress, 2001, S. 159):

1. Nicht töten,
2. keinen Schmerz oder kein Leid verursachen,

3. keine Handlungsunfähigkeit hervorrufen,
4. keinen Anstoß erregen,
5. keine anderen von den Lebensgütern deprivieren.

Wie eingangs formuliert, ergeben sich im klinischen Alltag Situationen mit Prinzipienkollisionen, zum Beispiel zwischen dem Prinzip der Nicht-Schädigung und dem der Fürsorge. Aus Fürsorgepflicht kann es beispielsweise geboten sein, dem Patienten (z. B. in der inneren Medizin) eine schmerzhafte Behandlung zuzumuten (somit Verletzung des Prinzips der Nicht-Schädigung), um ihn gleichzeitig vor Schlimmerem zu bewahren und ihn zu heilen.

Wie würde es im psychotherapeutischen Kontext – vor allem die Indikation betreffend – aussehen, wenn man dieses Prinzip anwendet? Wie bereits in einem früheren Abschnitt erwähnt, setzen viele AkteurInnen im Bereich der Medizin und Psychotherapie ihre Tätigkeit mit ethischem Handeln gleich. Da sie diese Tätigkeit ausüben, handeln sie per se ethisch »richtig«. Dies führt jedoch zu einer Verflachung des Umgangs mit ethischen Fragestellungen wie dieser. Kann also eine durchgeführte Psychotherapie schaden? Kann ich als Psychotherapeut eine Patientin durch eine falsche oder voreilige Indikationsstellung schädigen? Welche Aspekte sollten hier herangezogen werden? Einleitend habe ich betont, dass eine vollständige Analogie zwischen der ärztlichen und der psychotherapeutischen Indikationsstellung nicht möglich ist. Das heißt aber nicht, dass diese Anstrengungen obsolet sind und dass wir diese medizinethischen Grundsätze nicht auf den psychotherapeutischen Rahmen, »wo keiner sterben kann«, anwenden können.

Inwiefern spielt das erste medizinethische Prinzip bei der psychotherapeutischen Indikationsstellung eine Rolle? Eine Psychotherapeutin bekommt eine übliche Anfrage nach einem Psychotherapieplatz. Nach der Schilderung der Symptomatik stellt sie fest, dass es sich mit großer Wahrscheinlichkeit um eine psychische Störung oder seelische Krankheit gemäß § 27 SGB V handelt, die im Geltungsbereich der Psychotherapie-Richtlinie § 27 Abs. 1 und 2 liegt, und sie stellt auch fest, dass eine ausreichende Motivation aufseiten des Patienten vorliegt. Die Psychotherapeutin stellt sich dann die Fragen: Liegen medizinethische Gründe vor, die gegen die Durchführung einer Richtlinienpsychotherapie sprechen? Könnte eine lege artis geführte Therapie dem Patienten schaden? Oder schadet eher das Warten auf einen Therapieplatz? Es könnte eine Kontraindikation gegen eine Psychotherapie vorliegen. Jede ignorierte Kontraindikation – sei es generell oder auch verfahrensspezifisch – beinhaltet eine erhöhte Wahrscheinlichkeit, dem Patienten zu schaden. Eine solche generelle Kontraindikation wäre zum Beispiel eine psychische oder psychosoziale Destabilisierung des Patienten bei der generellen Durchführung einer Psychotherapie. Hier wäre indiziert, eine Kosten-Nutzen-Abwägung anzustrengen und alle möglichen Ausgänge mit dem Patienten zu besprechen. »Destabilisierung« bedeutet konkret, dass der nicht-beeinträchtigte Patient durch psychotherapeutische Interventionen, Biografie-Erhebung oder Fokussierung auf auslösende Bedingungen in seiner Alltagstüchtigkeit eingeschränkt wird, sich geschwächt fühlt und zeitweise arbeitsunfähig wird. Es stellen sich dann die Folgefragen: Gäbe es einen besseren Zeitpunkt hierfür? Kann man die Funktionsbeeinträchtigung minimal halten oder reduzieren? Wenn ja, was wären die Kosten oder die Nachteile?

Dieses Szenario zeigt sich oft bei jungen Erwachsenen, die aus psychosozialen ungünstigen Familienverhältnissen herauswachsen – im wahrsten Sinne des Wortes. Sie erreichen die Volljährigkeit oder sind bereits etwas älter, haben vielleicht ihre erste Festanstellung bekommen und können auf eigenen Beinen stehen. Nach der altbekannten Selbstaktualisierungstendenz nach Rogers (Kriz & Slunecko, 2011) sehen viele in diesem Lebensabschnitt die Gelegenheit, mit der Vergangenheit abzuschließen, indem man sie »verarbeitet«. Gerade in diesem Lebensabschnitt suchen mich viele junge Menschen zwischen 21 und 25 Jahren auf und wollen biografische Anteile »reflektieren« oder »bearbeiten« oder sonstiges. Einige beschreiben behandlungsbedürftige Symptome: die Folgen von jahrelanger Anpassung an dysfunktionale psychosoziale Verhältnisse, um überhaupt zu überleben und als Erwachsene dieses gefährliche Gewässer zu verlassen. Die psychopathologischen Aspekte holen sie jedoch ein: Antriebsprobleme, depressive Verstimmung, Interessenlosigkeit, Anhedonie und für die Arbeitswelt höchst problematische tageweise Totalausfälle. Gerade dann, wenn sie sich auf der Arbeit wohlfühlen und sie positiv gestimmt waren, dass es nur noch bergauf gehen kann. Die psychische Symptomatik verursacht psychosoziale Funktionsbeeinträchtigung mit eindeutiger Relevanz für das Berufs- und Privatleben mit dem Risiko, die erste gut bezahlte – oder überhaupt bezahlte – Stelle zu verlieren, und dadurch den chronisch geringen Selbstwert bzw. das negative Selbstkonzept zu bestätigen (als eine Art »innere Stimme« von einem Elternteil, die einem sagt: »Siehste, aus dir wird nichts. Das wusste ich doch!«).

Andere beschreiben gegenwärtig eine unauffällige Gefühls- und Gedankenwelt. Die einzige Beeinträchtigung ist, dass sie bei Gedanken an die Vergangenheit Traurigkeit verspüren. Ein Phänomen, das durchaus normalpsychologisch vorkommt und keiner Intervention bedarf. Auch diese zweite Gruppe ist psychosozial gut integriert. Sie sind aus dem Gröbsten raus, das Verhältnis zu den Eltern kann auch gut oder neutral sein. Sie gehen arbeiten, beschreiben keine Ausfallerscheinungen – weder seelisch noch psychomental – und fühlen sich immer wieder gezwungen, an die Kindheit zu denken. Wobei hier keine Zwangssymptomatik im klinischen Sinne vorliegt.

Es ist durchaus denkbar, dass wir bei der ersten Gruppe eine Indikation für Richtlinienpsychotherapie feststellen, und zwar eine sofortige, wenn es geht. Daher ist es wichtig, nach Überprüfung aller Kriterien, zeitnah mit einer Behandlung anzufangen. Hier könnte eine vollstationäre oder teilstationäre Behandlung vorgeschaltet vor der ambulanten Psychotherapie von Nutzen sein. Im zweiten Fall gibt es keine primären Symptome, die eine weitere Exploration legitimieren könnten. Ignoriert man diesen Schritt und geht zum nächsten über, so könnte eine Konfrontation mit der Vergangenheit die aktuell gute psychosoziale Funktionalität behindern. Somit wäre das eine Schädigung des Patienten, der sein Leben ohne Therapie gut meistern konnte.

Weitere denkbare Schädigungen durch eine Psychotherapie, die im Rahmen der Indikationsstellung berücksichtigt werden sollten, sind potenzielle Nachteile im sozialversicherungsrechtlichen Sinne. Zwar kann man gesamtgesellschaftlich eine Öffnung und weniger Stigmatisierung psychisch Kranker feststellen (Deutsche Psychotherapeuten Vereinigung, 2021, S. 18, Schomerus et al., 2023); gleichzeitig setzt sich die verwaltungsrechtliche Stigmatisierung fort. Zum Beispiel lehnen Hilfesuchende eine Diagnosestellung oftmals ab, aus Angst, es könnte im Betrieb bekannt werden. Auch junge Menschen, die bestimmte Berufe anstreben (Bundeswehr, Polizei, Zoll, Beamtenstatus), scheuen sich vor dem Beginn einer Psychotherapie. Nicht nur die Tatsache, eine Psychotherapie zu benötigen oder diese in Anspruch zu nehmen, ist problematisch, sondern die psychiatrische Diagnose an sich bildet für viele Betroffene eine weitere Hürde (z. B. Depression, Suchterkrankung, Persönlichkeitsstörung). Diese Hilfesuchenden wenden sich nicht selten dem unübersichtlichen und unseriösen Markt des Esoterischen und Pseudowissenschaftlichen zu. Denn »HeilerInnen«, »LebensberaterInnen« und »SchamanInnen« müssen keine

Diagnosen – zumindest keine nach ICD-10/11, die kodierbar und für die kassenrechtliche Abrechnung relevant sind – stellen. Was diese »Berufsrichtungen« an Schäden verursachen, ist m. W. nicht erforscht. Ich kann mir aber gut vorstellen – was immer wieder durch anekdotische PatientInnenberichte bestätigt wird –, dass es ein beträchtlicher finanzieller und seelischer Schaden ist.

Beim Abschließen von Berufsunfähigkeits- oder privaten Krankenversicherungen muss der Antragstellende Fragen zum Gesundheitsstatus beantworten, z. B. ob in den letzten drei, fünf oder zehn Jahren eine Psychotherapie durchgeführt wurde, oder ob man jemals in ambulanter psychiatrischer, psychotherapeutischer Behandlung war. Ähnliches gilt bei Lebensversicherungen, die verpflichtend abzuschließen sind, wenn ein Kredit über hohe Summen für Hausbau oder -kauf beantragt wird, wird oft nach vollstationären, teilstationären oder ambulanten Behandlungen wegen Suizidalität gefragt. Auch die allgemeine Frage: »Wurde bei Ihnen von einem Facharzt eine Persönlichkeitsstörung oder Suchterkrankung festgestellt?« wird ab und zu gestellt. Man soll wahrheitsgemäß antworten, da eine sogenannte vorvertragliche Anzeigepflicht besteht. Diese betrifft alle den Versicherungsgegenstand betreffenden Daten vor Vertragsabschluss. Eine nicht wahrheitsgemäße Angabe kann zur Aufhebung der Leistungspflicht führen.

Zur Indikationsstellung gehört also auch die Aufklärung der PatientInnen über eventuelle sozialversicherungsrechtliche Folgen und über eine situationsabhängige Zustandsverschlechterung, die u. a. durch die Auseinandersetzung mit psychisch belastenden Themen entstehen kann. Letzteres ist nicht mit der allgemeinen Therapienebenwirkung zu verwechseln. Nebenwirkungen werden in den nächsten Kapiteln betrachtet.

Das Prinzip der Nicht-Schädigung wird uns auch in Kapitel 3.1.4 über »Fürsorge« beschäftigen, da es einen Unterschied macht, ob die verursachte oder teilverursachte Schädigung fahrlässig war oder völlig unbeeinflusst vom Therapeutenverhalten, sozusagen schicksalhaft. Die Fahrlässigkeit ignoriert den Grad der gebotenen Sorgfalt bei therapeutisch-medizinischen Entscheidungen. Da es in diesem Buch nicht um eine rechtsdogmatische Abhandlung geht, fokussieren wir uns auf die alltagspraktischen und psychotherapeutisch motivierten Konstellationen. Eine juristische Auseinandersetzung mit Konsequenzen des psychotherapeutischen Handelns im Rahmen von Fahrlässigkeit etc. ist nicht vorgesehen.

3.1.2 Das Prinzip der PatientInnenautonomie

Das Prinzip der PatientInnenautonomie ist ein zentraler Aspekt in der medizinischen Entscheidungsfindung (Charbonnier et al., 2008) und bildet auch eine zentrale Säule für einen menschenwürdigen Umgang mit Hilfesuchenden. Die PatientInnenautonomie stets zu respektieren, stellt für das Gesundheitswesen oftmals eine Herausforderung dar. Es dürfen keine patientenbezogenen Entscheidungen ohne Patienteneinwilligung stattfinden – es sei denn, es handelt sich um einen äußersten Notfall und eine aktive Beteiligung oder Eruierung des Patientenwillens ist nicht möglich (Tolmein, 2004). Eine Einwilligung ohne Informationen, Aufklärung und Erläuterung von allen relevanten Angaben und Details, die mit einer bestimmten medizinischen Intervention verbunden sind – dazu gehört auch die Psychotherapie – ist unvollständig. Das bedeutet,

> »autonome Individuen zu respektieren, ihr Recht anzuerkennen, Entscheidungen zu treffen und Handlungen basierend auf ihren Werten und Überzeugungen durchzuführen. Respekt wird durch respektvolles Handeln gezeigt, nicht nur durch eine respektvolle Haltung. Das Prinzip des Respekts vor Patientenautonomie erfordert mehr als das bloße Nichteinmischen in die persönlichen Angelegenheiten anderer. In einigen Kontexten umfasst es auch, andere für autonome Entscheidungen zu fördern, während gleichzeitig Ängste und andere Bedingungen gemildert werden, die einer autonomen Handlungsdurchführung im Wege stehen könnten« (Beauchamp & Childress, 2001, S. 104).

Nach Alfred Simon (2022, S. 72) kann der Begriff »Autonomie« unterschiedliche Bedeutungen haben: Als *deskriptiver* Begriff bezeichnet er die Fähigkeit zur Selbstbestimmung, das heißt auf der Grundlage eigener Werte und Präferenzen Entscheidungen zu treffen und danach zu handeln. Dieses Vermögen verdiene laut A. Simon (2022) Respekt, auch wenn es unter bestimmten Umständen eingeschränkt sein kann, zum Beispiel durch Alter, Krankheit oder Zwang. Das führt zur zweiten, nämlich der *normativen* Bedeutung von Autonomie: der Anspruch eines jeden Menschen, als ein zur Selbstbestimmung fähiges Wesen anerkannt zu werden. Im Gesundheitswesen ist es daher Aufgabe der Handelnden, diese Fähigkeit zur Selbstbestimmung zu fördern und zu unterstützen, indem Informationen und Aufklärung bereitgehalten werden, die eine individuelle und informierte Entscheidung über medizinische Maßnahmen ermöglichen.

Viele AutorInnen sehen in den folgenden Aspekten die Voraussetzung für autonomes Handeln (z. B. A. Simon, 2022):

- Intentionalität,
- Information und Verständnis,
- Einsichts- und Urteilsfähigkeit,
- Abwesenheit von steuernden Einflüssen,
- Authentizität.

Demgemäß sind autonome Handlungen geplant und beabsichtigt; außerdem erhält der/die Handelnde Informationen über mögliche Folgen und Aussichten und versteht diese Informationen auch in ihren weiteren Auswirkungen. Die Informiertheit setzt ausreichende Einsichts- und Urteilsfähigkeit voraus. Zudem sollen die Handlung bzw. ihre motivationalen Hintergründe frei sein von äußeren oder auch inneren beeinflussenden Faktoren, zum Beispiel Zwang, psychische Erkrankung, Manipulation. Zusätzlich soll die Handlung den Werten, Zielen und Haltungen der handelnden Person entsprechen.

Im medizinischen Kontext kann es vorkommen, dass die professionell Handelnden die Entscheidungen der Hilfesuchenden nicht nachvollziehen können. Dies ist jedoch kein Grund, die Autonomiefähigkeit der Hilfesuchenden in Zweifel zu ziehen.

Die PatientInnenautonomie findet ihren direkten Ausdruck in der informierten Einwilligung *(informed consent)*. Das bedeutet, dass medizinische Eingriffe außerhalb von Notfallbehandlungen nur mit Einwilligung des aufgeklärten Patienten zulässig sind (A. Simon, 2022). Wie bereits erwähnt, ist eine Voraussetzung für eine informierte Einwilligung zum einen die medizinisch-psychotherapeutische Aufklärung und zum anderen die Einwilligungsfähigkeit des Patienten bzw. der Patientin. Beides gilt es ausreichend eindeutig zu dokumentieren und entsprechend den Aufbewahrungsfristen in der Patientenakte zu archivieren.

Eine medizinische oder psychotherapeutische Aufklärung hat das Ziel, die Patientin mit allen nötigen Informationen zu versorgen, um eine selbstbestimmte Entscheidung bezüglich der vorliegenden medizinischen oder ärztlichen Maßnahme zu fällen. Aufklärung ist dabei mehr als eine simple Informationsweitergabe – sonst könnte man den PatientInnen lediglich eine vorgefertigte Broschüre zum Lesen geben oder ihnen eine solche empfehlen. Solche Materialen, vor allem, wenn sie der Veranschaulichung komplexer Maßnahmen dienen, können die Selbstbestimmungsaufklärung ergänzen, dürfen diese jedoch nicht ersetzen. Eine Aufklärung soll mündlich im Gespräch zwischen Arzt bzw. Psychotherapeutin und dem Patienten erfolgen. Damit soll sichergestellt werden, dass der Patient Rückfragen zum Verständnis oder zu Details stellen kann und er soll auch vom Behandler oder von der Behandlerin ermutigt werden, weitere Verständnisfragen zu stellen. Das heißt, und dies ist unabhängig von der Indikationsstellung, BehandlerInnen sollten ihre PatientInnen befragen, ob sie alles, was in den Unterlagen formuliert wurde, verstanden haben, und dies dokumentieren. Am besten ist es, wenn die PatientInnen ein Dokument ausfüllen bzw. unterschreiben, in dem sie auflisten, wo noch Klärungsbedarf besteht bzw. dass es keinen weiteren Klärungsbedarf gibt. Die mangelnde Aufklärungsarbeit zeigt sich bei der Behandlung von Menschen mit Fluchterfahrungen und wenigen bis keinen Sprachkenntnissen des Aufnahmelandes.

Seit 2013 ist das Patientenrechtegesetz als Paragrafen-Gesetz in Kraft (§ 630a bis h BGB) mit dem Ziel der Stärkung der PatientInnenbeteiligung am Behandlungsprozess sowie der Stärkung der PatientInneninformation – was ja auch ein wichtiger Schritt der PatientInnenbeteiligung darstellt. § 630e Abs. 1 und 2 BGB regelt Fragen zur Aufklärung:

> »(1) Der Behandelnde ist verpflichtet, den Patienten über sämtliche für die Einwilligung wesentlichen Umstände aufzuklären. Dazu gehören insbesondere Art, Umfang, Durchführung, zu erwartende Folgen und Risiken der Maßnahme sowie ihre Notwendigkeit, Dringlichkeit, Eignung und Erfolgsaussichten im Hinblick auf die Diagnose oder die Therapie. Bei der Aufklärung ist auch auf Alternativen zur Maßnahme hinzuweisen, wenn mehrere medizinisch gleichermaßen indizierte und übliche Methoden zu wesentlich unterschiedlichen Belastungen, Risiken oder Heilungschancen führen können.
>
> (2) Die Aufklärung muss
>
> 1. mündlich durch den Behandelnden oder durch eine Person erfolgen, die über die zur Durchführung der Maßnahme notwendige Ausbildung verfügt; ergänzend kann auch auf Unterlagen Bezug genommen werden, die der Patient in Textform erhält,
> 2. so rechtzeitig erfolgen, dass der Patient seine Entscheidung über die Einwilligung wohlüberlegt treffen kann,
> 3. für den Patienten verständlich sein.
>
> Dem Patienten sind Abschriften von Unterlagen, die er im Zusammenhang mit der Aufklärung oder Einwilligung unterzeichnet hat, auszuhändigen.«

Demnach ist für eine formal richtige Aufklärung wichtig, dass sie mündlich, rechtzeitig und für den Patienten verständlich erfolgt. Rechtzeitig bedeutet, dass die Patientin genug Zeit haben soll, eine Entscheidung zu bilden und über diese Entscheidung zu reflektieren. Verständlich bedeutet, dass die individuellen kulturellen, intellektuellen und sprachlichen Fähigkeiten des Patienten bei der Aufklärung berücksichtigt werden sollten. Das macht zum Beispiel die Behandlung von Menschen aus anderen Kulturen und mit anderen sprachlichen Hintergründen schwierig, da eine Aufklärung in den meisten Fällen nicht deren Ansprüchen genügt.

Da Psychotherapie auch eine ärztliche Behandlung gemäß § 27 Abs. 1 SGB V ist, gehören die o. g. Aspekte ebenfalls zur psychotherapeutischen Aufklärung. Auch in dem Kontext soll über Art, Umfang, Durchführung, zu erwartende Folgen und Risiken der Maßnahme sowie ihre Notwendigkeit, Dringlichkeit, Eignung und Erfolgsaussichten im Hinblick auf die Diagnose oder die Therapie aufgeklärt werden. Bei der Aufklärung ist auch auf Alternativen zur Maßnahme hinzuweisen, wenn mehrere psychotherapeutisch gleichermaßen indizierte und übliche Methoden zu wesentlich unterschiedlichen Belastungen, Risiken oder Heilungschancen führen können (= differenzielle Indikation, die ebenfalls Teil der psychotherapeutischen Aufklärungsleistung ist).

Eine mangelnde Aufklärungsleistung stellt im juristischen Sinne einen ärztlichen bzw. psychotherapeutischen Sorgfaltspflichtverstoß dar. Nach Klaus Ulsenheimer (2015, S. 74) resultieren aus den Risikobereichen Krankenbehandlung, Patientenaufklärung und Organisation des Behandlungsablaufs folgende Sorgfaltspflichtverstöße:

> »1. Behandlungsfehler im engeren Sinne: Fehler bei Voruntersuchungen, Befunderhebung, Anamnese, Indikationsstellung, Diagnosestellung, Wahl und Durchführung der ärztlichen bzw. psychotherapeutischen [Hervorh. d. A.] Interventionen, etc.;
> 2. Organisationsfehler: z. B. Koordinations- und Kommunikationsmängel, Instruktions-, Informationsfehler, personelle Unterbesetzung, Einsatz übermüdeter Kollegen, mangelhafte Geräteausstattung, wird auch als Behandlungsfehler im weiteren Sinne bezeichnet und
> 3. Aufklärungsfehler.«

Ohne eine Lege-artis-Aufklärung kann die Patientin keine informierte Entscheidung treffen und somit nicht einwilligen.

Wie zuvor erwähnt, ist für die informierte Entscheidung einerseits die

Aufklärung, andererseits die Einwilligungsfähigkeit Voraussetzung. Einwilligungsfähigkeit wird rechtlich definiert als die Fähigkeit des Patienten, Wesen, Bedeutung und Tragweite der Behandlung in Grundzügen zu verstehen. Die Einwilligungsfähigkeit wird oft mit Einsichts- und Urteilsfähigkeit gleichgesetzt (A. Simon, 2022). Die Beurteilung der Einwilligungsfähigkeit erfolgt dichotom, als Ja/Nein-Antwort, obwohl diese im neurobiologischen Sinne stetig verläuft. Dies zeigt sich zum Beispiel bei DemenzpatientInnen oder bei PatientInnen mit anderen hirnorganischen, neurodegenerativen Erkrankungen. Man kann in einfache medizinische Eingriffe einwilligen, dabei einsichtig sein und die Tragweite solcher Maßnahmen nachvollziehen. Bei anderen, komplexeren und vielleicht auch mehrstufigen Interventionen, mit in die Zukunft reichenden Auswirkungen und unterschiedlichen Erfolgsaussichten, kann die Situation anders ausfallen. Hier kann zum Beispiel die Einwilligungsfähigkeit eingeschränkt sein.

Zusätzlich wird die Einwilligungsfähigkeit nicht an ein bestimmtes Alter geknüpft. Dies macht die Arbeit der PädiaterInnen, Kinder- und JugendlichenpsychotherapeutInnen und allen, die mit Kindern und Jugendlichen arbeiten, komplizierter, da Minderjährige auch einwilligungsfähig sein können, wenn sie über ausreichend Einsichts- und Urteilsfähigkeit verfügen. Zwar werden Kinder oft wie nicht-einwilligungsfähige Erwachsene behandelt, das verletzt jedoch ihr Selbstbestimmungsrecht. Die Fähigkeit zur Selbstbestimmung ist gegeben, wenn Kinder in der Lage sind, Wesen, Tragweite und Bedeutung eines Eingriffs zu verstehen und ihren Willen danach zu bestimmen (Wiesemann, 2022, S. 380).

In der Kinder- und Jugendlichenpsychotherapie ist es daher wichtig, die jungen PatientInnen hinsichtlich der Aufklärung und der Einwilligung in die geplanten psychotherapeutischen Maßnahmen wie erwachsene PatientInnen zu behandeln und sie altersentsprechend über Art, Umfang und Dauer der Behandlung aufzuklären.

Nach Wiesemann (2022) unterscheidet man unterschiedliche Partizipationsaspekte von Kindern und Jugendlichen in Entscheidungssituationen:

1. Wie bei den Erwachsenen spricht man von *informed consent*, also *Einwilligung* nach Aufklärung in eine Maßnahme: Bei Minderjährigen handelt es sich in der Regel um eine doppelte Einwilligung, da auch die Sorgeberechtigten üblicherweise zustimmen müssen.
2. *Informed assent*, also *Zustimmung* nach Aufklärung einer Maßnahme, sollte bei nicht-einwilligungsfähigen Minderjährigen immer gesucht werden,

3. *Informed dissent*, also die *qualifizierte Ablehnung* von bzw. *Veto* gegen eine Maßnahme nach Aufklärung bei nicht-einwilligungsfähigen Minderjährigen, sollte immer Maßnahmen zur Förderung der Kooperationsbereitschaft der Minderjährigen und Prüfung anderer Vorgehensweisen nach sich ziehen.

Im Gegensatz zu den erwachsenen PatientInnen finden die Prinzipien des Wohltuns (Benefizienz) und Nicht-Schadens ihren formalen Ausfluss bei der medizinischen/klinischen Arbeit mit Kindern und Jugendlichen im Konzept des Kindeswohls (Wiesemann, 2022). In der juristischen Fachliteratur begegnet man sehr unterschiedlichen Definitionen[5] – bis hin zur Feststellung, Kindeswohl definieren zu wollen sei unmöglich (Dettenborn, 2017, S. 47). Schone und Hensen (2011) stellen fest, dass eine positive Bestimmung dessen, was Kindeswohl sei, sich praktisch nicht vornehmen lasse. Denn das, was gut für Kinder sei, sei nicht allgemeingültig bestimmbar, sondern immer auch von kulturell, historisch-zeitlich oder ethnisch geprägten Menschenbildern abhängig. Aus pragmatischen Gründen nutze ich die formale Definition nach Dettenborn (2017), die besagt, dass unter familienrechtspsychologischem Aspekt als Kindeswohl die für die Persönlichkeitsentwicklung eines Kindes oder Jugendlichen günstige Relation zwischen seiner Bedürfnislage und seinen Lebensbedingungen zu verstehen sei.

In der Kinder- und Jugendlichenpsychotherapie findet sich – im Gegensatz zur Erwachsenenpsychotherapie – eine heterogene Interessentengemeinschaft, die nach der Durchführung psychotherapeutischer Maßnahmen verlangt. So gibt es Fallkonstellationen, wo das Jugendamt in seiner Funktion als Wächteramt gemeinsam mit der Schule oder sogar Schulbehörde darauf besteht, Kind X müsse therapiert werden. Ohne Therapie kein weiterer Schulbesuch! Oder Eltern (und hier können durchaus auch sehr unterschiedliche, sogar widersinnige Zielvorstellungen herrschen) wollen ihr Kind in eine Therapie »bringen«. Ein Spezifikum u. a. hat die Kinder- und Jugendlichenpsychotherapie, nämlich, man soll mit allen Beteiligten arbeiten. Zwar wird in einigen psychodynamischen Therapien die Beteiligung der Eltern rigoros abgelehnt; es kann sogar so weit gehen, dass

5 Für eine Auseinandersetzung mit dem Begriff »Kindeswohl« im juristischen Kontext, siehe: https://www.bundestag.de/resource/blob/794610/4f00064cd4e3bdbfd7679d593aa02b4c/WD-9-039-20-pdf-data.pdf (13.03.2025).

die TherapeutInnen auf das einführende Elterngespräch verzichten. In der Verhaltenstherapie wird – teilweise überakzentuiert – auf die Selbstbestimmungsfähigkeit der Jugendlichen (14–16 Jahre) großer Wert gelegt – die Eltern werden u. U. da nicht gehört.

Um die Indikationsfrage nicht aus den Augen zu verlieren, ist eine große Portion Vorsicht, Raffinesse und Fachwissen bei der Arbeit mit Kindern, Jugendlichen *und* ihren Angehörigen notwendig. Die Kinder- und Jugendlichenpsychotherapie erfordert die Beherrschung unterschiedlicher »Sprachen«: Das bedeutet zum einen, unterschiedliche sprachliche, sowohl verbal als auch nonverbal, Differenziertheit je nach Entwicklungs- und Intelligenzniveau, zum anderen andere Konnotationen und berufsspezifische Jargons im Umgang mit anderen Berufsgruppen (PädiaterInnen, JugendamtmitarbeiterInnen, ErzieherInnen etc.). Diese sprachlichen Besonderheiten sind vonnöten, um mit allen Beteiligten (PatientInnen, Angehörigen, HelferInnen) verhandlungssicher und professionell über unterschiedliche Indikationsaspekte verlaufsabhängig zu kommunizieren. Denn die Psychotherapie mit Kindern und Jugendlichen wird zum größeren Teil von Entwicklungsaspekten begleitet, die eine altersentsprechende, individuelle Anpassung des therapeutischen Vorgehens notwendig macht.

3.1.3 Das Prinzip der Gerechtigkeit

Das heutige System der gesetzlichen Krankenversicherung (GKV) in Deutschland basiert auf historisch gewachsenen Grundprinzipien (M. Simon, 2021). Einer der fundamentalen Grundsätze ist das Solidarprinzip. Das besagt, dass der Gesunde dem Kranken hilft, also finanziell unterstützt, und zwar in der Form von Pflichtbeiträgen. Die gesunden und leistungsfähigen Personen sollen für die Kosten der Behandlung von denjenigen aufkommen, die aufgrund von Krankheit und Gebrechen selbst nicht dafür aufkommen können. Die hierfür aufgewendeten finanziellen Mittel orientieren sich *nicht* am individuellen Risiko, zu erkranken oder hilfsbedürftig zu werden. Ein Pflichtbeitrag, der sich am Arbeitsentgelt des Einzelnen orientiert, bildet die breite finanzielle Grundlage für die Solidargemeinschaft. Gleichzeitig stehen jeder Versicherten unabhängig von der Höhe ihres individuellen Beitrags im Leistungsfall (also Krankheitsfall) dieselben Ansprüche auf Gesundheitsleistungen zu. Es gibt Personen, die dem Gesundheitswesen mehr Leistungen abverlangen als andere. Aber auch diejenigen, die aufgrund von Krankheit nicht mehr arbeitsfähig oder nur eingeschränkt arbeitsfähig sind, müssen nicht mehr oder höhere Beiträge leisten als diejenigen, die sehr selten Leistungen des Gesundheitswesens in Anspruch nehmen. Dies entbindet jedoch den Einzelnen nicht von seiner persönlichen Verantwortung.

Das Prinzip der Eigenverantwortung (Süß, 2014) ist neben dem Solidarprinzip einer der wichtigsten Pfeiler des Gesundheitswesens in Deutschland. Es ist wie ein roter Faden, der weitere sozialrechtliche Gebiete, wie zum Beispiel das Sozialgesetzbuch II, durchzieht. In § 1 Abs. 1 und 2 SGB II wird unter dem Grundsatz des Forderns folgendes festgelegt:

> »(1) Erwerbsfähige Leistungsberechtigte und die mit ihnen in einer Bedarfsgemeinschaft lebenden Personen müssen alle Möglichkeiten zur Beendigung oder Verringerung ihrer Hilfebedürftigkeit ausschöpfen. Eine erwerbsfähige leistungsberechtigte Person muss *aktiv* an allen Maßnahmen zu ihrer Eingliederung in Arbeit *mitwirken*, insbesondere einen Kooperationsplan abschließen. Im Rahmen der vorrangigen Selbsthilfe und *Eigenverantwortung* sollen erwerbsfähige leistungsberechtigte Personen eigene Potenziale nutzen und Leistungen anderer Träger in Anspruch nehmen.
>
> (2) Erwerbsfähige Leistungsberechtigte und die mit ihnen in einer Bedarfsgemeinschaft lebenden Personen haben in *eigener Verantwortung* alle Möglichkeiten zu nutzen, ihren Lebensunterhalt aus eigenen Mitteln und Kräften zu bestreiten. Erwerbsfähige Leistungsberechtigte müssen ihre Arbeitskraft zur Beschaffung des Lebensunterhalts für sich und die mit ihnen in einer Bedarfsgemeinschaft lebenden Personen einsetzen« (Hervorh. d. A.).

Ähnlich wie die Forderung im SGB II, in eigener Verantwortung alle Möglichkeiten zu nutzen, um den Lebensunterhalt aus eigenen Mitteln zu bestreiten, sind die Versicherten in der gesetzlichen Krankenversicherung auch dazu angehalten, nach § 1 Abs. 1 Satz 2 SGB V, mit ihrer eigenen Gesundheit verantwortungsbewusst umzugehen. Sie sollen durch eine gesundheitsbewusste Lebensführung (Bewegung, gesunde Ernährung und Unterlassung von jeglichem Verhalten, was die Wahrscheinlichkeit einer Erkrankung oder Gesundheitsschädigung erhöht bzw. welches die Genesung unwahrscheinlich macht) sowie durch frühzeitige Beteiligung an gesundheitlichen Vorsorgemaßnahmen, wie aktive Mitwirkung an Krankenbehandlung und Rehabilitation, dazu beitragen, den Eintritt von Krankheit und Behinderung zu vermeiden oder deren Folgen zu überwinden bzw. bewältigen.

Zusätzlich zum Prinzip der Eigenverantwortung gilt das Subsidiaritätsprinzip, wonach jeder zunächst zur Selbsthilfe verpflichtet ist, bevor die Solidargemeinschaft für ihn eintritt. Im Gesundheitswesen bedeutet dies konkret, dass man versucht, sich selbst zu helfen, sei es über »Hausmittel« oder über nichtverschreibungspflichtige Medikamente und Maßnahmen, die keiner professionellen Leistung bedürfen. Sollte der Einzelne dazu nicht in der Lage sein (die Krankheitssymptome übersteigen zum Beispiel die individuellen Möglichkeiten) oder sollte die Situation doch professionelle Hilfe notwendig machen, so stehen dem Versicherten Sachleistungen (z. B. Medikation) und Dienstleistungen (z. B. ärztliche Behandlung) zu, ohne dass er dafür zahlen muss. Um ein solches Verhältnis und solche Abläufe zuverlässig zu garantieren, schließen die Krankenkassen bzw. die Spitzenverbände der Krankenkassen mit den Verbänden der medizinischen Leistungserbringer (in unserem Fall den niedergelassenen PsychotherapeutInnen) entsprechende Verträge ab (deshalb auch die Bezeichnung »Vertragspsychotherapeut bzw. Vertragspsychotherapeutin«). Dieser vertragliche Aspekt lässt erahnen, dass hier wieder formale und juristische Kriterien zur Geltung kommen, die das Verhältnis Psychotherapeut-Patient regulieren und die den Aspekt von Angebot und Nachfrage regeln. Unter anderem wird auch hier geregelt, welche Leistungen den Versicherten zur Verfügung stehen und nach welchen Prinzipien die Wahl der entsprechenden Leistungen erfolgen soll.

Nach dieser Einführung in das deutsche System der Krankenversicherung ist es vermutlich noch besser nachvollziehbar, dass es nicht so einfach ist mit der »freien Wahl« der Behandlungsmöglichkeiten und -optionen. Die zuvor behandelten medizinethischen Prinzipien Patientenautonomie und Nicht-Schaden spielen auch hier eine Rolle. Hinzu kommt das Prinzip der Bedarfsdeckung. Wenn die Solidargemeinschaft für den einzelnen kranken und gebrechlichen Versicherten finanziell aufkommt, dann kann er oder sie nicht einfach alles bekommen, was er oder sie sich wünscht. Das Bedarfsdeckungsprinzip im Rahmen der gesetzlichen Krankenversicherung besagt, dass die Krankenkassen ihren Versicherten medizinisch notwendige Leistungen in dem Umfang gewähren, der den tatsächlichen Bedarf an ärztlicher oder psychotherapeutischer Versorgung deckt. Dabei gilt das Wirtschaftlichkeitsprinzip, das heißt, sie darf für eine Leistung nicht mehr Geld ausgeben als unbedingt notwendig. Kosten, die über diesen Umfang hinausgehen, müssen von den Versicherten selbst beglichen werden. Dies wird in der Regel im Vorfeld einer medizinischen Maßnahme entschieden.

Im Falle der ambulanten Psychotherapie wird daher ein Antrag bei der Krankenkasse gestellt. Im positiven Bewilligungsfall garantiert im Vorfeld die Leistungserbringung eine bestimmte Anzahl von Sitzungen unter bestimmten Voraussetzungen. Weitere leistungsbezogene Prinzipien neben der Wirtschaftlichkeit und Notwendigkeit sind die Zweckmäßigkeit und eine ausreichende Behandlungsmaßnahme. Mehr dazu in Kapitel 3.2.2.

Es ist fast selbstredend, dass der Gesundheitsversorgung in Deutschland beschränkte finanzielle Mittel zur Verfügung stehen. Unter Berücksichtigung der verfassungsrechtlichen und grundlegenden Prinzipien der solidargemeinschaftlichen Krankenversorgung, der zunehmenden Ressourcenknappheit und der sich verändernden Gesellschaft mit immer wieder neuen Bedarfslagen und Versorgungsnotwendigkeiten (Menschen mit Fluchterfahrungen mit wenig bis keinen Sprachkenntnissen, ältere Menschen, Zunahme an psychischen Erkrankungen als Grund für Erwerbsminderungsfälle u.Ä.) stehen EntscheidungsträgerInnen immer vor der Aufgabe der gerechten Verteilung von medizinischen Ressourcen – sei es finanzieller Natur im Sinne von Budgetierung von medizinischen Spezialleistungen und -untersuchungen und somit Begrenzung der Vergütungsmöglichkeiten oder auch in Form von Behandlungsplätzen, freien Betten etc.

Im Rahmen der ambulanten psychotherapeutischen Versorgung zeigt sich diese Ressourcensteuerung und das Ressourcenmanagement zum einen durch die begrenzte Zahl an niedergelassenen ärztlichen/psychologischen PsychotherapeutInnen bzw. Kinder- und JugendlichenpsychotherapeutInnen, zum anderen durch Beschränkung der bewilligungsfähigen Sitzungen – dies verfahrensabhängig. Trotz dieser Begrenzung gibt es Therapien, die seit mehreren Jahren laufen – weil die PatientInnen beispielsweise nach Ablauf des bewilligten Stundenkontingentes zusätzliche Sitzungen selbst zahlen. Die Option des Selbst-Zahlens umgeht die rechtlichen Barrieren zur Sicherung von Fairness und Gleichverteilung der Ressourcen im Gesundheitswesen.

Die bisherigen Ausführungen zu den verfassungs- und sozialrechtlichen Grundgedanken und Prinzipien der gesetzlichen Krankenversicherung sollen das Spannungsfeld beleuchten, in dem sich jede Psychotherapeutin, jeder Psychotherapeut und im Allgemeinen jede Ärztin, jeder Arzt befindet. Das Dilemma zwischen der bestmöglichen medizinischen Versorgung von den anspruchsberechtigten Individuen und der Berücksichtigung und Aufrechterhaltung der zur Verfügung stehenden Ressourcen für die Solidargemeinschaft wirft viele Fragen auf, zum Beispiel: Welche Behandlung sollte bewilligt werden? Wie teuer darf eine Einzelbehandlung sein? Wie lang soll/darf eine Psychotherapie dauern? Wie oft und in welchem zeitlichen Umfang dürfen Psychotherapien angeboten werden? Zu all diese Fragen existieren weitere Regularien (in der Psychotherapie-Richtlinie oder in der Psychotherapie-Vereinbarung).

Aber auch die Frage, ob Psychotherapie »für alle« sein sollte, wird oft aufgeworfen (vgl. Schnyder et al., 2014). Da psychotherapeutische Interventionen in der Regel als hilfreich erlebt werden und viele Methoden in Selbstoptimierungskursen und Retreats zur Selbstverwirklichung angeboten werden, entsteht oft der Eindruck, dass »Psychotherapie« möglichst vielen Menschen zugänglich gemacht werden sollte. Dies ist jedoch nicht der Fall. Es wäre falsch und ungerecht, Psychotherapie als Krankenbehandlung und auf Kosten der Versichertengemeinschaft jedem (also auch ohne psychotherapeutische Indikation, ohne Symptomatik mit Krankheitswert) anzubieten. Psychotherapie als Dienstleistung, als Ware, und die fraglich Hilfesuchende als Kundin (Duttweiler, 2007)? Auch wenn Interessierte die Leistungen als Selbstzahler begleichen, wäre es nicht hilfreich, Psychotherapie psychisch gesunden Personen anzubieten.[6] Man würde auch nicht körperlich Gesunden ein Antibiotikum geben, selbst dann nicht, wenn sie sich dazu bereit erklären, die Kosten selbst zu tragen. Würde man psychisch gesunden Personen psychotherapeutische Behandlungen als Reaktion auf nicht störungswertige Verhaltensweisen anbieten, so würde man deren psychische Widerstandskräfte konterkarieren.

Der Kern der zuvor geführten Diskussion resultiert in dem medizinethischen Prinzip der Gerechtigkeit *(justice)*. Das Thema hatte seinen Höhepunkt während der Covid-19-Pandemie. Das Grunddilemma zeigte sich gesellschaftlich auch relativ rasch: in kurzer Zeit sehr viele Kranke, eingeschränkte Anzahl an entsprechenden Ressourcen in Form von Beatmungs- und Intensivbetten, Klinikpersonal und medizinischen Hilfsmitteln (auch Medikamente). Der Buchtitel von Adriano Manninos Buch *Wen rette ich – und wenn ja, wie viele?* (2021) stellt die Problematik plastisch dar. Es wurde auch die Frage nach der Triage im Gesundheitswesen aufgeworfen. Mit einem solchen Begriff kamen die wenigsten von uns bislang in Berührung. Welche Patientenvariablen sprechen für eine sofortige Rettung? Bei wem

6 Siehe auch: https://www.zeit.de/zett/2023-09/psychische-gesundheit-therapie-schaden-psychologie (30.08.2024).

ist die Hilfe, streng formuliert, »Ressourcenverschwendung« aufgrund der ex ante Risikoprognose bzw. sehr schlechten Prognose?

Meines Wissens wurde eine solche Diskussion bislang nicht im psychotherapeutischen Rahmen geführt, wobei die Prinzipien eigentlich die gleichen sind: Ressourcenmangel oder -einschränkungen, viele PatientInnen, die Hilfe benötigen. Man kann nicht allen helfen und nicht allen einen schnellen Therapieplatz anbieten. Bei den fehlenden Psychotherapieplätzen behilft man sich mit dem Konstrukt der »Warteliste«. Aber ist eine Warteliste im Sinne der zuvor genannten Prinzipien Autonomie, Nicht-Schaden und Gerechtigkeit ethisch vertretbar?

Nehmen wir folgendes Beispiel: In der Praxis weiß man in der Regel nicht, wer sich als nächstes meldet. Das heißt, bei knappen Ressourcen führt die Behandlung von Patient A zur Ablehnung von Patientin B. Was, wenn Patientin B jedoch formal-inhaltlich mehr Bedarf und eine dringlichere Indikation nachweist als Patient A? In den meisten Fällen würde man beide PatientInnen aufnehmen. Dies führt wiederum zur Einschränkung von therapeutenbezogenen Indikationsmerkmalen und Beeinträchtigung der Rahmenbedingungen für eine Psychotherapie (Überlastung, Zeitdruck etc.).

Oder eine andere Situation: Wenn Patient A mehrere Behandlungen in der Vergangenheit hatte, wäre es gerecht, wieder Patient A zu wählen? Oder wäre es gerechter, Patientin B zu wählen, da diese noch nie eine psychotherapeutische Behandlung hatte? Es hängt vom Verlauf der vorherigen Therapien ab und auch davon, was der aktuelle Behandlungsanlass ist. Zusätzlich wäre es an dieser Stelle wichtig, zu erfragen, wer die aktuelle Indikation gestellt hat. Dies ist oft ein echtes Problem: Wie an einer anderen Stelle erwähnt, werden die meisten »Überweisungen« für Psychotherapie von HausärztInnen gestellt. Eine »Überweisung« im medizinrechtlichen Sinne ist jedoch nicht mehr erforderlich. Seit dem Inkrafttreten des Psychotherapeutengesetzes gilt das Delegationsverfahren nicht mehr. Die Betroffenen können direkt – ohne Überweisung – zur Psychotherapie. Die Indikationsstellung ist Gegenstand der psychotherapeutischen Expertise und obliegt nicht den HausärztInnen. Diesen Zusammenhang kennen viele PatientInnen, ÄrztInnen und auch PsychotherapeutInnen nicht bzw. können ihn auch nicht nachvollziehen. Es ist aber insofern problematisch, da die PatientInnen denken, die Durchführung der Psychotherapie sei mit dem Ausstellen der Überweisung bereits entschieden. Wieso prüft die Psychotherapeutin erneut, ob ich eine Behandlung benötige? Das gilt auch bei

Entlassungsempfehlungen aus vollstationären, teilstationären und rehabilitativen Aufenthalten. Oft werden die PatientInnen mit der Empfehlung »Gesprächstherapie erforderlich« oder korrekterweise »Psychotherapie indiziert« entlassen. Auch wenn FachkollegInnen die Indikation gestellt haben, bleibt trotzdem die Frage offen, ob diese Psychotherapie bei diesem Patienten bzw. dieser Patientin in dieser Praxis bei dieser Psychotherapeutin zielführend wäre.

Ein weiterer Aspekt der Gerechtigkeit ist der Schutz von besonders vulnerablen Gruppen im Gesundheitswesen. Das sind zum Beispiel Kinder und Jugendliche, ältere PatientInnen, Menschen mit besonderem Förderbedarf (körperlich, seelisch, psychisch), Minderheiten mit eingeschränkten psychosozialen und finanziellen Ressourcen.

Um die Rechte von Kindern und Jugendlichen in der psychotherapeutischen Gesundheitsversorgung zu wahren, gibt es eine gelungene »Lösung«: Das Berufsbild der Kinder- und JugendlichenpsychotherapeutInnen erlaubt die Behandlung von jungen Menschen bis zum 21. Lebensjahr. In der psychotherapeutischen Versorgung sind Kinder und Jugendliche eine besondere und geschützte Gruppe. Dies entbindet jedoch nicht von der Anwendung medizinethischer Prinzipien bei der Verteilung von Therapieplätzen auch innerhalb dieser Zielgruppe.

Anstatt für mehr Psychotherapieplätze zu plädieren – hier haben bereits mehrere AutorInnen den Nutzen zur Entlastung der angespannten ambulanten Versorgungssituation infrage gestellt (z. B. Freyberger & Linden, 2014) – sollten wir uns mit der psychotherapeutischen Triage als Mittel der Sicherung von Verteilungsgerechtigkeit in Notsituationen auseinandersetzen. Oder generell, als praxis-internes Instrument, zum Beispiel in Form einer Software-Lösung, die innerhalb von Praxen zum Einsatz kommt, zur Sicherung von Verteilungsgerechtigkeit und Fairness in der Indikationsstellung im psychotherapeutischen Sektor. Wie könnte eine psychotherapeutische Triage aussehen?

Diejenigen, die an Kliniken oder Einrichtungen der Gesundheitsversorgung tätig sind oder waren, kennen vermutlich das pauschalierende Entgeltsystem Psychiatrie und Psychosomatik (PEPP) (Schlottmann & Laufer, 2020). Ich selbst war Mitglied des PEPP-Ausschusses in einer großen psychiatrischen Klinik in Baden-Württemberg und möchte folgenden Grundgedanken teilen: Gemäß PEPP werden alle PatientInnen tagesaktuell ihrem stationären Versorgungsbedarf entsprechend eingestuft. Die Einstufung hat selbstverständlich Einfluss auf den individuellen

Erlös, der durch den Patienten bzw. die Patientin generiert wird. »Generiert«, weil gemäß der PEPP-Logik jede Patientin und jeder Patient tagesaktuell erlösrelevante Leistungen erzeugt. Dies hängt von vielen Faktoren ab, vor allem auch von der Diagnose und vom Operationen- und Prozedurenschlüssel (OPS), der auch fachspezifisch definiert wird. OPS beinhaltet konkrete medizinische Maßnahmen, die auch in der Psychiatrie, Psychotherapie und Psychosomatik Geltung haben. Das können zum Beispiel Einzelgespräche, Gruppentherapien, Bewegungs- und Kunsttherapie etc. sein.

Ein Beispiel: Die Leitungsperson einer psychiatrischen Station muss tagtäglich für alle PatientInnen dieser Station eine Einstufung vornehmen. Das gleiche Prinzip könnte man auch auf die ambulante Behandlung anwenden, mit der Einschränkung, dass es keine tägliche Einstufung ist, da die PatientInnen ja nicht täglich bei uns sind. Die Einstufung beinhaltet u. a. die Information, ob es sich um eine »Regelbehandlung« oder »Intensivbehandlung« handelt. Für jede Behandlungsform liegen Definitionen und Mindestmerkmale vor. Intensivmerkmale könnten sein: fehlende Gruppenfähigkeit, Suizidalität, Eigengefährdung aus anderen Gründen, zum Beispiel Desorientierung, selbstverletzendes Verhalten etc. Auch im ambulanten Rahmen behandeln wir PatientInnen, die im übertragenen Sinne »Intensivstatus« haben, wie latent suizidale PatientInnen, PatientInnen mit starker emotionaler Instabilität und Risikoverhalten. Ein Patient mit »Intensivstatus« sollte gemäß dieser Logik wöchentlich ambulant psychotherapeutisch gesichtet werden. Eine plausible psychotherapeutische Behandlungsform wäre eine Akutbehandlung. Gleichzeitig sollte ein Intensivstatus ambulant begrenzt sein, da sich ansonsten die Frage stellt, ob »ambulant« das richtige Setting für diesen Patienten ist bzw. ob eine ambulante Psychotherapie überhaupt die passende Indikation darstellt. Das bedeutet, ein Patient mit »Intensivstatus« kann nicht mehrere Monate behandelt werden: Entweder Sie entscheiden sich für eine andere Maßnahme, die diesem Intensivstatus gerecht wird, oder Ihre psychotherapeutischen Interventionen »beenden« den Intensivstatus und führen den Patienten in eine »Regelbehandlung« über.

Da im ambulanten Rahmen sehr unterschiedliche PatientInnen in »Regelbehandlungen« sind, lässt sich dieser Bereich weiter differenzieren. Sehr anschaulich finde ich ein Ampelsystem:

- Rot: PatientInnen mit »Intensivstatus«,

➢ Grün und Gelb: PatientInnen mit geringerem Bedarf und geringer Gefährdungslage.

Außerdem gibt es auch PatientInnen, die eine Psychotherapie beendet haben und sich in der Rezidivprophylaxe befinden. Diese zählen nicht mehr zu den »Behandlungsfällen«, da ihre Therapien bei der Krankenkasse bereits als beendet gemeldet sind. Andere PatientInnen benötigen Termine mit größeren Abständen, um sie von der Psychotherapie zu »entwöhnen« bzw. sie auf die Zeit ohne Psychotherapie vorzubereiten.

Immer wieder treffen wir auf PatientInnen, deren Behandlungsstatus inhaltlich »ungeklärt« ist. Entweder wurde eine Fortsetzungsindikation noch nicht eindeutig gestellt oder die psychosozialen Lebensumstände ändern sich (z.B. wegen eines Studiums, einer neuen Arbeitsstelle etc.). Hier sollte zeitnah eine Entscheidung bezüglich des weiteren Verlaufs gefällt werden. PatientInnen im »On-hold«-Status benötigen eine rasche Abklärung, ob es eher Richtung Rezidivprophylaxe gehen soll oder ob aus fachlicher Sicht noch Behandlungsbedarf besteht, aus individuellen psychosozialen Umständen eine Fortführung der Behandlung jedoch nicht möglich sein wird. Auch diese PatientInnen benötigen keine wöchentlichen Termine.

Je nach regionalen Besonderheiten kann das PatientInnenkollektiv auch mehrere Stufen der Regelbehandlung einnehmen. Eine laufende Therapie könnte zum Beispiel als »akut laufend« oder »sub-akut laufend« definiert werden. Ersteres umfasst PatientInnen mit Störungsbildern, die eine Expositionsbehandlung lege artis benötigen (Angststörungen, Zwangserkrankungen, Traumafolgestörungen mit Konfrontationsbehandlung oder EMDR-Sitzungen u.v.m.). Zumeist erfolgen solche Sitzungen geplant und gut durchdacht, nach einem bestimmten Schema und mit vorher erfolgter Aufklärung und Vorbereitung. Danach kommt die Stabilisierungsphase, die weniger intensiv ist. Sub-akut laufende Therapien können Verläufe sein, die vorher akut laufend waren und jetzt in der Stabilisierungs- oder Transferphase sind.

Verläufe bzw. PatientInnen, bei denen keine Zugehörigkeitsdefinition hinsichtlich der Einstufung möglich ist, werfen die Frage auf, ob noch weitere psychotherapeutische Behandlung gemäß der Psychotherapie-Richtlinie benötigt wird.

Aus den genannten Gründen wäre eine zweiwöchentliche PatientInnen-Einstufung sinnvoll. So ließe sich erkennen, welche PatientInnen bald in welche Stufe wechseln werden und folglich wann wie viele Therapieplätze frei werden. Anhand der Einstufung kann zusätzlich auch die Plausibilitätsprüfung durchgeführt und Entscheidungen dementsprechend dokumentiert werden.

Was hat dieser Vorschlag mit Verteilungsgerechtigkeit und Fairness zu tun? PsychotherapeutInnen können dadurch visuell das laufende PatientInnenkollektiv darstellen und überprüfen, welche Behandlungsstufen wie prozentual vertreten sind, ob die Verteilung »plausibel«, wirtschaftlich, angemessen und zweckmäßig ist und ob die Verweildauer in einer Stufe inhaltlich und fachlich notwendig und geboten ist. Sie können für eine ausgewogene Verteilung auf allen Stufen sorgen und die Behandlungsprozesse besser steuern. Ein solches Verfahren existiert in der ambulanten Psychotherapie meines Wissens bisher nicht. In Kliniken wird durch die wöchentliche Visite und Fallbesprechungen über den Sinn und Zweck der weiteren Verweildauer und der noch zu erreichenden Ziele regelmäßig reflektiert. Dies ist im ambulanten psychotherapeutischen Behandlungssetting normalerweise nicht der Fall. In einer Gemeinschaftspraxis mit mehreren KollegInnen gäbe es die Gelegenheit, eine solche Routine mit regelmäßigen Besprechungen einzuführen. Aber als Einzelpraxis ist dies realistisch nicht umsetzbar. Die Einstufungsroutine soll nicht mit Intervision verwechselt werden, denn nur die zuständige Psychotherapeutin kann diese verlaufsabhängig vornehmen. Es geht also nicht um die Reflexionsarbeit, sondern um die inhaltliche Abbildung der Behandlungsverläufe und eine gerechte Verteilung der Behandlungskapazitäten in der eigenen Praxis.

3.1.4 Das Prinzip der Fürsorge

Wie bereits an mehreren Stellen erwähnt, kommt es in der Psychotherapie selten zur Zielformulierung »Lebenserhaltung«. Bei chronisch suizidalen PatientInnen gibt es diese Zielformulierung eventuell, aber selbst dann werden noch weitere Hauptziele formuliert. Das Prinzip der Fürsorge (für den Patienten und seine Angehörigen) wird dem Prinzip des Nicht-Schadens vorausgesetzt. Überspitzt formuliert bedeutet das, man soll seinen PatientInnen nicht schaden und ihnen stattdessen etwas Gutes tun. Manch einer könnte denken, dass es selbstverständlich ist, dass PsychotherapeutInnen per definitionem »Gutes tun«. Das Konzept der Fürsorge ist wie die anderen Prinzipien auch vielschichtig. Zum Beispiel verbergen sich hinter dem Oberbegriff »Fürsorge« die Konzepte

»Wohltätigkeit und Güte bzw. Gutmütigkeit« (Beauchamp & Childress, 2001, S. 218). Diese Begriffe berühren grundlegende Prinzipien ethischen Handelns und würden uns bei einer näheren Betrachtung zu weit von unserem hier beabsichtigten Bereich rund um die psychotherapeutische Indikation abbringen. Deshalb wird inhaltlich nicht darauf eingegangen werden. Um das Prinzip der Fürsorge zu erläutern, beschränke ich mich auf den allerersten Schritt im diagnostischen Prozess: auf die grundlegende Frage nach der Indikation für eine Psychotherapie. Tut eine Psychotherapie (wie immer: unter den gegebenen individuellen psychosozialen Rahmenbedingungen) dem Patienten oder der Patientin zum Zeitpunkt X gut? Um die Verhältnismäßigkeit des gesamten Überprüfungsprozesses nicht überzustrapazieren, befassen wir uns mit potenziellen Situationen, bei denen diese initiale Frage verneint werden könnte. Also: Kann eine ambulante Psychotherapie schaden, nicht nützen oder nicht das Wohl der Patientin als Ziel haben?

Die Frage nach dem Fürsorge-Aspekt auf PatientInnenseite wird in diesem Buch öfter thematisiert, zum Beispiel in den kommenden Kapiteln. An dieser Stelle möchte ich mich mit der Fürsorge hinsichtlich der Angehörigen befassen. Die Fürsorgepflicht der PsychotherapeutInnen (auch der Kinder- und JugendlichenpsychotherapeutInnen) umfasst auch die Familienangehörigen und alle weiteren relevanten Bezugspersonen. In eine psychotherapeutische Indikation sollten daher auch die Personen im sozialen Umfeld des Hilfesuchenden einbezogen werden; unter Wahrung des Primats der Verhältnismäßigkeit sollten zudem keine Behandlungsentscheidungen getroffen werden, die mit hoher Wahrscheinlichkeit das psychosoziale Beziehungsgefüge negativ belasten könnten. Dazu ein Beispiel aus dem Bereich der Kinder- und Jugendlichenpsychotherapie mit einer Jugendlichen aus dem arabisch-islamischen Kulturraum. Die Jugendliche A lehnt sich auf gegen die kulturellen Gepflogenheiten zu Hause und akzeptiert die patriarchalische Struktur in der Familie – mit dem Vater als Familienoberhaupt – nicht. Der Vater bekommt alles ab und ist die Zielscheibe jeglichen Ärgers, den die Familienmitglieder verspüren. Nach westlichem Vorbild könnte zum Beispiel die Autonomie der Jugendlichen gestärkt werden, was eventuell zu mehr Opposition innerhalb der Familie führen könnte und dies wiederum zu einer Eskalation mit in dem Fall dysfunktionalen Vereinbarungen und Überlegungen. Es würde dem Fürsorgeprinzip widersprechen, wenn die kultursensibel erfahrene Psychotherapeutin das Familienoberhaupt im

Rahmen der Therapie »degradiert«, indem sie die Position der Jugendlichen stärkt und ihr signalisiert, dass sie auch ohne diesen Vater zurechtkommen kann, in Deutschland gibt es eine andere Gesetzeslage und der Vater kann nichts dagegen tun. Wieso würde dies das Prinzip Fürsorge verletzen? Die Psychotherapeutin hätte wissen müssen, dass die innerfamiliären Beziehungen und Prägungen – egal was passiert – ihre Gültigkeit und Berechtigung haben. Ein unsanftes »Herausreißen« ist niemals eine professionelle Lösung.

Eine sinnvolle Lösung wäre jedoch, wenn der Vater im Rahmen der gegebenen Möglichkeiten angeleitet wird, wie er seiner Tochter Grenzen setzen kann, ohne diese zu verletzen oder sie zu überrumpeln. Dafür eignet sich ein Gespräch über Innen- und Außengrenzen, die Rechte und Pflichten von Frauen in Deutschland und wie er damit umgehen kann, »ohne sein Gesicht zu verlieren«.

Wechseln wir die Perspektive und betrachten wir einen Fürsorge-Aspekt mit Relevanz für die PatientInnen. Eine weitere Konstellation, in der die Fürsorge eine Rolle spielt, ist die wirtschaftliche Komponente. Und zwar, wenn es sich um Zusammenhänge handelt, über die die Psychotherapeutin mehr Wissen und Einblicke hat dank ihrer Professionalität und Expertise. Jegliche wirtschaftliche Ausnutzung, auch zeitliche oder emotionale Instrumentalisierung, würde gegen die Fürsorge sprechen. Es muss nicht gleich schaden, sonst wären wir im Bereich des Nicht-Schadens. Beispielsweise wäre die Entscheidung für eine weitere Psychotherapie, obwohl der Patient bereits mehrere Jahre in Behandlung ist – vielleicht in einem anderen Verfahren –, ohne eine dezidierte Begründung ein Verstoß gegen die Fürsorge. Die weiteren psychosozialen Entwicklungsräume eines Patienten sollten bei der Entscheidung für eine Psychotherapie immer Beachtung finden. Bei Kindern und Jugendlichen noch mehr, da sie heutzutage wenig Zeit zur Persönlichkeitsentfaltung, Ich-Entwicklung und Etablierung sozial tragfähiger Beziehungen haben. Unter Berücksichtigung des Verhältnismäßigkeitsgrundsatzes sollten daher für die Durchführung einer ambulanten Psychotherapie mögliche andere Aktivitäten eingeplant werden. Wenn eine interventionsbedürftige psychische Störung vorliegt, ist meine Empfehlung daher, nicht sofort eine Psychotherapie zu beginnen, sondern zunächst die weiteren Rahmenbedingungen zu überprüfen und die Gesamtsituation hinsichtlich der differenziellen Notwendigkeit und Nützlichkeit zu evaluieren.

3.1.5 Zusammenfassende Betrachtung

Die in den Kapiteln 3.1.1 bis 3.1.4 besprochenen medizinethischen Prinzipien Nicht-Schaden, Autonomie, Gerechtigkeit und Wohlergehen oder Fürsorge sollten bei der grundlegenden Indikationsentscheidung für eine ambulante Richtlinienpsychotherapie – aber auch bei anderen, nicht an der Richtlinienpsychotherapie orientierten psychotherapeutischen Behandlungsformen – gebührend Berücksichtigung finden. Wie bereits erwähnt, kommt es im praktischen Alltag jedoch des Öfteren zu Kollisionen zwischen diesen Prinzipien, zum Beispiel zwischen der Patientenautonomie und dem Prinzip der Fürsorge, wenn eine Person selbstschädigende Entscheidungen trifft, die mit einer Behandlung oder mit der Vermeidung von Gesundheitsschädigung nicht vereinbar wäre. Aus Fürsorgeperspektive würde die Behandlerin versuchen, dies zu verhindern, was jedoch mit dem Prinzip der Patientenautonomie kollidiert. Bezogen auf die Indikationsstellung kann es genauso zu Kollisionen und ambivalenten Entscheidungssituationen kommen.

Aus eigener Erfahrung weiß ich, dass es oft zu Konfliktsituationen zwischen Fürsorge (den Patienten zu behandeln) und Gerechtigkeit (andere wurden noch nie psychotherapeutisch behandelt, der besagte Patient hatte schon mehrere Behandlungen in den letzten Jahren) kommt. Ein anderes Beispiel wäre diese Situation: Ein junger Patient, krankgeschrieben, lebt alleine, hat keine Familie oder unterhaltspflichtige Kinder, leidet unter einer rezidivierenden depressiven Störung und konkurriert um einen Behandlungsplatz mit einem Familienvater von zwei kleinen Kindern, Alleinverdiener, durch einen schweren Autounfall Entwicklung einer posttraumatischen Belastungsstörung. Kein Psychotherapeut und keine Psychotherapeutin möchte gerne in der Position sein, zu entscheiden, wer den Therapieplatz bekommt. Nach üblicher Praxis könnte man einen von den beiden (auch hier spielt wieder die ethische Frage, wer soll/kann warten und wonach richtet sich die Entscheidung, eine Rolle) auf die Warteliste setzen und mit dem anderen zügig eine Akutbehandlung starten. Aber auch hier gilt es, im Vorfeld eine entsprechende Indikationsprüfung durchzuführen und die grundlegenden Prüfaspekte anzuwenden:

1. Handelt es sich um eine psychische Störung?
2. Wie sehen die psychosozialen Bedingungen aus?
3. patientenbezogene Indikationsaspekte: Motivierbarkeit, Umstellungsfähigkeit, richtiger Zeitpunkt; therapeutenbezogene Indikati-

onsaspekte: Wie viele TraumapatientInnen werden aktuell behandelt, zeitliche Kapazitäten für Doppelsitzungen für Expositionsbehandlung oder EMDR? Natürlich auch vorher die Frage: Habe ich überhaupt die passende Qualifikation für eine Traumabehandlung oder soll ich schon an der Stelle auf eine anderen Kollegin verweisen?

4. ethische Abwägung bezüglich Nicht-Schaden, Autonomie, Gerechtigkeit und Fürsorge
5. wirtschaftliche Kriterien (siehe Kapitel 3.2.2)

Aus den fünf Punkten ergibt sich die Indikationsentscheidung I!

Erkennbar ist, dass eine strikte Trennung zwischen der generellen/absoluten Indikation und der differenziellen/relativen Indikation oft nicht möglich ist. So werden an früher Stelle Entscheidungen getroffen, die verfahrensspezifische Aspekte beinhalten (zum Beispiel Traumabehandlung oder ein anderes Therapieverfahren), die frühzeitig überprüft und überdacht werden sollten. Bei einigen Fallkonstellationen zeigt sich früh, dass eine Kooperation mit anderen AkteurInnen des Gesundheitswesens notwendig ist. Im Fall des jungen Patienten, der arbeitssuchend ist, wäre eine Überprüfung, ob er bereit ist für Wiedereingliederungs- oder berufsvorbereitende Maßnahmen (Patientenautonomie und *informed consent*), wichtig. Bei PatientInnen mit langen Arbeitsunfähigkeitszeiten gestaltet sich die kognitiv-verhaltenstherapeutische Aktivierung und der Aktivitätenaufbau schwierig, da oft eine Perspektive fehlt. Die Kooperation mit ExpertInnen im Bereich der Wiedereingliederung (z. B. Berufsförderwerke oder Berufstrainingszentren) oder die Integrationsfachdienste der Gemeinde gibt von Anfang an eine Laufrichtung und liefert dem Patienten Gründe für den Aktivitätenaufbau. Es entlastet auch die Psychotherapeutin, da sie nicht alles allein machen und klären muss (hinsichtlich beruflicher Wiedereingliederung). Zudem sei an die Eigenverantwortung erinnert und daran, dass die kassenfinanzierte Psychotherapie eine Solidarleistung ist. Das heißt, das Ziel der Therapie sollte – auch gemäß Richtlinie – eine irgendwie geartete Wiedereingliederung in den ursprünglichen Beruf oder eine Umschulungsmaßnahme sein, sodass die Partizipationsaussichten in die Sozialgemeinschaft durch eine ambulante Psychotherapie gebessert oder überhaupt ermöglicht werden.

Im Kapitel 5 werden wir uns mit individuellen Therapiezielen auseinandersetzen, die keine Bezüge oder Vorteile für die Solidargemeinschaft haben, was man, wie schon erwähnt, in der Organmedizin »Behandlung ohne medizinische Indikation« oder »Wunscherfüllende Medizin« nennt. Dieses Behandlungsfeld ist in den anderen medizinischen Fächern recht gut etabliert, insbesondere in der ästhetischen Chirurgie. Es handelt sich dabei um operative Indikationen, die nicht medizinisch begründet sind, und somit auch nicht notwendig für die Funktionserhaltung oder -wiederherstellung (z. B. Fettabsaugen). Sind wir schon so weit, dass von »Wunscherfüllender Psychotherapie« die Rede sein kann?

Nachdem wir uns mit den medizinethischen Prinzipien, die bei der Indikationsstellung für eine Psychotherapie Berücksichtigung finden sollen, befasst haben, widmen wir uns in Kapitel 3.2 den sozialrechtlichen und wirtschaftlichen Grundüberlegungen für die Indikationsstellung. Die Erläuterungen im SGB V und die Entsprechungen hierzu in den Kommentaren der Psychotherapie-Richtlinie bringen uns zum Beginn des Indikationsstellungsprozesses: Handelt es sich in dem einzelnen Fall um eine psychische oder seelische Störung gemäß dem SGB V? Die Antwort darauf entscheidet, ob der Indikationsprozess an der Stelle gestoppt wird, mit Verweis auf andere Maßnahmen außerhalb der Gesundheitsversorgungssysteme, oder ob er fortgesetzt wird. Wichtig an der Stelle: Es handelt sich um eine juristische Definition von »seelischer oder psychischer Störung« oder »Krankheit«. Und nur mit dieser Art von Definition befasse ich mich in diesem Buch, da es um die konstituierenden Faktoren für das Zustandekommen einer Psychotherapie geht, die in der Bundesrepublik rein juristischer Natur sind.

3.2 Formal-rechtliche Aspekte bei der Indikationsstellung

Die Psychotherapie-Richtlinie wurde vom Gemeinsamen Bundesausschuss (G-BA) in Deutschland verfasst. Der G-BA ist das höchste Gremium der gemeinsamen Selbstverwaltung im Gesundheitswesen und erstellt für unterschiedliche medizinische Leistungen Richtlinien und reguliert somit die Durchführung und Umsetzung von Maßnahmen für die Gesundheitsversorgung in Deutschland. Die Psychotherapie-Richtlinie ist eine untergesetzliche Regelung, die auf der Grundlage gesetzlicher Ermächtigungen erlassen wird. Sie basiert auf gesetzlichen Grundlagen, wie dem Sozialgesetzbuch V (Gesetzliche Krankenversicherung, SGB V), und konkretisiert diese. Für die betroffenen Berufsgruppen, in dem Fall also PsychotherapeutInnen, ÄrztInnen (die auch Psychotherapie anbieten) und Krankenkassen, ist die Psychotherapie-Richtlinie verbindlich. Sie müssen sich bei der Ausübung ihrer Tätigkeit an diese Richtlinie halten, vergleichbar mit der Einhaltung eines Gesetzes. Dies zeigt auch die Größenordnung und Bedeutung der Richtlinie. Es ist wichtig, sich selbst als Akteur bzw. Akteurin im Gesundheitswesen, aber auch den eigenen PatientInnen bewusst zu machen, dass die kassenfinanzierte Psychotherapie sich an Regularien wie Gesetzen (SGB V) und gesetzes-ähnlichen Regulativen (Richtlinie) orientiert. Diese Orientierung an bestimmten formal-rechtlichen Aspekten hat praktische Auswirkungen auf die Umsetzung und Gestaltung von therapeutischen Maßnahmen und beinhaltet auch gewisse Einschränkungen. Diese sind jedoch gesetzlich verankert (§70 SGB V). Die Einschränkung von psychotherapeutischen Leistungen ist zum Beispiel ein Mittel, um begrenzte Ressourcen für eine große Zahl von PatientInnen so gut es geht zugänglich zu machen. Hier deutet sich erneut das Prinzip der Gerechtigkeit an – die Verteilungsgerechtigkeit im psychotherapeutischen Versorgungssystem.

Zusätzlich zur Psychotherapie-Richtlinie ist noch die Psychotherapie-Vereinbarung als Regulativ im psychotherapeutischen Versorgungssystem zu nennen. Die Psychotherapie-Vereinbarung ist eine vertragliche Regelung zwischen den Kassenärztlichen Vereinigungen und den gesetzlichen Krankenkassen. Sie konkretisiert die organisatorischen und abrechnungstechnischen Aspekte der psychotherapeutischen Versorgung. Während die Psychotherapie-Richtlinie sich stärker auf die inhaltlichen, fachlichen und qualitativen Standards der psychotherapeutischen Behandlung konzentriert, regelt die Psychotherapie-Vereinbarung die vertraglichen und abrechnungstechnischen Aspekte der ambulanten Psychotherapie.

Auch wenn diese Einschränkungen, sei es durch Eingrenzung von Behandlungskontingenten oder durch die Definition, was als »seelische Krankheit« zu gelten hat, auf den ersten Blick bürokratisch, menschenfeindlich und dogmatisch wirken, so können bei dem einen oder anderen Aspekt auch aus psychotherapeutischer Sicht bzw. aus medizinethischen und behandlungsstrategischen Überlegungen heraus sinnvolle Zielsetzungen bzw. Auswirkungen folgen. Eine Einschränkung des Behandlungskontingents dient der Allgemeinheit bzw. der Solidargemeinschaft. Zudem zeigt auch die Psychotherapieforschung, dass »viel nicht viel hilft«, und dass die meisten Fortschritte im psychotherapeutischen Prozess eher in den ersten Sitzungen stattfinden (McNeilly & Howard, 1991). Weitere Nachteile durch Überdehnung der Therapiedauer werden im weiteren Verlauf dieses Kapitels unter »Fortsetzungsindikation« diskutiert.

Die Tatsache, dass es eine kassenfinanzierte Psychotherapie gibt, bedeutet gleichzeitig, dass auch eine »nicht-kassenfinanzierte« Psychotherapie bzw. eine Nicht-Richtlinienpsychotherapie existiert, die sich dann dementsprechend nicht an den genannten Regularien orientiert und sich somit inhaltlich anders »entfalten« kann. Psychotherapeutische Anwendungen und Behandlungsformen überfluten heutzutage den Selbstoptimierungsmarkt.

Die entscheidungsleitende Definition, was durch eine Richtlinienpsychotherapie behandelt werden soll, ist keine humanistisch-naturwissenschaftliche, sondern eine formal-rechtliche. Die Psychotherapie-Richtlinie orientiert sich daran und definiert zudem, wie eine »seelische Krankheit« erkennbar werden kann, nämlich als in Form von seelischen Symptomen, körperlichen Symptomen oder krankhaften Verhaltensweisen (Faber & Haarstrick, 2021). Als seelische Krankheit wird eine krankhafte Störung der Wahrnehmung, der Erlebnisverarbeitung, der sozialen Beziehungen und der Körperfunktionen verstanden. Laut Richtlinie sei das Krankhafte daran, dass sie der willentlichen Steuerung durch den Betroffenen nicht mehr oder nur z. T. zugänglich seien. Zudem sei seelische Krankheit grundsätzlich von ihrer Symptomatik zu unterscheiden. Das Symptom sei nicht bereits die Krankheit. Seelische, körperliche oder soziale Faktoren oder das Zusammenspiel dieser Faktoren könnten eine seelische Krankheit verursachen (Richtlinie, § 2 Abs. 2).

Eine seelische Krankheit könne sich laut Richtlinie in seelischen und körperlichen Symptomen und in krankhaften Verhaltensweisen zeigen. Der jeweilige seelische Krankheitszustand müsse für die Behandlungskonzeption in seiner Komplexität erfasst werden. Dies sei auch der Fall, wenn nur ein aktuell relevantes Teilziel angestrebt werde (§ 10 Abs. 1). Zusätzlich setze die Psychotherapie-Richtlinie voraus, dass seelische Krankheit als ursächlich bestimmter Prozess verstanden werde, der mit wissenschaftlich begründeten Methoden untersucht und im Rahmen eines Theoriesystems mit einer Krankheitslehre erfasst sei (§ 3 Abs. 1 und § 5 Abs. 1). Dies führt zum Ausschlusskatalog der Psychotherapie-Richtlinie.

Zu patientenbezogenen Merkmalen (unzureichende Veränderungsfähigkeit und fehlende Umstellungsfähigkeit), die als prognostisch ungünstige Faktoren erfasst werden, zählen auch Zustände, die nicht im Sinne der Richtlinie als seelische Krankheit oder Störung gelten. Dazu gehören »Beziehungsstörungen«, die nicht als seelische Krankheit gelten, weil ihre ursächliche Verknüpfung nicht mit einer krankhaften Veränderung des Betroffenen nachgewiesen sei. Zum Beispiel können partnerschaftliche Konflikte die Folge individueller Entwicklungsprozesse sein, die teilweise auch mit Krisen assoziiert sein können. Allerdings seien die damit verbundenen Beziehungsprobleme Ausdruck von Lebensläufen, nicht von seelischer Krankheit.

Ebenso verhält es sich mit dem bloßen Vorliegen belastender Ereignisse in der eigenen Biografie. Dies sei kein »Beweis« für das Vorliegen einer seelischen Krankheit. Tatsächlich scheint diese Überzeugung in weiten Teilen der Bevölkerung hartnäckig zu bestehen. Häufig melden sich Personen in der telefonischen Sprechzeit mit dem Anliegen, belastende »Ereignisse« aus der Kindheit »verarbeiten zu wollen«. Durch medienwirksame Serien und die sich rasant entwickelnde Kommunikationstechnologie, über die sekundengetreu Informationen rund um die Welt verteilt werden, auch durch den Einfluss von »InfluencerInnen«, die vermeintlich selbst an einer psychischen Erkrankung leiden, findet eine spürbare Entstigmatisierung von psychischen Erkrankungen sowie eine Reduktion von Berührungsängsten mit dem professionellen psychiatrisch-psychotherapeutischen Versorgungssystem statt. Dies könnte vielleicht teilweise die weite Bereitschaft, über Vergangenheit zu reden und sich sogar deshalb in »Behandlung« zu begeben, erklären. Der entscheidende Punkt ist der, dass es in solchen Fällen keine Symptome und keine psychosoziale Beeinträchtigung gibt, sondern lediglich das Vorliegen belastender – aus Sicht der Anrufenden – Ereignisse. Wie bereits mehrfach erläutert, ist dies für sich kein Anlass für eine Richtlinienpsychotherapie.

Neben der Definition, was seelische Krankheit ist, die das Eingangskriterium für die Richtlinienpsychotherapie darstellt, gibt es weitere Bereiche, die eine Psychotherapie gemäß Richtlinie ausschließen, wie Lebenskrisen ohne Störungswert, Krisen im Berufsleben, in der Ehe etc. Primär handelt es sich um Anlässe, bei denen eine Beratung die Methode der Wahl wäre und keine Therapie.

An der Stelle ein Versuch einer kurzen Differenzierung zwischen »Psychotherapie« und »Beratung«. Laut Kupfer et al. (2021) impliziert der Begriff »psychosoziale Beratung« eine Betrachtung der gesamten Lebenssituation von KlientInnen mit allen psychischen wie sozialen Aspekten. In Abgrenzung dazu lege »psychologische Beratung« den Schwerpunkt eher auf die innerpsychische Erlebens- und Konfliktlage. Im Selbstverständnis von psychosozialer Beratung hingegen werde die Perspektive deutlich von der alleinigen Fokussierung auf individuelle Schwierigkeiten und Krisen entkoppelt. In Deutschland werde u. a. durch das Psychotherapeutengesetz eindeutig zwischen Psychotherapie und psychosozialer Beratung differenziert, während diese strikte Abgrenzung in den USA und Großbritannien kaum stattfinde (ebd.). In einigen Fällen komme eher die psychosoziale Beratung zum Einsatz, da sie zum Beispiel für »hard-to-reach«-KlientInnen besser zugänglich sei. Dabei stelle die institutionalisierte Psychotherapie durch die rechtlich-formalen Ein- und Ausschlusskriterien, die Diagnoseverpflichtung, Zielformulierung etc. ein hochschwelliges Angebot dar. Kupfer et al. (ebd.) zufolge unterstützt Beratung KlientInnen in handlungs-, entscheidungs- und veränderungsrelevanten Prozessen der Bewältigung von Krisen. Psychotherapie biete hingegen primär Hilfe bei persönlichen Konflikten und Belastungen, die sich in psychischen Symptomen und Krankheitsbildern manifestieren.

An der Stelle noch ein Aspekt aus der alltäglichen Versorgung. Unzählige Situationen im Leben können eine professionelle Beratung erforderlich machen. Oft wird dann in der Hausarztpraxis oder bei der Schulsozialarbeit ein »Gespräch mit einem Psychologen oder einer Psychologin« empfohlen. Jedenfalls ist jemand da, der die Notlage erkennt, dennoch keine zeitlichen, fachlichen oder sonstigen Kapazitäten hat, um eine zielführende Empfehlung zu konkretisieren, sodass die Hilfesuchenden alleine bleiben mit der Information: »Wir brauchen die Hilfe eines Psychologen bzw. einer Psychologin«. Warum und in welchem Kontext, wird ihnen nicht mitgeteilt. Nun herrscht aus wahrscheinlich historischen Gründen oder vielleicht auch medial vermittelt die Vorstellung, PsychologInnen würden in eigenen Praxen kostenlose Gespräche anbieten. Eine Ausnahme sind niedergelassene Kinder- und JugendlichenpsychotherapeutInnen, die nicht immer PsychologInnen sein müssen (zumindest war das so bis zum Inkrafttreten des Psychotherapieausbildungsreformgesetzes). Hier werden auch SozialpädgogInnen, ErziehungswissenschaftlerInnen, manchmal sogar SonderlehrerInnen in der Grundausbildung für die Kinder- und Jugendlichenpsychotherapie-Weiterbildung zugelassen. Nun melden sich die Hilfesuchenden telefonisch in der psychotherapeutischen Praxis mit dem o. g. Anliegen. Ich weise sie darauf hin, dass PsychologInnen nicht gleich PsychotherapeutInnen sind, und dass PsychologInnen, die Beratung anbieten, was in dem individuellen Fall indiziert wäre, auch woanders arbeiten können, zum Beispiel bei Beratungsstellen des Landkreises, beim Jugendamt, bei pro familia oder bei anderen Trägern der Sozialen Arbeit oder der Jugendhilfe. Übrigens: In den allermeisten Fällen können solche Konstellationen bereits im Rahmen der telefonischen Erreichbarkeit geklärt werden, sodass dafür keine psychotherapeutische Sprechstunde benötigt und so auch Wartezeit vermieden wird. Die telefonische Erreichbarkeit ist zudem auf 25 Minuten festgelegt und hängt vom Umfang des Kassensitzes ab. Diese 25 Minuten sollten genug Zeit bieten, wenn man gezielte Fragen stellt und erklärt, dass es nicht um ein offenes Beratungsgespräch geht. Im Umkehrschluss sollte diese telefonische Sprechzeit dann ebenfalls vergütet werden, da explizit fachliche Expertise verlangt wird. Gleichzeitig würde dieses Vorgehen die psychotherapeutischen Sprechstunden für Fälle freihalten, die zumindest das erste Kriterium »seelische Krankheit« erfüllen.

Gemäß der Psychotherapie-Richtlinie ergebe sich die Indikation eines Behandlungsverfahrens nicht alleine aus der Krankheitsdiagnose, sondern vor allem aus der Behandlungszielsetzung. Dabei sollen die Kriterien des §70 SGB V gelten (Notwendigkeit, Zweckmäßigkeit und Wirtschaftlichkeit, s. Kapitel 3.2.2).

Bei Erkrankungen gemäß §27 Abs. 1 der Richtlinie wird eine Psychotherapie in den allermeisten Fällen durchzuführen sein. Eine ärztliche Mitbehandlung kann symptomatisch erfolgen. Anders stellt sich die Situation gemäß §27 Abs. 2 der Richtlinie dar. Hier ist eine Richtlinienpsychotherapie nur unter bestimmten Bedingungen indiziert. Sie wird zudem nicht als einzige Behandlungsmaßnahme durchzuführen sein. Die Psychotherapie kann ein Teil im Gesamtbehandlungskonzept sein und wird in der Regel nicht alleine zur Heilung der Erkrankung führen. Dies muss den PatientInnen von Beginn an transparent mitgeteilt werden.

Insbesondere Suchterkrankungen als Untergruppe des §27 Abs. 2 bedürfen einer multidisziplinären Behandlung und Begleitung durch eine ambulante Drogenberatungsstelle. Bei substanzgebundenen Suchterkrankungen sollte von einem mehrstufigen Behandlungskonzept ausgegangen werden. Die Entscheidung für eine suchtspezifische Maßnahme hängt von der Erkrankungsschwere und von den bisherigen Interventionsschritten ab.

Bei PatientInnen mit Persönlichkeitsstörungen wird in der Richtlinie darauf hingewiesen, dass durch die manchmal sehr lange Behandlungsdauer die therapeutische Beziehung eine überwiegend stützende Funktion bekommen kann. Dadurch erhält der Therapeut oder die Therapeutin eine überlebensnotwendige Begleitfunktion, die therapeutisch sinnvoll sein kann, jedoch keine Richtlinienpsychotherapie darstellt (Faber & Haarstrick, 2023, S. 30). Hier geht es um – ich nenne sie so – Fortsetzungsindikation, also die Indikation für Therapieumwandlungen und -fortsetzungen (z. B. von Kurzzeittherapie auf Langzeittherapie oder Beantragung der Fortsetzung von Langzeittherapie bis zum Höchstkontingent im entsprechenden Verfahren oder auch darüber hinaus).

Bei der Fortsetzungsindikation sollten strengere Maßstäbe gelten als bei der generellen Indikationsentscheidung. Zum einen liegen der Psychotherapeutin zum Zeitpunkt der Fortsetzung der psychotherapeutischen Behandlung deutlich mehr und konkretere Informationen mit prognostischem Wert vor als zu Beginn bzw. vor Beginn der Psychotherapie. Zum anderen berührt die Fortsetzung der Behandlung des einen Patienten viele ethische Aspekte der Behandlung des anderen Patienten: Beendet Patient A die Behandlung, sodass Wartelisten-Patient B seine Therapie beginnen kann, oder muss er weiter warten? In dem Fall werden die Prinzipien Fürsorge (für beide Patienten), Gerechtigkeit (Patient B hat noch keine Behandlung bekommen) und Nicht-Schaden (eine zu lange Wartezeit kann Patient B schädigen, aber auch Patient A, denn »viel hilft nicht viel«) von der Fortsetzungsentscheidung berührt.

Besonders schädigend kann eine zu langgezogene Psychotherapie bei jungen Erwachsenen sein. In der Kinder- und Jugendlichenpsychotherapie befinden sich u. a. junge Erwachsene mit sozialen Defiziten und Ängsten, die sich nach mehreren Sitzungen in der Therapiesituation wohl fühlen. Möglicherweise ist es sogar die einzige soziale Interaktion, in der sie keine Angst vor Bewertung haben. Es hat aber auch hierfür fast zwei oder mehr Jahre gebraucht. Die TherapeutInnen werden zu notwendigen LebensbegleiterInnen. Die therapeutische Beziehung kann dann scheinbar alles aushalten – auch die vielleicht weiterhin und trotz 60 Stunden Psychotherapie vorhandenen sozialen Defizite. Dazu ein Beispiel:

> Ein 22-jähriger Patient, Eingangsdiagnose Soziale Angststörung, wohnt immer noch bei seinen Eltern. Der Patient verfügt über sehr vage Lebens- und Berufsvorstellungen. Er könne sich ein Leben und einen Alltag weit weg vom Elternhaus nicht vorstellen. Es fand eine ambulante Richtlinienpsychotherapie mit knapp 60 Stunden statt. Nun befindet sich der Therapeut in einem Dilemma: Soll er die Therapie mit seinem Patienten beenden, da keine weiteren ernsthaften Erfolge mehr zu erwarten sind, und den Patienten somit sich selbst überlassen? Oder soll er die Therapie fortsetzen mit der Begründung: »Es tut ihm gut und die therapeutische Beziehung hat sich gefestigt. Zudem ist es eine gute Übung sozialer Fertigkeiten.« Der Patient

> schätzt die therapeutische Beziehung sehr und kann sich nicht vorstellen, ohne Therapie zu leben. Mit wem soll er dann den Alltag besprechen? Und was soll er anstatt der Therapiesitzung tun? Auch die Eltern sind sehr zufrieden mit dem Verlauf. »Der Junge ist offener geworden. Er wohnt zwar mit 22 Jahren immer noch zu Hause und hat keine Ausbildung durchgehalten, aber die Therapie tut ihm gut.« Je länger der Therapeut auf den »richtigen Moment zur Therapiebeendigung wartet«, desto schwieriger wird es.

Warum ist ein solcher Verlauf für den Patienten schädigend? Aus psychotherapeutischer Sicht ergibt sich keine Gelegenheit der Problemaktualisierung, wodurch auch kein Veränderungsdruck entsteht und sich eine Schutzillusion einstellt. Solange die Therapie läuft, ist noch Hoffnung da, ist man nicht am Ende seiner Möglichkeiten. Komplizierter wird es, wenn der Therapeut nur über die Approbation für Kinder- und Jugendliche verfügt, nicht für Erwachsene. Denn wenn der Patient bei weiterer Verlängerung das 21. Lebensjahr überschreitet, kann gutachterlicherseits – abgesehen von der Ablehnung einer Verlängerung – die Fortsetzung bei demselben Therapeuten abgelehnt werden. Die Transition in der Psychotherapie ist auch ein schwieriges Thema. Mit 21 Jahren müssen sich die meisten PatientInnen, es sei denn, sie sind noch in laufender Kinder- und Jugendlichenpsychotherapie, einen Therapeuten für Erwachsene suchen.

Wenn auch etwas karikiert, wird doch deutlich, wieso ein solcher Verlauf und eine solche Entscheidung die PatientInnen schädigen kann. Zwar wäre eine langjährige Begleitung bei bestimmten psychischen Konstellationen und Defiziten aus therapeutischer Sicht sehr wertvoll, menschlich und aus humanistischer Sicht nicht zu beanstanden. Meistens handelt es sich um junge Erwachsene, die noch Zeit für die emotionale Reifung brauchen und im therapeutisch-geschützten Rahmen in »Ruhe« nachreifen können. Durch die therapeutische Beziehung erfahren sie Wertschätzung und emotionale Zuverlässigkeit. Der Therapeut nimmt dann die Rolle einer erwachsenen, neutralen Person ein, die immer zu den gegebenen Rahmenbedingungen da ist, sich in der Regel tadellos verhält, zuhört, vielleicht auch tröstet und lebenspraktische Empfehlungen gibt. Dass man all die Jahre nicht nur über störungsspezifische Techniken und Modifikationen gesprochen hat, ist allen klar. Selbstverständlich kehrt in der Therapie der Alltag ein. Entwicklungstypische Themen finden ihren Platz, um sich entfalten zu können, und ohne Angst, gesehen zu werden. Gleichzeitig tut sich störungsspezifisch nicht viel. Durch die lange Therapiedauer kann es durchaus vorkommen, dass der Therapeut übersieht, was dringend notwendig wäre (Empfehlung von Verfahrenswechsel, Umschulungsangebote, Hilfe für junge Volljährige durch SGB VIII u. a.). Es kann auch sein, dass solche PatientInnen eine Therapeuten-ähnliche Person in ihrem Umfeld benötigen, die ihnen all das gibt. Dies ist jedoch keine Richtlinienpsychotherapie. Eine lebensunterstützende und begleitende Funktion ist in der Richtlinie nicht vorgesehen. Daher sind auch für solche Fälle keine mehrjährigen Stundenkontingente enthalten.

Das Phänomen der langen Psychotherapie betrifft natürlich nicht nur die jungen Erwachsenen, sondern PatientInnen aller Altersklassen. Eine absolute Indikation für die Fortsetzung von Psychotherapie gibt es nicht – auch nicht diagnosebedingt. So sollte es zumindest nicht sein. Beispielsweise kann die Behauptung, eine komplexe posttraumatische Belastungsstörung dauere in der Behandlung immer mehrere Jahre und man benötige Strategien, um die Zwei-Jahres-Frist zu überbrücken, nicht generalisiert werden. Gerade bei der komplexen posttraumatischen Belastungsstörung sollte eine hoch-individuelle Behandlungsplanung und Fallkonzeptualisierung stattfinden, die laufend adaptiert und mit dem Patienten besprochen und reflektiert wird. Nochmal: Das Ziel einer Psychotherapie sollte nicht sein, diese immer weiter fortzusetzen. Die Behandlung soll alles daransetzen, die Symptome zu reduzieren und eine Teilhabe an der Solidargemeinschaft zu ermöglichen. In dem Kontext wäre eher die Rede von Therapieabschnitten oder -etappen, welche sich nicht direkt anschließen. Diese müssen sich nicht direkt anschließen. Eine Therapiepause, in der die PatientInnen ihr Leben ohne therapeutische Hilfe bewältigen und erproben, ist auch im Sinne der PatientInnenbefähigung sehr zielführend. Hier ergeben sich verfahrensspezifische Unterschiede in der Zielsetzung und Behandlungszielformulierung, zum Beispiel ist die kognitive Verhaltenstherapie in großen Teilen eine Therapieform, die auf die Vermittlung des Selbstmanagement-Ansatzes abzielt. In diesem Rahmen ist eine Bewältigungs- und Belastungserprobung mit graduierter Reduzierung des therapeutischen Einflusses inbegriffen.

Ein weiterer Aspekt mit Relevanz für die Fortsetzungsindikation und das Prinzip der Nichtschädigung ist die Beendigung der Therapie bei Therapeutin A in einer Behandlungsphase, die im Falle einer Verlängerung gutachterpflichtig wäre. In solchen Fällen sollte gut überlegt werden, ob nicht die Therapie auch wirklich beendet werden soll und eine Pause von zwei

Jahren indiziert wäre. Ein Therapeutenwechsel bei einer solchen Konstellation ist sehr ungünstig, denn wer schreibt gerne einen Bericht an den Gutachter, ohne den Patienten wirklich gut zu kennen.

Wie bereits erwähnt, sollte eine Fortsetzungsindikation sehr streng geprüft werden, auch aus wirtschaftlichen Aspekten. Im Falle einer Novellierung der Qualitätssicherungsmaßnahmen in der psychotherapeutischen Praxis und eines Wegfalls des Gutachterverfahrens für alle Anträge müsste man mit rückwirkender Regressforderung rechnen. Diese eignet sich »besonders gut« bei kostspieligen Maßnahmen und betrifft – so wie sonst im Gesundheitswesen – lange Therapiedauer. Das bedeutet nicht, dass man als Therapeut oder Therapeutin grundsätzlich keine Langzeittherapien mehr durchführen soll. Nur sollten Langzeittherapien eher die Ausnahme als die Regel im laufenden Patientenkollektiv sein. Dies spiegelt sich ja auch in den Fallcharakteristika wider. Relativ wenige PatientInnen benötigen eine Langzeittherapie gemäß Psychotherapierichtlinie. Natürlich muss man auch hier von regionalen Unterschieden ausgehen und diese berücksichtigen.

3.2.1 Die sozialrechtlichen Bestimmungen des SGB V

In diesem Abschnitt befassen wir uns mit den gesetzlichen Bestimmungen des SGB V mit Relevanz für die ambulante psychotherapeutische Versorgung. Die meisten formalen Regularien, bei denen die Psychotherapie-Richtlinie und die Psychotherapie-Vereinbarung zentral sind, wurden bereits im vorigen Abschnitt besprochen. § 27 SGB V befasst sich mit der Krankenbehandlung und den entsprechenden Anspruchsvoraussetzungen:

> »(1) Versicherte haben Anspruch auf Krankenbehandlung, wenn sie notwendig ist, um eine Krankheit zu erkennen, zu heilen, ihre Verschlimmerung zu verhüten oder Krankheitsbeschwerden zu lindern. Die Krankenbehandlung umfaßt
>
> 1. Ärztliche Behandlung einschließlich Psychotherapie als ärztliche und psychotherapeutische Behandlung,
> 2. zahnärztliche Behandlung,
>
> 2a. Versorgung mit Zahnersatz einschließlich Zahnkronen und Suprakonstruktionen,
>
> 3. Versorgung mit Arznei-, Verband-, Heil- und Hilfsmitteln sowie mit digitalen Gesundheitsanwendungen,

4. häusliche Krankenpflege, außerklinische Intensivpflege und Haushaltshilfe,
5. Krankenhausbehandlung,
6. Leistungen zur medizinischen Rehabilitation und ergänzende Leistungen.

Zur Krankenbehandlung gehört auch die palliative Versorgung der Versicherten. Bei der Krankenbehandlung ist den besonderen Bedürfnissen psychisch Kranker Rechnung zu tragen, insbesondere bei der Versorgung mit Heilmitteln und bei der medizinischen Rehabilitation. Zur Krankenbehandlung gehören auch Leistungen zur Herstellung der Zeugungs- oder Empfängnisfähigkeit, wenn diese Fähigkeit nicht vorhanden war oder durch Krankheit oder wegen einer durch Krankheit erforderlichen Sterilisation verlorengegangen war. Zur Krankenbehandlung gehören auch Leistungen zur vertraulichen Spurensicherung am Körper, einschließlich der erforderlichen Dokumentation sowie Laboruntersuchungen und einer ordnungsgemäßen Aufbewahrung der sichergestellten Befunde, bei Hinweisen auf drittverursachte Gesundheitsschäden, die Folge einer Misshandlung, eines sexuellen Missbrauchs, eines sexuellen Übergriffs, einer sexuellen Nötigung oder einer Vergewaltigung sein können.«

Als Eingangskriterium und als Anspruchsvoraussetzung gilt das Vorliegen einer Krankheit. In der Rechtsprechung wurde ein Krankheitsbegriff entwickelt, der unter SGB V seine Geltung weiterhin hat. Krankheit im Sinne des SGB V ist ein regelwidriger Körper- oder Geisteszustand, der entweder Behandlungsbedürftigkeit oder zugleich oder allein Arbeitsunfähigkeit zur Folge hat (Kraftberger, 2022). Maßstab der Regelwidrigkeit ist das Leitbild des gesunden Menschen, der zur Ausübung normaler körperlicher oder psychischer Funktionen in der Lage ist. Gesundheit wird in der Rechtsprechung als solcher Zustand verstanden, der dem Einzelnen ermöglicht, seine Körperfunktionen auszuüben. Gemäß dem Gesetz liegt Krankheit nur bei einer erheblichen funktionellen Abweichung vor. So seien körperliche oder geistige Anomalien ohne Auswirkungen auf die Funktion keine Krankheit.

Behandlungsbedürftigkeit liege vor, wenn der regelwidrige Körper- oder Geisteszustand ohne ärztliche Hilfe nicht mit Aussicht auf Erfolg behoben werden kann. Kraftberger (2022, S. 407ff.) benennt Einzelfälle gemäß der Rechtsprechung, bei denen die Gerichte vom Vorliegen einer Krankheit ausgegangen seien, zum Beispiel: Alkoholismus, wenn dieser zum Verlust der Selbstkontrolle mit zwanghafter Abhängigkeit führt, vergleichbares gilt für Drogen- und Medikamentenabhängigkeit, bei Neurosen, die der Versicherte auch bei zumutbarer Willensanspannung nicht aus eigener Kraft überwinden könne, bei psychischen Krankheiten und psychogenen Erkrankungen wie psychisch bedingten Sprachstörungen und bei Schizophrenie.

3.2.2 Die »WANZ«-Kriterien und die Indikationsstellung

Das Wirtschaftlichkeitsgebot ist ein zentraler Grundsatz im SGB V (§ 12) und besagt, dass Leistungen, die von der GKV erbracht werden, den Prinzipien der Wirtschaftlichkeit entsprechen müssen. Dies bedeutet, dass die Leistungen *ausreichend*, *zweckmäßig* und *wirtschaftlich* sein müssen und das Maß des *Notwendigen* nicht überschreiten dürfen. Diese vier Begriffe bilden das Akronym WANZ.

- *Wirtschaftlich:* Die Leistungen müssen unter dem Aspekt der Kosten möglichst sparsam und effizient erbracht werden. Das heißt, bei mehreren zur Verfügung stehenden Behandlungsmethoden soll die kostengünstigere gewählt werden, sofern sie gleichwertig wirksam ist. Des Weiteren sollen keine unnötigen oder übermäßigen Leistungen erbracht werden, die über das hinausgehen, was medizinisch erforderlich ist. In dem Fall wäre die Rede von »Überversorgung«. Und auch umgekehrt darf der Versicherte nicht unterversorgt werden; die Versorgung muss dem individuellen Bedarf gerecht werden.
- *Ausreichend:* Die Versorgung muss den medizinischen Standard erfüllen und den Gesundheitszustand des Versicherten ausreichend sicherstellen.
- *Notwendigkeit* ergibt sich aus der Zweckmäßigkeit und der Wirtschaftlichkeit.
- *Zweckmäßig:* Die Behandlungsmethoden und -mittel müssen geeignet sein, um das angestrebte Behandlungsziel zu erreichen.

Um sicherzustellen, dass Leistungen wirtschaftlich erbracht werden, orientieren sich LeistungserbringerInnen häufig an medizinischen Leitlinien (wie in unserem Fall die Psychotherapie-Richtlinie oder weitere störungsspezifische Leitlinien), die den Stand der Wissenschaft widerspiegeln. Bei festgestellten Verstößen gegen das Wirtschaftlichkeitsgebot können LeistungserbringerInnen zur Rückzahlung von Vergütungen, zur Übernahme der Kosten oder zur Teilnahme an Beratungen oder Fortbildungen verpflichtet werden, um zukünftige Verstöße zu vermeiden.

Diese Aspekte sollten auch bei der grundsätzlichen Indikationsstellung für eine ambulante Psychotherapie in Betracht gezogen werden. In den meisten Fällen kann man davon ausgehen, dass die vier Aspekte zutreffen. In besonderen Fällen können einige Aspekte jedoch nicht erfüllt werden; insbesondere die Aspekte »Wirtschaftlichkeit« und »Notwendigkeit« könnten in bestimmten Fallkonstellationen mit den medizinethischen Prinzipien kollidieren, beispielsweise bei einer sehr umfangreichen Behandlung (Patient mit Migrations- und Fluchthintergrund, der kein Deutsch spricht). Es folgt eine fiktive Falldarstellung zur Veranschaulichung:

> Ein 35-jähriger Patient mit Fluchterfahrungen, Vater von fünf Kindern, lebt seit sechs Monaten in Deutschland. Aufgrund von psychischen Belastungen nimmt der zuständige Sozialarbeiter der Gemeinschaftsunterkunft, in der der Patient mit seiner Familie wohnt, Kontakt mit einem Psychotherapeuten auf. Aufgrund fehlender Sprachkenntnisse ist es dem Patienten nicht möglich, mit dem deutschen Gesundheitssystem zu interagieren. Der vom Patienten aufgesuchte Therapeut beherrscht dessen Muttersprache, sodass er ihm zunächst mit seiner Krankenkasse hilft. Da der Patient bisher nicht über eine Krankenkasse versichert ist, nimmt der Therapeut Kontakt zu Krankenkassen auf und erreicht schließlich eine gesetzliche Krankenversicherung für seinen Patienten. Das geschieht zunächst außerhalb der Psychotherapierichtlinie, sodass nichts abgerechnet wird. Der Patient teilt mit, dass er kaum schlafen kann und sich ein 15-Quadratmeter-Zimmer mit seiner Frau und den fünf Kindern teilt. Die Gemeinschaftsunterkunft ist zudem recht weit entfernt von der Praxis des Therapeuten. Um die psychosoziale Situation seines Patienten zu verbessern, versucht der Therapeut eine Ansprechperson beim Migrationsamt zu finden, damit sich ein Sozialarbeiter um den Fall kümmert. Für den einzelnen Patienten ist das auf jeden Fall eine deutliche Entlastung. Allerdings ist es einerseits den anderen Patienten gegenüber nicht gerecht und andererseits erfüllt diese Vorgehensweise nicht die WANZ-Kriterien.

Es leuchtet fast jedem ein, dass ein solcher Fall eher zu Beginn der Indikationsprüfung »durchfallen« wird. Auch die patientenbezogenen Merkmale lassen Zweifel aufkommen, ob der Patient unter den gegebenen psychosozialen Umständen von einer Psychotherapie profitieren wird. Wie bereits erläutert, sollten Menschen in einer psychosozialen Notlage zunächst durch Sozialarbeit und Klärung der notwendigen Lebensumstände wie Wohnung, Sicherheit, Nahrung und körperliche Unversehrtheit stabilisiert werden. Das ist nicht Gegenstand der Psychotherapie – auch eine Nicht-Richtlinienpsychotherapie wäre dadurch überfrachtet. Ein solcher Fall zeigt zugleich die Grenzen des ambulanten psychotherapeutischen Versorgungssystems auf. Man braucht andere Berufsgruppen und Expertisen sowie berufsübergreifende Vernetzung und Kooperationsmöglichkeiten, um Notlagen zu behandeln, die nicht primär psychisch sind.

Durch meine jahrelange Erfahrung bei der Arbeit mit Menschen mit Flucht- und Migrationserfahrungen kann ich feststellen, dass die institutionalisierte und manualisierte »westliche« Richtlinienpsychotherapie nicht das passende Verfahren für diese Gruppe von PatientInnen ist. Entsprechend der Migrations- und Akkulturationsphase sind unterschiedliche Maßnahmen relevant. In den meisten Fällen profitieren die Betroffenen von einer interdisziplinären Zusammenarbeit, die darauf abzielt, dass sie eine eigene, sichere Wohnung beziehen, eine Ausbildung anfangen oder einen bezahlten Job erhalten. Danach kommen die Tagesstrukturierung und die soziale Integration. Das Lernen der deutschen Sprache ist oft ein Gamechanger, da das auch darüber entscheidet, ob die Betroffenen einen Beruf erlernen bzw. in ihrem ursprünglichen Beruf weiterarbeiten können (bspw. waren viele Menschen aus Syrien in akademischen oder gehobenen Berufen tätig und konnten diese aufgrund fehlender Äquivalenzbescheinigung in Deutschland nicht wieder ausüben). Aus klinischer Erfahrung kann ich feststellen, dass die Vermittlung und Stabilisierung einer subjektiv bewältigbaren Zukunftsperspektive und die Wiedererlangung der Selbstwirksamkeit eine deutliche heilsame Wirkung haben.

4 Die Rolle der Prognose bei der Indikationsstellung

Bis hierher haben wir uns vorwiegend mit medizinethischen und formalrechtlichen Kriterien und Prinzipien, die bei der grundsätzlichen Indikationsentscheidung für oder gegen eine ambulante kassenfinanzierte Psychotherapie Berücksichtigung finden sollten, beschäftigt. Wie mehrfach angeklungen, ist auch die psychotherapeutische Indikationsstellung ein mehrstufiger Prozess, der sich durch unterschiedliche Informationen und Angaben speist und weiterentwickelt. Diese Dynamik trägt auch der Komplexität des psychotherapeutischen Geschehens Rechnung.

So wie die Betrachtung von und Auseinandersetzung mit den medizinethischen Prinzipien eine exponierte Aufgabe bei der Indikationsstellung bzw. Indikationsentscheidung ist, so raffiniert ist auch die Berücksichtigung prognostischer Variablen und Aspekte.

Die Fähigkeit zur Prognose und prognostischen Einschätzung zählt zu den zentralen Kompetenzen in der modernen Medizin und für unseren Fall auch in der Psychotherapie. In einer Zeit, in der wissenschaftliche Fortschritte und technologische Innovationen die Diagnostik und Therapie grundlegend verändern, hat die Präzision und Genauigkeit medizinischer Prognosen erheblich an Bedeutung gewonnen. Eine Prognose beschreibt die Vorhersage des Verlaufs einer Erkrankung oder des Behandlungserfolgs basierend auf klinischen Daten, individuellen PatientInnenmerkmalen sowie wissenschaftlichen Erkenntnissen. Diese Vorhersage umfasst eine Vielzahl von Aspekten, wie etwa die wahrscheinliche Dauer einer Krankheit, das Risiko von Komplikationen, das Ansprechen auf Therapien sowie die langfristige Lebensqualität der PatientInnen. Zusätzlich wird in den letzten Jahren der TherapeutInnenpersönlichkeit eine besondere Bedeutung hinsichtlich des Behandlungserfolgs zugeschrieben (Strauß & Willutzki, 2013; Willutzki et al., 2013; Altmann et al., 2020; Sonnenmoser, 2014). Eine weitere therapeutenbezogene Variable ist die berufliche Expertise bzw. die Berufserfahrung. In diesem Zusammenhang ist das Verhältnis zwischen Expertise und Therapieerfolg nicht linear – im Sinne von: je größer die Berufserfahrung, desto erfolgreicher die Behandlung (z. B. Durlak, 1979; Hattie et al., 1984). So zeigte die Studie von Michael Linden und Bernhard Strauß (2018), dass mit zunehmender Expertise die Sorgfalt bei Behandlungsentscheidungen nachlässt; zum Beispiel werden relevante Aspekte für die Indikationsstellung nicht berücksichtigt oder entscheidungserhebliche biografische Informationen werden ignoriert. Dies kann auch für die Prognose gelten, wenn die eigenen therapeutischen oder ärztlichen Fähigkeiten überschätzt und dabei die Symptomschwere, die Chronizität oder weitere patienten- und störungsbezogene Variablen für weniger wichtig oder sogar ganz unwichtig gehalten werden.

Die Auseinandersetzung mit der prognostischen Frage hat selbstredend auch betriebswirtschaftliche Auswirkungen. Eine unsorgfältige Prognosebeurteilung kann zu Behandlungsabbrüchen oder Misserfolgen in der Therapie führen. Wenn PsychotherapeutInnen nicht daraus »lernen«, dann kostet das nicht nur Geld, sondern ist auch eine indirekte Schädigung von Hilfesuchenden, bei denen zum Beispiel ein »fader Nachgeschmack« übrigbleiben kann und die Feststellung: »Psychotherapie hilft nicht.« Folglich erhöht sich die Wahrscheinlichkeit, dass eine psychotherapeutische Leistung in Zukunft nicht mehr in Anspruch genommen wird.

Das Phänomen der Therapieabbrüche im Feld der Psychotherapie unterstreicht die Bedeutsamkeit einer stringenten und professionellen Prognosebeurteilung. Therapieabbrüche finden sich auch in der organmedizinischen Behandlung, allerdings seltener als in der Psychotherapie. Die Gründe hierfür könnten in der Dauer, dem Setting, der zeitlichen Perspektive und auch in dem, was von den PatientInnen »verlangt« wird, liegen. Eine Psychotherapie steht und fällt mit der Mitwirkungsbereitschaft und tatsächlicher Mitwirkung der PatientInnen. Der Therapeut oder die Therapeutin kann »so gut und professionell« sein, wie er bzw. sie will ohne Veränderungsmotivation aufseiten der PatientInnen können die Therapieziele nicht erreicht werden. Genauso verhält es sich auch in der Organmedizin, und zwar in allen Bereichen, wo schwerpunktmäßig mehr Mitwirkungsbereitschaft der PatientInnen und weniger Expertise und aktives Tun der ärztlichen KollegInnen allein für den Therapieerfolg erforderlich ist.

Nicht alle Therapieabbrüche gelten als Misserfolg (Altmann et al., 2014; Fischer-Klepsch et al., 2009). In der Studie von Uwe Altmann et al. (2014)

werden weitere Definitionen von Therapieabbrüchen diskutiert. Diese sind:

1. Nichterreichen einer zuvor im Therapieplan festgelegten Sitzungszahl,
2. Nichterreichen einer Mindestzahl von Sitzungen,
3. Patient beendet von sich aus vorzeitig die Therapie,
4. Therapeutin beendet die Therapie von sich aus.

Dabei wird auch erläutert, welche Therapieabbrüche als problematisch und welche als unproblematisch zu erachten sind. Ein problematischer Therapieabbruch erfolgt aufgrund einer schlechten Therapiebeziehung oder aufgrund der Verweigerung der indizierten bzw. geplanten Therapie.

Joshua K. Swift und Roger P. Greenberg (2012) sowie Michael Wierzbicki und Gene Pekarik (1993) befassen sich in ihren Metaanalysen mit dem Zusammenhang von Therapieprognose und den Prädiktoren, die einen Therapieabbruch vorhersagen können. Sie haben folgende patientenbezogene Risikomerkmale für Therapieabbrüche identifiziert:

1. Zugehörigkeit zu einer Minderheit,
2. geringes Bildungsniveau,
3. geringer sozioökonomischer Status,
4. Alter.

Für das deutsche Gesundheitssystem ist die Studie von Fatima Cinkaya et al. (2012) von Interesse. In dieser Studie mit fast 1.400 Teilnehmenden erfolgten 56,1 % der Abbrüche innerhalb der ersten 20 Sitzungen. Als häufigster Grund wird mit 28,1 % eine unzureichende Veränderungsmotivation angegeben. Am häufigsten hätten PatientInnen mit Borderline-Persönlichkeitsstörungen (30,2 %) und anderen Persönlichkeitsstörungen (25,0 %) die Therapie abgebrochen. Weitere Prädiktoren seien erhöhte Psychopathologie ($r = 0{,}18$), geringe Therapiemotivation ($r = -0{,}15$) und geringe Erfolgserwartung ($r = 0{,}13$) gewesen. Allerdings werde die Vorhersagekraft aller Variablen in dieser Studie als klein betrachtet.

In der Studie von Altmann und KollegInnen (2014) werden als Risikofaktoren für Therapieabbrüche das weibliche Geschlecht, Arbeitslosigkeit und die Unzufriedenheit mit dem Therapieverlauf angegeben. Interessanterweise konnte man in dem Kontext keinen Zusammenhang zwischen bestimmten Diagnosen und einer erhöhten Wahrscheinlichkeit für Therapieabbrüche feststellen.

Weitere AutorInnen betonen die Bedeutung der Therapie- und Veränderungsmotivation als wichtige prognostische Variable (Schneider et al., 1999). Generell wird motivationalen Faktoren, die hinter Veränderung von alten Beziehungs- und Verhaltensmustern stehen und dem Individuum ausreichend Kraft und Hoffnung verleihen, um vorhandene Symptome zu lindern und ungewohnte Wege zu gehen, viel Bedeutung zugemessen (Johannes & Hellweg, 2010). So sehen Thomas Klauer und Wolfgang Schneider (2016) als empirisch bestätigt, dass eine hohe Behandlungsmotivation zwar nicht als hinreichende, aber doch als notwendige Bedingung für den Therapieerfolg gelten kann.

Eine rezente Studie konnte zeigen, dass sowohl positive als auch negative Therapieerwartungen den Therapieerfolg vorhersagen können (Edwards & Fehm, 2023). Therapieerwartungen sind historisch betrachtet lange Prädiktoren für den Therapieerfolg bzw. Therapieausgang und zählen zu den allgemeinen Wirkfaktoren für Psychotherapie. Diese Studie und andere Befunde (z. B. Maser et al., 2022) legen die Erhebung der Therapieerwartungen zu Beginn und auch im weiteren Verlauf der Therapie nahe.

Auf Therapeutenseite kommen Studien zu einem ernüchternden Ergebnis. Dietmar Schulte und Frank Meyer (2002) zeigen, dass TherapeutInnen mit der Prognose der eigenen Therapien oft falsch liegen. So zeigte sich, dass die Erfolgsbeurteilung und -prognose, getroffen nach den einzelnen Therapiesitzungen, praktisch nicht mit dem tatsächlichen späteren Therapieerfolg korreliert. Zudem werden die Urteile vom Ausmaß der positiven Stimmung des Therapeuten geprägt.

Einige der zuvor genannten Prognoseaspekte finden sich in der Psychotherapie-Richtlinie wieder. Es wird mehrfach betont, dass eine Psychotherapie ausgeschlossen sei, wenn

> »zwar seelische Krankheit vorliegt, aber ein Behandlungserfolg nicht erwartet werden kann, weil dafür bei der Patientin oder dem Patienten die Voraussetzung hinsichtlich der Motivationslage, der Motivierbarkeit oder der Umstellungsfähigkeit nicht gegeben sind, oder weil die Eigenart der neurotischen Persönlichkeitsstruktur (gegebenenfalls die Lebensumstände der Patientin oder des Patienten) dem Behandlungserfolg entgegensteht« (Richtlinie § 27 Abs. 3 Nr. 1)[7].

7 https://www.g-ba.de/downloads/62-492-3647/PT-RL_2024-08-15_iK-2024-11-01.pdf (13.03.2025).

Dabei muss bedacht werden, dass die Prognose sich immer auf den konkreten Einzelfall bezieht.

Bei psychotherapeutischen Behandlungen und komorbiden schweren körperlichen Erkrankungen mit nachfolgender Anpassungsstörung ist nicht die Prognose der körperlichen Erkrankung, sondern die der geplanten psychotherapeutischen Maßnahmen entscheidend. Und immer dann, wenn die Prognose ungünstig zu sein scheint, sollte keine Richtlinienpsychotherapie durchgeführt werden. Im Kommentar der Richtlinie heißt es: »Richtlinienpsychotherapie ist nicht die einzige Behandlungsmöglichkeit bei Vorliegen einer psychischen Erkrankung« (Faber & Haarstrick, 2021, S. 31ff.).

Widmen wir uns nun konkreteren Risikofaktoren bzw. prognostischen Variablen mit Auswirkung auf die grundsätzliche Indikationsentscheidung. Wie bereits erläutert, lassen sich unterschiedliche Gruppen an Risikofaktoren für den Therapieverlauf und die erfolgreiche Behandlungszielerreichung identifizieren. Dabei sind Patientenmerkmale, die die Wahrscheinlichkeit erhöhen, einen Psychotherapieplatz zu bekommen, die gleichen, die zu einer positiven Therapieprognose führen. In unterschiedlichen Studien wurde gezeigt, dass Arbeitslose und unsicher Beschäftigte einen hohen Bedarf an psychotherapeutischer Behandlung aufweisen. Gleichzeitig hat diese Zielgruppe eine geringe Wahrscheinlichkeit für die Aufnahme einer ambulanten Psychotherapie (Altmann et al., 2014; Zenger et al., 2013; Mewes et al., 2013). Hier sollte auch bedacht werden, dass PatientInnen mit langer Arbeitslosigkeit und einer psychischen Erkrankung in der Regel auch chronisch Kranke sind (Nelson & Hiller, 2013), bei denen mehrere psychosozial ungünstige Variablen zusammenkommen, die eine Veränderung allein durch ambulante Psychotherapie unwahrscheinlich machen. Zum Beispiel zeigte sich in der Studie von Nicole E. Nelson und Wolfgang Hiller (2013), dass TherapeutInnen bei fast 30 % der PatientInnen mit fehlendem Behandlungserfolg zum Therapieende eher von einer Stabilisierung des psychopathologischen Funktionsniveaus oder einer Vermeidung von Verschlimmerung als Therapieziel ausgingen. Die AutorInnen stellen fest, dass bei diesen PatientInnen bereits zu Therapiebeginn unrealistisch erscheint, von einer Besserung der Symptomatik unter Therapie auszugehen.

Mit »erfolgreicher« Psychotherapie können sehr unterschiedliche post-therapeutische Zustände und Zustandsbilder gemeint sein. In der Studie von Altmann et al. (2014) galt die Therapie als »erfolgreich«, wenn sie planmäßig und im Einvernehmen von Therapeutin und Patient beendet wurde und die Therapieziele größtenteils erreicht wurden. In derselben Studie wurden auch »problematische« bzw. in dem Zusammenhang »qualitätsrelevante« Therapieabbrüche diskutiert. Ein »problematischer« und »qualitätsrelevanter« Therapieabbruch entsteht laut Altmann et al. aus einer negativen Therapiebeziehung und/oder aus der Verweigerung der vereinbarten Therapieziele. Dies ist auch in unserem Kontext wichtig zu beleuchten: Eine Psychotherapie, die vorzeitig vor dem Ausschöpfen des von der Krankenkasse bewilligten Stundenkontingents beendet wurde, und zwar aus patientenseitigen sozialen Gründen, wie Umzug des Patienten, Beginn einer Arbeitsstelle, die mit den Therapiezeiten nicht vereinbar ist, u.Ä., gilt nicht als »problematischer« oder »qualitätsrelevanter« Therapieabbruch (siehe auch Cinkaya et al., 2012 und Jacobi et al., 2012).

Die vorzeitige Beendigung der Psychotherapie, wenn ein Erfolg nicht absehbar ist oder es manifeste Gründe gibt, die eine realistische Zielerreichung unwahrscheinlich machen, wird von den Krankenkassen explizit verlangt und ist in der Regel gängige Praxis. Nicht alle bewilligten Stunden sollen ausgeschöpft werden, nur weil diese bewilligt worden sind. Dies wird zudem in der Richtlinie betont.

Eva-Lotta Brakemeier et al. (2012) betonen die Schwierigkeiten, allgemeingültige Definitionen zu finden und somit eine Vergleichbarkeit der Studien hinsichtlich der Begriffe »Nebenwirkungen«, »Misserfolge« und »Risiken« in der Psychotherapie zu gewährleisten. Denn solche Informationen aus hochqualitativen Studien liefern Hinweise für die prognostischen Variablen der ambulanten Psychotherapie. Man muss allerdings auch festhalten, dass die meisten durchgeführten Studien zum Themenkomplex »Erfolg in der Psychotherapie« mit Relevanz für prognostische Fragestellungen im Rahmen von poliklinischen Hochschulambulanzen und mit einer hoch selektierten PatientInnenpopulation durchgeführt wurden. Wie repräsentativ solche Rahmenbedingungen für die ambulante, kassenfinanzierte Psychotherapie bei Niedergelassenen sind, lässt sich empirisch nur schwer feststellen. Auf das Problem der nicht vorhandenen Repräsentanz gehen auch Nelson und Hiller (2013) ein. Das deutlich junge Alter der PatientInnen ihrer Studie (über die Hälfte der PatientInnen ist unter 35 Jahre alt) und der hohe Bildungsstand (fast die Hälfte der PatientInnen hat einen Gymnasial- oder Hochschulabschluss) entspricht nicht den PatientInnen in der deutschen Bevölkerung, die eine Psychotherapie in Anspruch nehmen.

Zu den patientenbezogenen, prognostisch relevanten Merkmalen entfachte sich – und entfacht sich immer wieder – eine gesundheitspolitische Debatte. Ein paar Jahre nach Inkrafttreten des Psychotherapeutengesetzes im Jahr 2000 wurde wiederholt behauptet, dass erstens Psychotherapie keine Wirkung habe (zum Beispiel GEK-Report, 2007[8]; Reaktion und Stellungnahme der PsychotherapeutInnenkammer Baden-Württemberg, Nübling, 2008[9]) und zweitens die Krankenkassen an zahlungsstarken und gesunden »KundInnen« interessiert seien. Es geisterte immer wieder die Behauptung umher, Psychotherapie sei »Luxus« und nur bei »leichten« Störungen wirksam[10] und zudem würden die PsychotherapeutInnen nur denjenigen einen Psychotherapieplatz anbieten, die es nicht nötig haben, jedoch als »einfache« PatientInnen gelten (Melchinger, 2011). Für diese Gruppe von PatientInnen gibt es sehr unterschiedliche Bezeichnungen, eines davon ist das Akronym YAVIS: »young, attractive, verbal, intelligent and successful«, in der psychoanalytischen Therapie auch bekannt als YARVIS: »young, attractive, rich, verbal, intelligent and successful«. Dies hat historische Gründe, da die meisten bekannten PatientInnen der Psychoanalyse, die von Freud behandelt wurden und Anlass für die Formulierung psychoanalytischer Theorien gaben, reiche und vornehme PatientInnen der Oberschicht waren.

Aus rein prognostischen Modellüberlegungen und auch praktischen Erfahrungen besteht eine Korrelation zwischen der Umstellungsfähigkeit und Veränderungsmotivation (Schulte, 2014) auf der einen Seite und den YAVIS-Merkmalen auf der anderen Seite. Allerdings konnte die Studie von Cornelia Albani et al. (2009) nicht nachweisen, dass PsychotherapeutInnen bevorzugt PatientInnen in Behandlung nehmen hinsichtlich der Variablen »young«, »rich« und »intelligent«. Die Daten zeigten keine bevorzugte Behandlung von jüngeren PatientInnen: Sowohl bei den Männern als auch bei den Frauen ist der Anteil der Befragten mit Psychotherapie-Inanspruchnahme in den Altersgruppen der 31- bis 44-Jährigen und 45- bis 59-Jährigen höher als in den anderen Altersgruppen. Es zeigte sich zudem

8 https://www.lpk-bw.de/archiv/news2008/pdf/071130_gek_report_2007.pdf (13.03.2025).

9 https://www.lpk-bw.de/sites/default/files/nachrichten/stellungnahmen/20080303-stellungnahme-lpk-bw-gek-report-2007.pdf (13.03.2025).

10 https://www.tagesspiegel.de/wissen/therapie-luxus-fur-leicht-gestorte-6954109.html (13.03.2025).

in der Gruppe von Männern mit Psychotherapieerfahrung ein geringerer Anteil an Personen mit abgeschlossenem Studium als in der Gruppe ohne Psychotherapie (also das Gegenteil von dem, was YAVIS postuliert). Diese Studie liefert also keine Ergebnisse, die nahelegen, dass Psychotherapie-PatientInnen höhere Abschlüsse haben.

Ein stabiler Befund verschiedener Studien ist die Unterrepräsentation von Psychotherapie-PatientInnen ab 60 Jahren bzw. über 65 Jahren. Die ambulante psychotherapeutische Versorgung für diese Altersgruppe wird in den kommenden Jahren deutlich an Bedeutung zunehmen. Früher wurden psychotherapeutische Interventionen bei älteren PatientInnen eher gemieden, aus der Überzeugung, sie seien weniger zugänglich für therapeutische Veränderungen (Bühring, 2012). Mit dem demografischen Wandel werden jedoch mehr Personen im hohen Alter Anspruch auf psychotherapeutische Behandlungen haben. Zudem muss sich auch die psychotherapeutische Versorgungslandschaft an diese wachsende anspruchsberechtige Patientengruppe anpassen. Zum einen, da die Gruppe der über 65-Jährigen über individuelle psychophysische und psychosoziale Besonderheiten verfügt (Nacherwerbsphase, schwindende soziale Partizipation, Einsamkeit als zunehmend wichtiges Thema, Auseinandersetzung mit dem Lebensende, i. d. R. komorbide körperliche Erkrankungen, Polypharmazie), zum anderen aufgrund der höheren Prävalenz von neurodegenerativen und neurokognitiven Beeinträchtigungen unterschiedlicher Schweregrade mit Auswirkung auf die Durchführungsvariablen einer ambulanten Psychotherapie. In dem Zusammenhang wäre es auch in der Aus- und Weiterbildung wichtig, sich mit neurogeriatrischen Störungsbildern und relevanten Themengebieten wie »Frailty-Syndrom«, leichten kognitiven Beeinträchtigungen, psychosozialen und neurokognitiven Teilhabebeeinträchtigungen durch demenzielle Vorgänge u. v. m. zu befassen.

Die Behauptung, dass ältere PatientInnen für eine ambulante Psychotherapie nicht geeignet seien oder dass deren Prognose schlecht sei, scheint historisch gewachsen zu sein. So geht zum Beispiel Heigl (1987, S. 62ff.) auf die Bedeutung des Alters im Rahmen der prognostischen Kriterien für eine psychoanalytische Psychotherapie ein. Nicht nur Franz Heigl, sondern auch andere damals zeitgenössische PsychoanalytikerInnen sahen mit zunehmendem Alter eine Verschlechterung der Erfolgsaussichten einer analytischen Psychotherapie. Die Gründe dafür seien:

1. Mit zunehmendem Alter verliere man die für die Psychoanalyse notwendige Fähigkeit zur Wandlung. Man werde starrer, unrealistischer

und unplastischer. »[J]e älter ein Mensch ist, desto unwilliger gibt er die ihm urvertrauten, zur zweiten Natur gewordenen Formen seiner Lebensbewältigung auf« (ebd.).

2. Laut Heigl (1987) kann man einem älteren neurotischen Menschen viel weniger an Desillusionierung zumuten als einem jüngeren. »Kaum ein Patient im Alter von 60 Jahren ertrüge die Erkenntnis, dass er ein Leben lang, seinem Idealbild von sich selbst als einem Gönner der Menschheit entgegengesetzt die Mitmenschen nur verachtet hat!« (ebd.). Entsprechend der psychodynamischen Krankheitslehre wird weiter argumentiert und auf Alexander (1946, zit. n. Heigl, 1987, S. 63) rekurriert, »dass eine Neurose manchmal die einzige ›Lösung‹ [Hervorh. i. O.] der Lebensschwierigkeiten eines Menschen sein kann«.
3. Begrenzung von prospektiven Möglichkeiten mit zunehmendem Alter.

Heigl diskutiert jedoch auch die Möglichkeit, dass im Einzelfall die Prognose bei älteren PatientInnen ganz anders aussehen kann. Beispielsweise kann die Lebenserfahrung des Patienten im psychoanalytischen Prozess sehr günstig sein. Oder es kann auch vorkommen, dass ältere Menschen eher illusionsloser und in ihren Vorstellungen nicht so stark verhaftet sind. »Außerdem kann die Konfrontation mit der Kürze der Lebenserwartung dazu beitragen, daß sich der Patient ernstlich um Einsicht bemüht« (ebd., S. 63ff.). Heigl fasst zusammen, dass das hohe Alter von PatientInnen keine absolute Kontraindikation für analytische Psychotherapie sei.

Obwohl Forschungsbedarf im Bereich der ambulanten psychotherapeutischen Versorgung von älteren und sehr alten PatientInnen besteht, konnten einige Studien prognostisch relevante Aspekte für die Behandlung dieser Altersgruppe zeigen. In der Studie von Andreas Maercker et al. (2004) ging es um die Fragestellung, inwieweit ältere Psychotherapie-PatientInnen im Vergleich zu jüngeren PatientInnen günstigere Ausgangsbedingungen für die Psychotherapie aufweisen und ob sich die vermuteten günstigeren Verläufe der Älteren in einer kürzeren Gesamtbehandlungsdauer zeigen. Die Studie konnte zeigen, dass, obwohl die psychische Symptombelastung bei älteren PatientInnen auch hoch ist, deren psychosoziales Funktionsniveau unauffällig ist. Bei den jüngeren PatientInnen geht dagegen eine psychische Symptombelastung mit einer psychosozialen Teilhabebeeinträchtigung einher.

Auch die Studie von Meinolf Peters et al. (2013) skizziert ein positives Bild der ambulanten psychotherapeutischen Versorgung von älteren PatientInnen. Sie zeigt, dass PsychotherapeutInnen grundsätzlich eine positive Haltung gegenüber älteren PatientInnen haben.

Neben dem Alter – wie wir jetzt gesehen haben, ist das hohe Alter kein negatives prognostisches Merkmal – wurden bereits die Motivierbarkeit und die Umstellungsfähigkeit von PatientInnen mehrfach betont. Im Gegensatz zum Alter sind Motivierbarkeit und Umstellungsfähigkeit nicht direkt an einer bestimmten Stelle dokumentiert und »ablesbar«.

Die Beurteilung der Motivierbarkeit und Umstellungsfähigkeit ist einerseits eine störungsbezogene Frage, andererseits kann man diese durch die Interaktion mit den PatientInnen ermitteln. Störungsbilder, die durch hohe Rigidität und fehlende Flexibilität gekennzeichnet sind, zum Beispiel Zwangsstörungen, eine restriktive Anorexie u.Ä., bergen auch die Gefahr, dass die Betroffenen wenig Umstellungsfähigkeit aufweisen. Dies soll direkt mit den PatientInnen besprochen werden bzw. sollte zur Aufklärung gehören. Auch die Fragen: »Was wären Sie bereit zu tun, um eine Veränderung in Ihrem Zustand herbeiführen zu können?« und »Was denken Sie, wer oder was ist Urheber für Veränderungen in Ihrem Leben?« könnten dazu einen Beitrag leisten, zumindest lösen diese eine direkte Auseinandersetzung mit veränderungsrelevanten Aspekten aus.

Eine valide Überprüfung der Umstellungsfähigkeit kann – verfahrensspezifisch – durch einen Verhaltenstest erfolgen, indem der oder die Betroffene dazu aufgefordert wird, eine gewohnte Handlung zu unterlassen oder diese anders durchzuführen. Dieser Schritt erfolgt allerdings relativ spät im Beurteilungsprozess und kann nicht – wie die Überprüfung anderer Variablen – bereits telefonisch stattfinden. Da es um ein verfahrensspezifisches Handeln geht, würde sich dieser Schritt in der Probatorik gut eigenen. So erhalten die PatientInnen bzw. die InteressentInnen direkt eine Vorstellung, was therapeutische Hausaufgaben sind. Zusätzlich kann der Psychotherapeut so auch die Umstellungsfähigkeit bzw. die Bereitschaft, sich umzustellen, beurteilen.

An der Stelle sollte man auch Vorbehandlungen berücksichtigen und diesen Aspekt nicht ungefragt belassen. Auch Termine bei anderen TherapeutInnen, egal in welchem Rahmen, sollten erfragt werden. Eine fehlende Begründung, warum es mehrere Kontakte zu TherapeutInnen gab, diese aber nie zu einer Psychotherapie führten, sollte skeptisch stimmen und weitere Explorationen nach sich ziehen. Natürlich ist es letztlich die

Entscheidung der PatientInnen – er oder sie muss den Kontakt zu fünf oder mehr TherapeutInnen oder vier Therapieabbrüche nicht begründen. Jedoch können häufig abgebrochene Therapien oder solche, die erst gar nicht zustande gekommen sind (also noch vor Antragsbewilligung aufgehört haben), ein Hinweis auf fehlende Kooperationsbereitschaft oder Umstellungsfähigkeit sein. Dagegen ist eine verweigerte Herausgabe von Vorbefunden vonseiten der PatientInnen zu Beginn der Therapie oder im Rahmen der Probatorik nicht zwangsläufig ein Hinweis auf fehlende Motivation, sondern eher ein Zeichen für Misstrauen oder fehlendes Vertrauen. Viele PatientInnen sind mit dem, was in den Behandlungsberichten und Entlassungsbriefen von Kliniken steht, nicht einverstanden. Bei vielen stimmen die anamnestischen Angaben nicht oder sie wurden von ÄrztInnen oder KollegInnen betreut, die im Ausland studiert und Deutsch nicht als Muttersprachler gelernt haben. Dies kann im Bereich der Psychiatrie und Psychotherapie zu vielen Missverständnissen führen, wie zum Beispiel Fehlinterpretation kulturspezifischer und spiritueller Überzeugungen und Verwechslung dieser mit psychotischem Erleben oder pathologisch religiösen Zwängen und Gedanken.

Eine nicht lege artis kommunizierte Diagnosestellung im Entlassbericht mit sozialrechtlich weitreichenden Auswirkungen wie zum Beispiel eine emotional-instabile Persönlichkeitsstörung vom Borderline-Typ kann auch als Grund für die patientenseitige Verweigerung der Weitergabe von Vorbefunden sein. Genauso wie die falsche Gewichtung von anamnestischen und emotional relevanten Daten oder die Verwechslung von Anzahl und Namen bisheriger Lebenspartner. Nicht jeder Patient hat die sozialen Fertigkeiten, um für sich einzustehen und der potenziell neuen Therapeutin zu erläutern, dass sie nicht alles glauben soll, was im Entlassbericht steht. Oder dass dieser Bericht fehlerhaft ist, ohne gleich den Eindruck zu erwecken, ein »schwieriger« Patient zu sein.

Hellhörig sollten PsychotherapeutInnen werden, wenn sich in der Begründung für eine Psychotherapie eine extrinsische Motivationsgestaltung andeutet oder anbahnt. Dies kann ein Spezifikum in der Kinder- und Jugendlichenpsychotherapie sein, vor allem bei Jugendlichen in romantischen Krisen. Nicht wenige Kinder und Jugendliche kommen in die Therapie, damit die Eltern wieder »beruhigt« werden. Aus eigener Erfahrung zeigt sich eine solche Falldarstellung auch bei Menschen mit Migrationshintergrund oder Fluchterfahrungen. In einigen Sozialunterkünften, manchmal auch in vollstationären Einrichtungen der Jugendhilfe wird automatisch bei Aufnahme in die Einrichtung oder Unterkunft verlangt, dass eine ambulante Psychotherapie aufgesucht wird. Als Bleibevoraussetzung wird dies auch in Jugendhilfeeinrichtungen festgelegt, unabhängig davon, ob Symptome vorhanden sind oder nicht.

Hinsichtlich der Symptomschwere zu Beginn der Therapie zeigen unterschiedliche Studien (z. B. Jacobi et al., 2012) eine Korrelation zwischen Therapiemisserfolg (also weiterhin sehr hohe Symptomausprägung zum Ende der Therapie oder sogar Symptomverschlechterung) und der initialen Symptombelastung gemessen am Maß der Symptomschwere. Dies gilt auch für die Anzahl an Diagnosen: je mehr Diagnosen zu Beginn der Behandlung, desto geringer die Erfolgsaussichten bzw. desto höher die Wahrscheinlichkeit für einen Therapieabbruch. Daraus kann abgeleitet werden, dass PatientInnen mit chronischen Verläufen und komplexen Symptomkonstellationen eine eher ungünstige Prognose für eine ambulante Richtlinienpsychotherapie haben.

Aus Mangel an Daten kann ich für die folgenden Variablen nur eigene Erfahrungswerte angeben. Hierbei handelt es sich um die Akuität der Symptomatik. Akute Symptome sind eher Gegenstand für eine Krisenintervention, es sollte allerdings unterschieden werden zwischen normalpsychologischen Reaktionen (die für die Betroffenen verstörend wirken können, da sie diese so nicht kennen und einen solchen emotionalen Zustand noch nie hatten) und tatsächlich psychopathologischen Zuständen mit Krankheitswert. Im Rahmen der Novellierung der Psychotherapie-Richtlinie (Schönpflug, 2021) eröffnete sich die Möglichkeit, kurzfristig und ohne lange Wartezeiten auf Bewilligung der Kassen eine Akutbehandlung durchzuführen. Ziel der Akutbehandlung ist, bei einer akuten Krise eine schnelle Stabilisierung herbeizuführen und weitere Schritte einzuleiten (eine Klinikbehandlung o.ä.). Es besteht jedoch kein Automatismus zwischen der Akutbehandlung und einer anschließenden Richtlinienpsychotherapie. Zudem sollte die Akutbehandlung nicht für die Überbrückung von Wartezeiten genutzt werden, denn dies würde zu einer fehlerhaften Darstellung der tatsächlichen Inanspruchnahme von akuten Interventionen führen.

Aus prognostischer Sicht ist eine Anfahrt von mehr als 45 Minuten ungünstig und führt oft zu Behandlungsabbrüchen oder mitten in der Behandlung zur Suche nach einem Therapeuten in der Nähe. Ich mache die Erfahrung, dass fast wöchentlich NeupatientInnen die seit Wochen vereinbarten Terminen für die Sprechstunde mit der Begründung absagen, sie hätten einen Therapeuten in der Nähe gefunden. Insbesondere die Terminservicestelle (TSS) vermittelt Termine zu weiter entfernten Praxen. Die PatientInnen, die über die TSS vermittelt werden, wohnen in der Regel mindestens 45 bis 60 Minuten von meiner Praxis entfernt. Für viele ist bereits bei Terminvereinbarung klar, dass sie bei mir keine Therapie anfangen werden. Manchmal herrscht die Vorstellung bei Hilfesuchenden, dass die Durchführung von mehreren Gesprächen bei unterschiedlichen TherapeutInnen im Rahmen der psychotherapeutischen Sprechstunde eine reguläre Psychotherapie ersetzen kann. Die Betroffenen sollten darüber aufgeklärt werden, dass dies nicht Sinn und Zweck der über die TSS vermittelten Sprechstunde ist.

Hinsichtlich der therapeutenseitigen Prognosefaktoren gibt es viel Forschungsbedarf. Gründe für die fehlende kritische Auseinandersetzung mit der eigenen »Schädlichkeit« bzw. »schädigenden Wirkung« wurde bereits in Kapitel 1.2 diskutiert. Aus dem Bereich der Risiko- und Nebenwirkungsforschung der Psychotherapie könnte man aber einige Erkenntnisse für die Prognose nutzen, zum Beispiel die interessante Feststellung, dass die beste Therapiequalität erbracht wird, wenn der Therapeut oder die Therapeutin maximal 20 PatientInnen pro Woche behandelt (Linden & Strauß, 2018). Wenn man bedenkt, was die zulassungsrechtlichen Vorgaben für einen vollen Kassensitz sind, und was eine gut »ausgelastete« Praxis bedeutet, dann sehen wir eine massive Diskrepanz, die uns auch medizinethisch im Sinne der »Nichtschädigung« aufhorchen lassen sollte.

Auch die eigene Befangenheit, als variables Prognosemerkmal, sollte hier berücksichtigt werden. Damit ist gemeint, dass jeder Therapeut und jede Therapeutin sich kritisch fragen soll, ob er oder sie tagesaktuell in der Lage ist (motivational, emotional und kognitiv) diesen Patienten mit diesem Thema behandeln zu können. Als am Leben beteiligte Individuen sind auch wir PsychotherapeutInnen vom Schicksal betroffen und erleben auch das, was unsere PatientInnen erleben, und leiden unter dem, worunter auch sie leiden. Die Universalität des Leidens (Yalom, 2016) sollte uns bewusst und stets zugänglich sein. Damit geht auch einher, dass wir bei bestimmten Themen und in bestimmten Lebensabschnitten nicht für jedes therapeutische Thema zugänglich bzw. nicht hilfreich sind. Wenn wir selbst von Verlust oder Todeserfahrungen betroffen sind, dann sollten wir uns fragen, ob wir für diesen Fall mit dem Thema Verlust und Tod die richtigen sind. Hier haben wir wieder eine Prinzipienkollision: die wirtschaftlichen Zwänge und das Prinzip der Nichtschädigung. Wieso Schädigung?

Weil wir bei uns betreffenden Inhalten und Lebenslagen nicht professionell, distanziert und neutral handeln können. Mitunter könnten wir eigene Wünsche und Bedürfnisse mit denen der PatientInnen verwechseln. Und im einfachsten Fall kann es sein, dass wir voller Kummer sind und keine emotionalen Kapazitäten haben, um einfach zuzuhören und etwas Hilfreiches zu antworten.

5 Gesellschaftlicher Wandel als Herausforderung für die psychotherapeutische Indikationsstellung

In den vorigen Kapiteln haben wir uns mit den theoretischen Grundlagen der Indikationsstellung befasst. In den nächsten beiden Kapiteln soll es zum einen um gesellschaftsrelevante Fragen hinsichtlich der Umsetzung der theoretischen Grundlagen und Aspekte gehen, zum anderen wird versucht, aktuelle und zukünftige gesellschaftliche Entwicklungen in den Indikationsprozess für ambulante Psychotherapie miteinzubeziehen. Dabei beziehe ich mich auf einige bereits bestehende Konzepte, wie den sozialpsychotherapeutischen und bedürfnisorientierten Einsatz (Nidotherapie) nach Peter Tyrer und Helen Tyrer (2021), krisenpsychologische und -psychotherapeutische Ansätze, gemeindepsychiatrische und sozialpsychiatrische Grundlagen bei der Versorgung von chronisch psychisch kranken Menschen sowie weitere Ansätze aus der ambulanten Versorgung psychisch Kranker, die gemeinsam mit weiteren psychosozialen Interventionen ein therapeutisches Gesamtbehandlungskonzept darstellen.

An dieser Stelle wird deutlich, dass wir uns weiter weg von der Richtlinienpsychotherapie bewegen. Dies ist zwangsläufig der Fall, denn die zukünftig sozial- und gesundheitspolitisch zu bewältigenden Versorgungsaufgaben werden in der gegenwärtigen Gestalt der Richtlinienpsychotherapie nicht berücksichtigt. Die Auseinandersetzung mit dem gesellschaftlichen und demografischen Wandel zwingt uns förmlich, andere Wege zu gehen, die kommenden Generationen von BehandlerInnen auf neue Dimensionen und psychosoziale Konstellationen vorzubereiten und uns mit vielleicht auch unangenehmen und beängstigenden Fragen zu konfrontieren.

Vom demografischen Wandel sind wir PsychotherapeutInnen doppelt betroffen. Genauso wie andere Vertragsarztgruppen erlebt unsere Berufsgruppe eine altersentsprechende Umstrukturierung bzw. wird diese erleben müssen. Im Jahr 2019 (KBV, 2020, zit. n. DPtV, »Report Psychotherapie 2021«) wiesen Kinder- und JugendlichenpsychotherapeutInnen das niedrigste Durchschnittsalter von 52,4 Jahren auf, gefolgt von den Psychologischen PsychotherapeutInnen (Durchschnittsalter 54,7 Jahre). Das höchste Durchschnittsalter wiesen die ärztlichen PsychotherapeutInnen (Durchschnittsalter 59,6 Jahre) auf. In allen drei Gruppen ist der Anteil der älteren Altersgruppen höher als der der jüngeren. Es ist somit zu erwarten, dass in den kommenden Jahren ein beträchtlicher Teil von niedergelassenen PsychotherapeutInnen in Rente gehen wird. Zwar nimmt die Zahl der AbsolventInnen der Psychotherapie laut »Report Psychotherapie 2021« kontinuierlich zu, die aktuellen Entwicklungen wurden in der neuen Ausbildungsreform jedoch nicht berücksichtigt. Es bleibt unklar, wie die weitere Finanzierung für den praktischen Teil (Behandlung von PatientInnen unter Supervision in Praxen oder anderen Gesundheitseinrichtungen) geregelt wird und ob sich in den nächsten Jahren eine ambulante Versorgungslücke ergibt.

Dieses Kapitel ließe sich auch mit »Indikationsstellung in der Psychotherapie: Gestern, heute und morgen« titulieren. Denn der Grundgedanke bleibt derselbe, genauso auch die Grundfrage: Wie kann eine durch die Solidargemeinschaft kassenfinanzierte Psychotherapie bei dem hier beschriebenen gesellschaftlichen Wandel und dazu parallel zunehmend eingeschränkten Ressourcen allen anspruchsberechtigten Personen (also per Gesetz als psychisch krank geltenden Personen, die im Sinne des SGB V leistungsberechtigt sind) gerecht werden? Und bei Ressourcenknappheit und zunehmender Zuspitzung gesellschaftlicher Umwälzungen: Wen behandeln wir und warum? Hinter der »Warum«-Frage verbergen sich die sozial- und medizinethischen Prinzipien sowie die sozialrechtlichen und formalen Aspekte, die wir in den vorigen Kapiteln beleuchtet haben. Auch die nachfolgenden Fragen wurden bereits angerissen: Kann es auch eine Triage für Psychotherapie geben? Wie würde diese aussehen? Können wir einer solchen Entwicklung vorbeugen? Wenn ja, wie?

Zugegebenermaßen ist die folgende Darstellung stark subjektiv gefärbt. Ich verfüge über keine Daten und Fakten, die zeigen, dass diese Auswahl an Themen bzw. Zielgruppen relevanter ist als andere. Es ist eher eine Darstellung, die auf meinen praktischen Erfahrungen in unterschiedlichen beruflichen Settings und durch meine langjährige psychotherapeutische und psychologische Arbeit mit Menschen aus bestimmten Lebenslagen und mit besonderen kulturellen Hintergründen basiert. Gleichzeitig ist es nicht völlig aus der Luft gegriffen: Wir erfahren täglich aus den sozialen Medien und Nachrichtenportalen, wie die Lage der Welt, der Menschheit und der

Erde ist. Und allen drei geht es alles andere als gut. Nicht alle Lebenslagen und soziopolitischen Gefahrenherde lassen sich durch psychotherapeutische Methoden, Expertise oder Interventionen »behandeln«. Es ist auch nicht die Ambition dieses Buches, sich dem gesellschaftlichen Wandel psychotherapeutisch anzunähern. Dennoch sind wir als Berufsgruppe, und ich konkretisiere noch weiter, die sich an der ambulanten psychotherapeutischen Regelversorgung beteiligt, mit aktuellen gesellschaftlichen Krisen und kollektiven Sorgen, Ängsten und Verstimmungen konfrontiert.

Bei meinen Ausführungen geht es also nicht um »allgemeine Psychotherapie«, die vielleicht auch im Rahmen von Selbstentfaltungsprogrammen und Selbstoptimierungs-Retreats zur Anwendung kommt. Es geht nicht, wie einige PolitikerInnen behaupten, um ein »Luxus-Angebot« der Krankenkassen, das nur denjenigen zuteilwird, die es eh nicht benötigen. Ich adressiere alle KollegInnen, die sich an der kassenfinanzierten Psychotherapie beteiligen, ob jetzt oder in Zukunft (sofern in der Zukunft so etwas ähnliches wie ambulante Psychotherapie existiert). Privatpraxen, die sich inhaltlich mit den gleichen Themen befassen, beziehe ich aufgrund der unterschiedlichen Rahmenbedingungen, die sich aus den sozial- und zulassungsrechtlichen Bestimmungen ergeben, nicht in meine Überlegungen mit ein. Selbstverständlich könnte man die gleiche Debatte mit »allgemeiner Anwendung von Psychotherapie« durchführen, denn solange dieses Fachgebiet als »Heilkunst« betrachtet wird, sind grundlegende Gedanken, die mit dem Heilungsauftrag verbunden sind, ähnlich.

Allerdings ist aufgrund der breiten ideologischen, methodischen und schulenspezifischen Vielfalt an psychotherapeutisch orientierten Angeboten eine eindeutige und einheitliche berufliche Identität, die den medizinischen Heilungsgedanken beinhaltet, nicht vorhanden. Nicht wie in der Organmedizin, wo es eine traditionelle Arzt-Patient-Beziehung gibt und wo eine gewachsene »ÄrztInnen-Identität« herrscht. Viele, die sich beruflich mit Psychotherapie befassen, identifizieren sich nicht unbedingt mit der Aufgabe, Menschen zu behandeln oder gar zu heilen. Psychotherapie ist zu vielschichtig, sodass sich dahinter die Identitäten von Beraterin, Coach, Begleiterin, Behandler u. v. m. verbergen können. Im Gegensatz zur Organmedizin ist die Heilung von störungswertigen Zuständen und die Linderung von Krankheitssymptomen nicht der einzige identitätsstiftende – hinsichtlich der beruflichen Identität – Aspekt bei PsychotherapeutInnen.

5.1 Spezielle Versorgungsthemen und ihre Relevanz für die Indikationsstellung

5.1.1 Long-/Post-Covid-Syndrom und postinfektiöse Syndrome

SARS-CoV-2 (severe acute respiratory syndrome coronavirus type 2) löste 2019 die Pandemie mit der Coronavirus-Krankheit (COVID-19) aus. Es entstand eine globale gesundheitliche und gesellschaftliche Krise mit hohem Ressourcenverbrauch und hinterließ uns auch Jahre danach eine Multi-System-Erkrankung mit einem heterogenen Beschwerde- und Beeinträchtigungsbild. Die Rede ist von Long-Covid oder Post-Covid, das Ähnlichkeiten mit anderen post-infektiösen Erkrankungen hat. Gemäß der S1-Leitlinie »Long/Post-Covid«[11] unter Federführung der Deutschen Gesellschaft für Pneumologie und Beatmungsmedizin e. V. und herausgegeben gemeinsam mit 35 weiteren medizinischen Fachverbänden

> »gibt es nach einer akuten SARS-CoV-2-Infektion Patient*innen mit anhaltenden Beschwerden, die ab einer Zeitspanne von vier Wochen nach Infektion als Long COVID oder post-akute Folgen von COVID-19 *(post-acute sequelae of COVID-19, PASC)* und bei Persistenz von mehr als zwölf Wochen (bei Kindern und Jugendlichen zwei Monaten) als Post-COVID-Syndrom (PCS) bezeichnet werden« (S1-Leitlinie »Long/Post-Covid«, S. 10).

Diese Definition verfolgt einen zeitlich deskriptiven Ansatz. Auf der einen Seite gibt es inzwischen eine Fülle an Studien bzw. Übersichtsarbeiten, die einerseits versuchen zu erklären, wie es zu den psychiatrisch-psychosomatischen Störungsmanifestationen und psychiatrischen Diagnosen durch SARS-CoV-2 kommt (Kubota et al., 2023; Wang et al., 2024; Dey & Bishayi, 2023; Petersen et al., 2023), auf der anderen Seite gibt es auch mehrere Metaanalysen, die von einer häufigen Persistenz von psychiatrischen und psychosomatischen Symptomen und Diagnosen nach mehr als sechs Monaten nach erfolgter Infektion berichten (z. B. Schou et al., 2021; Taquet, Dercon et al., 2021; Taquet, Geddes et al., 2021).

Zusätzlich zu den psychiatrisch-psychosomatischen Beeinträchtigungen als Symptomfolge einer Sars-CoV-2-Infektion (zu den sekundären psychi-

11 Siehe https://register.awmf.org/assets/guidelines/020-027l_S1_Long-Post-Covid_2024-06_1.pdf (13.03.2025).

schen Belastungen durch die primären Covid-19-Symptome komme ich nachfolgend noch) sind auch neurokognitive Beschwerden als Infektionsfolge bekannt (z. B. Alnefeesi et al., 2021; zur Rolle neuroinfektiologischer Mechanismen an der Dysfunktion der Blut-Hirn-Schranke siehe Chen et al., 2022; zu Gedächtnisstörungen siehe Hampshire et al., 2024). Ein erheblicher Anteil von Personen hat anhaltende Müdigkeit (Fatigue) und/ oder kognitive Beeinträchtigungen nach der Überwindung der akuten Phase von Covid-19 (Ceban et al., 2022). Die kognitiven Einschränkungen betreffen in der Regel Basisfunktionen, wie zum Beispiel Aufmerksamkeit, und Exekutivfunktionen. Ein Überblicksartikel über 3.500 Originalarbeiten hebt die hohe Häufigkeit kognitiver Beeinträchtigungen nach einer Covid-19-Infektion hervor. Allerdings konnte anhand der Daten aus den ausgewählten Studien nicht unterschieden werden, ob die festgestellten kognitiven Beeinträchtigungen einem leichten kognitiven Abbau oder einer Demenz entsprachen (Tavares-Júnior et al., 2022). In einer weiteren Metaanalyse, die den Gesamtscore des Montreal Cognitive Assessment (MoCA) aus 27 Studien mit 2.049 Personen untersuchte, wurden genesene Covid-19-PatientInnen mit gesunden Kontrollpersonen verglichen. Beeinträchtigungen der exekutiven Funktionen, der Aufmerksamkeit und des Gedächtnisses wurden bei Post-Covid-19-PatientInnen (7 Monate nach der akuten Infektionsphase) festgestellt (Crivelli et al., 2022). Eine Metaanalyse von 45 Studien mit fast 10.000 Teilnehmenden ergab, dass mehr als 70 % mindestens von einem Symptom berichteten, das länger als zwei Monate nach der Infektion anhielt, wobei kognitive Beeinträchtigungen 25 % der Menschen betrafen, selbst diejenigen, die eine milde SARS-CoV-2-Infektion hatten (Nasserie et al., 2021). Kognitive Beeinträchtigungen scheinen lange nach Covid-19 anzuhalten. Eine Untersuchung von Personen (154.068 mit Covid-19 diagnostiziert von März 2020 bis Januar 2021) in der nationalen Gesundheitsdatenbank der US-VeteranInnenbehörde zeigte ein erhöhtes Risiko für kognitive und Gedächtnisstörungen (*Hazard Ratio* 1,77) sowie für die Diagnose der Alzheimer-Krankheit (*Hazard Ratio* 2,03) in den 12 Monaten nach einer akuten SARS-CoV-2-Infektion (Xu et al., 2022).

In einer aktuellen Studie wurden die Langzeitfolgen von Covid-19 zwei und drei Jahre nach einer stationären Krankenhausbehandlung in Großbritannien untersucht (Taquet et al., 2024). Laut den Ergebnissen gibt es eine große Gruppe von Menschen, die nach einer schweren Covid-19-Infektion aus diesem Zustand nicht mehr herausfindet. Bei ihnen nehmen die psychischen Beschwerden über zwei bis drei Jahre hinweg sogar noch zu, und ein Teil entwickelt einen zunehmenden kognitiven Abbau.

Betrachtet man die Symptomatik und das subjektive Beschwerdebild, mit dem sich PatientInnen mit Long-/Post-Covid in der psychotherapeutischen Praxis vorstellen, so kann das doch sehr heterogen sein. Nach dem Abklingen der gesundheitspolitischen und gesellschaftlichen Einschränkungen infolge der Pandemie befasste ich mich eingehend mit dem Störungsbild – vor allem mit den Symptomen, die PatientInnen dazu bewegen, psychotherapeutische oder neuropsychologische Hilfe in Anspruch zu nehmen. Durch meine Arbeitsschwerpunkte »Schmerzpsychotherapie« und »Psychotraumatologie« und meine Kooperation mit dem regionalen Schmerzzentrum vor Ort hatte ich relativ viel Kontakt mit PatientInnen mit unterschiedlichen post-infektiösen Symptommanifestationen. Zudem bot ich verschiedenen ortansässigen Hausarztpraxen an, PatientInnen mit Covid-19-Beeinträchtigungen neuropsychologisch und psychometrisch zu untersuchen.

Für PatientInnen mit neuropsychiatrischen Symptomen oder psychiatrisch-psychosomatischen Beschwerden infolge einer Sars-CoV-2-Infektion mit unterschiedlich betroffenen Organsystemen (respiratorisch-kardiologisches System, neurologische Symptomatik, Fatigue, Belastungsintoleranz, neurokognitive Beeinträchtigungen) finden wir eine entsprechende ICD-10/11- bzw. DSM-5-gültige Diagnose, die eine ambulante ärztliche bzw. psychotherapeutische Versorgung sozialrechtlich ermöglicht. PatientInnen mit primär vegetativ-respiratorischem, neurologischem, kardiologischem Beschwerdebild blieben jedoch »auf der Strecke«. Auch die kognitiven Beeinträchtigungen sind sehr eindeutig von denen, die man im Rahmen einer Depression sieht, zu unterscheiden (Grobholz, 2023). Und trotzdem kommen die – meist sehr verzweifelten – PatientInnen in die Praxis mit einem Überweisungsschein und der Diagnose »Depression« oder »Erschöpfungsdepression«. Mal wird die Post-Covid-Symptomatik nicht ernst genommen oder gar nicht erwähnt, möglicherweise auch nur in einem Nebensatz. Mal wird den PatientInnen hartnäckig suggeriert, sie seien noch zusätzlich depressiv. Und zwar nicht aufgrund eines klinischen Befundes, sondern aufgrund der Symptome (eine Symptomatik, die nicht besser wird und im regulären Blutlabor nicht sichtbar ist).

Viele dieser PatientInnen haben versucht, mit der Arbeit wieder anzufangen und entsprechend BEM-Maßnahmen in Anspruch genommen (BEM = Betriebliches Eingliederungsmanagement, also Wiedereingliederung in den bisherigen Beruf). Bei der Mehrzahl wurde die Maßnahme unterbrochen oder sie wurden erneut krankgeschrieben. Die fluktuierende Symptomatik und die belastungsabhängige Leistungsbeeinträchtigung sind sozial- und arbeitsmedizinisch schwer integrierbar. Die Patienten gehen üblicherweise zum Hausarzt und berichten – mal unter Tränen, mal emotional erschöpft und indifferent – von ihrer Unfähigkeit, wieder »normal« zu arbeiten. Von der Auslastung und Belastung der Praxis bzw. des ärztlichen Kollegen, vielleicht auch von seinem individuellen Akzeptanzgrad für postinfektiöses Geschehen hängt der weitere Behandlungsverlauf ab.

PatientInnen, die mit einer vermeintlichen Depressionsdiagnose in die psychotherapeutische Praxis kommen, sind einfach froh, wenn man ihnen genau zuhört. In allen Fällen mit fehlender psychiatrischer Symptomatik kann ich nur eine Ausschlussdiagnose ausstellen. Danach befinde ich mich in einem Dilemma: Ausschluss heißt auch keine Psychotherapie! Was soll therapiert werden? Die nachvollziehbare Verzweiflung, dass der Hausarzt einem nicht glaubt? Und dass der Arbeitsplatz gefährdet ist und somit vielleicht auch die eigene finanzielle Existenz bedroht wird? Die PatientInnen leiden an der naturgemäß sehr unangenehmen Situation. Sie müssen täglich mit den neuen Einschränkungen kämpfen. Viele haben diese auch teilweise akzeptiert. Aber dann treten weitere Komplikationen auf, die eine Integration ins alte Leben bzw. eine Rehabilitation deutlich erschweren.

Für viele ist nur eine – wenn auch sehr absurde – Lösung denkbar: sich mit der Depressionsdiagnose zufrieden zu geben und eine Psychotherapie anzufangen. Dass diese Therapie aus rein ethischen Gründen nicht beginnen darf, sollte eigentlich an der Stelle klar sein. Es fehlen die Symptome, die eine Diagnose wie Depression rechtfertigen könnten. Diagnosen sind wie Waffen, sie können viel Schaden anrichten. Mit Diagnosen, vor allem mit psychiatrischen, sollte man daher sehr sparsam und sorgfältig umgehen. Keine psychiatrische Diagnose sollte aus Verzweiflung oder als »Notlösung« gestellt werden. Und bevor dies geschieht, sollten die Betroffenen ausführlich darüber aufgeklärt werden. Keine Diagnose sollte den PatientInnen zuliebe gestellt werden. Die Problematik hierbei ist, dass die PatientInnen nicht ohne Weiteres den Hausarzt wechseln können. Problematisch wird es, wenn dieser eine Krankschreibung verweigert mit der Begründung, der Patient sei nicht krank oder die Patientin brauche eine Psychotherapie. Selbst wenn ein Wechsel gelingt, schwebt die Verdachtsdiagnose »Depression« weiterhin über den Betroffenen wie ein Damoklesschwert.

Was wäre hier zu tun? Zunächst sollte ein psychotherapeutischer Befundbericht erstellt werden, eventuell mit psychometrischer Testung, wenn kognitive Defizite vorhanden sind und weiteren objektiven Daten und einem psychischen Befund. Wenn alle Befunde einschließlich Exploration und anamnestische Daten blande sind, ist keine Diagnose zu vergeben. Wie gesagt: Ausschluss von X ist auch eine Diagnose! Im Anschluss wird der Befundbericht an den Hausarzt geschickt oder der Psychotherapeut telefoniert direkt mit der Praxis. Wenn das nicht hilft, sollte die Patientenautonomie gestärkt bzw. respektiert werden: Was wünscht sich der Betroffene? Lässt sich das in Interventionen gemäß Richtlinienpsychotherapie übersetzen? Liegen realistische und erreichbare Therapieziele vor, die mit psychologischen Mitteln erreichbar wären? Leidet der Patient in so einem Ausmaß unter dem Geschehen, dass es störungswertig ist? Und liegt überhaupt eine psychische Störung vor?

Wie zuvor erläutert, kann man eine Untergruppe von PCS-PatientInnen identifizieren, die sehr stark unter den neurokognitiven Beeinträchtigungen infolge der Covid-19-Erkrankung leidet. In diesen Fällen kann die Diagnose »leichte kognitive Störung (ICD-10: F06.7)« – bei objektivem Vorliegen kognitiver Beeinträchtigung – gestellt werden. Indiziert wäre eine ambulante neuropsychologische Behandlung. Niedergelassene KollegInnen mit neuropsychologischer Expertise und Abrechnungsgenehmigung vor allem in ländlichen Regionen sind jedoch eher eine Mangelware.

Bei einigen PatientInnen könnte sich eine Anpassungsstörung feststellen lassen. Hier wären die Rahmenbedingungen einer Akutbehandlung sehr hilfreich, auch wenn es keine akute Indikation ist, da die Sitzungen gut teilbar sind. Viele PatientInnen mit PCS haben Schwierigkeiten bei der Aufrechterhaltung der Aufmerksamkeit (Daueraufmerksamkeitsdefizit), und deshalb wären Einheiten von 25 Minuten sinnvoll und zweckmäßig. In solchen Kontexten empfiehlt es sich, mit den PatientInnen sozialmedizinische Maßnahmen zu besprechen. Hierzu eine kurze Erläuterung: Seit 2023 gilt in einigen Weiterbildungsordnungen der Landespsychotherapeutenkammern die Weiterbildung »Sozialmedizin«. Das ist eine sehr wertvolle Ergänzung zum psychotherapeutischen Wissensrepertoire. Fast alle Störungsbilder des § 27 Abs. 2 lassen sich gut durch sozialmedizinische Maßnahmen, die durch die behandelnde Psychotherapeutin veranlasst oder begleitet werden, umsetzen.

Aufgrund der besprochenen gesellschaftlichen Situation – die Post-Covid-Ära – wäre eine Ergänzung des § 27 Abs. 2 in der Psychotherapie-Richtlinie sinnvoll. Letztere sollte erweitert werden für den Bereich der postinfektiösen oder ähnlichen Erkrankungen, sodass auch hier die Psychotherapie gemäß Richtlinie eingesetzt werden kann. Eine Erweiterung bedeutet konkret die Aufnahme einer neuen Störungskategorie in die Psychotherapie-Richtlinie mit der Überschrift »Verhaltens-, emotionale und neurokognitive Störungen im Rahmen von postinfektiösen Erkrankungen«. Prinzipiell findet die Psychotherapie-Richtlinie auch Anwendung bei postinfektiösen Erkrankungen, allerdings unter der Prämisse, dass die dargestellte Symptomatik die Kriterien einer im § 27 Abs. 1 aufgelisteten Störungskategorie erfüllt, zum Beispiel affektive Störungen oder Angststörungen. Zukünftig wäre eine Erweiterung um organische Störungsbilder, die psychotherapeutische und sozialmedizinische Expertise benötigen, zielführend. Entsprechende Behandlungsziele bei solchen komplexen Störungsfällen könnten sein:

- Belastungssteigerung im Alltag
- Leistungsbeurteilung gemäß dem zuletzt ausgeübten Beruf
- Planung und Umsetzung von medizinischen und beruflichen Integrationsmaßnahmen
- Verbesserung der Akzeptanz des aktuellen Leistungsniveaus
- Wert-Ziel-Klärung u. v. m.

PatientInnen, die aktuell keine F-Diagnose erfüllen, sollten konsequent »Ausschluss von« erhalten. Vielleicht hilft dies auch bei der Entstigmatisierung des PCS-Bildes.

5.1.2 Menschen mit Fluchterfahrungen (aus Krisen- und Kriegsgebieten)

Auf das Thema »Psychotherapie mit Menschen mit Fluchterfahrungen« bin ich schon an früherer Stelle eingegangen. Die Problematik, die mit diesem Thema aus versorgungspsychotherapeutischer Sicht – nicht inhaltlicher – einhergeht, lässt sich unter »schlechte Rahmenbedingungen« subsumieren. Die in den Ausbildungsinstituten bislang und wahrscheinlich auch die künftig nach dem Psychotherapeutenausbildungsreformgesetz an Universitäten gelehrte »Psychotherapie« ist nach westlichen Maßstäben und ideologischen Vorstellungen von »Krank- bzw. Gesund-Sein« konzipiert. Viele Faktoren der zeitgenössischen Psychotherapie sind daher für Menschen aus anderen Kulturkreisen sehr fremd. Erschwerend kommen bei Menschen mit traumatisierenden Erfahrungen noch Besonderheiten des Erlebens und Verhaltens hinzu. Hier sollen PsychotherapeutInnen immer kulturspezifische Besonderheiten der Symptomdarstellung, des Umgangs mit der Belastung und das Inanspruchnahmeverhalten berücksichtigen (Machleidt & Heinz, 2010; Erim, 2023).

Zu den Rahmenbedingungen zählt die konkrete Therapiesituation mit ihren unterschiedlichen Gestaltungsmöglichkeiten. Eine psychotherapeutische Gesprächssituation beinhaltet verschiedene Elemente, die nicht in jedem Kulturkreis geläufig sind. Zum Beispiel ist das Sich-gegenüber-Sitzen, das Stellen von Explorationsfragen und je nach Psychotherapieverfahren das Therapeutenverhalten (von zurückhaltend, abwartend in psychodynamischen Verfahren bis hin zu aktiv, konfrontativ in systemischer Therapie und auch KVT) für Menschen aus anderen Kulturkreisen befremdlich oder sogar irritierend. Diese Variabilität mag zum Beispiel jemanden aus einem arabischen Kulturkreis verwirren, da ein entsprechendes Äquivalent in den Heimatländern nicht existiert. Die ärztliche Heilkunst ist in der Hinsicht deutlich anders, jeder kann sich etwas unter dem Begriff »Arzt« vorstellen. Dass im ärztlichen Bereich keine unterschiedlichen »Therapieschulen« nebeneinander existieren, erschwert die Transferleistung auf die Psychotherapie.

Durch meine langjährige Erfahrung mit Menschen aus dem arabischen Kulturraum weiß ich, dass die Anfragen auf einen Psychotherapieplatz oft sehr »medizinlastig« sind. Die PatientInnen erwarten ein Gespräch mit einem Arzt, der ihnen genau sagt, was sie haben – ohne Fragen zu stellen und ohne lange mit ihnen zu reden –, und der auch gleichzeitig die Fähigkeit hat, mit schnell wirksamen Mitteln Erleichterung oder Entlastung herbeizuführen. Oft wiederholt sich die Behandlungssituation: »Und Herr Doktor, was sagen Sie dazu? Was ist es? Hätten Sie etwas dagegen?« Die Vorstellung von einem therapeutischen Prozess mit mehreren und regelmäßigen Sitzungen bleibt den individuellen PatientInnenerwartungen fern.

Bei den meisten Anfragen sind sozialarbeiterische Aufträge mitenthalten, auch wenn die AnmelderInnen (SozialarbeiterInnen oder Personen in der Stadtverwaltung) dies nicht direkt kommunizieren, geschweige denn eine entsprechende Umsetzung beabsichtigen.

Da die Amtssprache Deutsch ist (gemäß § 19 Abs. 1 SGB X) und laut Rechtsprechung kein Anspruch auf eine muttersprachige Psychotherapie besteht (dem Urteil vom 6. Februar 2008 zufolge, Az.: B 6 KA 40/06 R, siehe auch Berner, 2008), steht die Frage nach der Finanzierung von Dolmetscherkosten immer im Vordergrund. Es sei denn, die PsychotherapeutInnen beherrschen die Sprache der Anfragenden. In so einem Fall sollte jeder für sich prüfen, wie sinnvoll es ist, eine Psychotherapie gänzlich in eine Fremdsprache zu übersetzen. Was würde das auch für die Integrationsbemühungen des Patienten bedeuten? Wie viel Aufwand für Vor- und Nachbereitung bedeutet das für die Psychotherapeutin? In welcher Sprache würde die Dokumentation laufen? Wie sieht es mit der Beschaffung und dem Einsatz von Testmaterial in der entsprechenden Muttersprache des Patienten aus? Die Aufklärung und die Psychoedukation sollten auch in die Muttersprache des Patienten übersetzt werden. Je nach Sprache finden sich möglicherweise entsprechende Übersetzungen im Internet (mittlerweile gibt es einige Seiten, die psychoedukative Faktenblätter in unterschiedlichen Fremdsprachen kostenlos anbieten)[12].

Zur Erinnerung: keine Behandlung ohne *informed consent*. Und diese ist nur möglich, wenn der Patient die Ausführungen der Psychotherapeutin sicher verstanden hat. Wurden alle datenschutzrechtlichen und Aufklärungsunterlagen in Fremdsprachen übersetzt? Versteht der Patient, was Schweigepflichtentbindung bedeutet und was die Grenzen der Verschwiegenheit sind?

Ab und zu erscheinen ÄrztInnen in den regionalen oder auch überregionalen Nachrichten und machen damit Schlagzeilen, dass sie nur deutschsprachige PatientInnen behandeln oder solche, die einen Dolmetscher mitbringen. PatientInnen, die kein Deutsch sprechen und keine Übersetzungsmöglichkeiten zur Verfügung stellen können, wird die ärztliche Behandlung verweigert. Auch wenn dies eine drastische Maßnahme ist (ausgenommen davon sind natürlich ärztliche Notfälle), der Hintergrund ist die Wahrung der Patientenautonomie, da in so einem Fall eine ausreichende Aufklärung nicht möglich ist. Und ohne Einwilligung in ärztliche Behandlungsmaßnahmen handelt es sich formal-rechtlich um Körperverletzung (Ulsenheimer, 2015).

Berücksichtigt man auch die Vernetzungsarbeit, die erforderlich wäre, um zum Beispiel eine traumatisierte Patientin zu behandeln, dann stellt sich auch hier wieder die Frage nach der »Gerechtigkeit«: Ist es gerecht, wenn für eine Patientin die Zeit von zwei PatientInnen benötigt wird? Gleichzeitig muss die Frage gestellt werden: Ist es der Patientin zuzumuten, keine Therapie zu erhalten? Es gibt hier kein richtig und kein falsch

12 https://www.rcpsych.ac.uk/mental-health/translations (13.03.2025).

und auch keine fertigen Antworten. Es handelt sich wie immer bei solchen medizinethischen Fragestellungen um Einzelfallentscheidungen mit entsprechender Güterabwägung auf verschiedenen Ebenen: berufsrechtlich, ethisch und psychotherapeutisch.

Gleichzeitig sollte der – vielleicht subjektiv wahrgenommene – Trend aufgehalten werden, PsychotherapeutInnen als »AgentInnen« der Strafverfolgungsbehörden einzusetzen. Gewaltverbrechen und terroristische Anschläge ausgeübt durch Menschen mit Migrationshintergrund oder genauer gesagt, durch Personen mit ungeklärtem Aufenthaltsstatus bzw. mit bereits vorliegender Ausweisungsverfügung, erschüttern die gesellschaftliche Ordnung. Die Erwartung, durch Psychotherapie im Vorfeld solche Personen »unschädlich« zu machen, ist eine irreführende und naive Vorstellung.

Zusammenfassend kann festgehalten werden, dass die aktuellen Rahmenbedingungen der Psychotherapieversorgung im ambulanten Setting einer komplexen Behandlung von Menschen mit Fluchterfahrungen und weiteren sozioökonomischen Bedürfnissen nicht gerecht werden. Es werden niederschwellige Angebote in Form von psychosozialer Begleitung und Unterstützung benötigt. Auch ein gestuftes Vorgehen mit »Psychotherapie« als Teil einer vielfältigen Unterstützungskette könnte sinnvoll sein. Hier wäre der Verweis auf Medizinische Versorgungszentren (MVZ) oder Ambulanzen für Menschen mit Fluchterfahrungen an größeren Universitätskliniken oder Flüchtlingshilfsorganisationen, die sich um die psychosoziale Versorgung kümmern, zielführend. Gleichzeitig würde man jedoch den Menschen in ländlichen Regionen nicht gerecht.

5.1.3 Klimaangst und globale Krisen

Durch die Extremwetterphänomene in den letzten Jahren und die Hochwasserereignisse hierzulande ist die globale Klimakrise mehr in unser Bewusstsein gerückt. Auch wenn nicht alle von klimabedingten Veränderungen und Umwälzungen direkt persönlich betroffen sind, löst die weltweite Berichterstattung über Klimaveränderungen sehr gemischte Gefühle bei unterschiedlichen Personengruppen aus. Unzählige wissenschaftliche Artikel in den letzten Jahren haben die Wirkung von Dürren, Hitzerekorden, Ernteeinbußen und ihre Auswirkungen auf Körper, Psyche und unser Ökosystem untersucht (z. B. Nikendei et al., 2020; Pascual et al., 2022; Massazza et al., 2022). Die Klimaveränderungen können sehr unterschiedliche Auswirkungen auf den Körper und die Psyche haben. Dies erstreckt sich vom grundlegenden physiologischen Stress durch Hitzewellen und erhöhte Temperaturen und deren Auswirkungen auf lebende Organismen (Rensing et al., 2005) bis zur Einschränkung in der botanischen Vielfalt mit ökologischen Folgen für ganze Biotope (Romanello et al., 2022).

Eine direkte Konfrontation mit Naturkatastrophen, wie die Flutkatastrophe im Ahrtal im Juli 2021, kann von stressbezogenen Reaktionen bis hin zu einer Traumafolgestörung oder posttraumatischer Belastungsstörung führen. Die aktuelle Diskussion um die psychischen Folgen der Klimakrise bezieht sich nicht auf die direkten Konsequenzen einer Hochwasser- bzw. Katastrophenkonfrontation. Das Thema wird sehr emotionalisiert diskutiert, auch durch Menschen, die selbst keine direkten Berührungspunkte mit den Ereignissen hatten.

Es gibt weltweit Berichte über neue psychische Phänomene wie Klimaangst (Clayton, 2020; Hajek & König, 2022) und Klima-Ärger bzw. andere klimabezogene Emotionen (Seth et al., 2023; Ramadan et al., 2023), die zunehmend Thema auch in der Psychotherapie sind (Klein, 2024; van Bronswijk & Hausmann, 2022).

Neben der Klimakrise mit ihren Auswirkungen gibt es weitere multiple Krisen und Horrorszenarien, die uns in den letzten Jahren zunehmend deutlicher begleiten: die Covid-19-Pandemie im Jahr 2019, der Ukraine-Krieg und immer wieder dabei klimabezogene Herausforderungen, Artensterben, gesellschaftliche Umwälzungen und Bedrohung der demokratischen und rechtsstaatlichen Grundordnung durch rechts- und linksradikale Ideologie und islamistischen Terrorismus. »Wie kann man da noch zuversichtlich sein?« Das ist eine Aussage eines jungen Patienten, die stellvertretend ist für viele ähnliche Aussagen und Haltungen, die PatientInnen in die Psychotherapie mitbringen.

Die Menschen können sich durch unterschiedliche Aspekte der globalen Krisen belastet fühlen:

- Covid-19: die Gefahr vor Ansteckung und die Angst vor der Konfrontation mit einem langen und quälenden Krankheitsprozess mit – damals – unbekanntem Ausgang,
- Ukraine-Krieg: Assoziationen mit einem dritten Weltkrieg und einer globalen atomaren Zerstörung,
- Klimakrise: für viele nicht spürbar oder alternativ interpretierbar (»Der Sommer war schon immer so!«), Nahrungsmittelknappheit,

Artensterben und das Gefühl, dass die Erde nicht mehr lange »mitmacht«.

Alle Themenkomplexe berühren existenzielle Bedürfnisse und machen uns sehr deutlich, wie verletzlich wir doch sind. Dieses Grundgefühl kann sehr heterogene, individuelle Reaktionen bei Menschen hervorrufen.

Auch wenn das Thema Klimakrise sehr aktuell und von enormer gesellschaftlicher und gesundheitspolitischer Bedeutung ist – wie zum Beispiel die Forderung »Klimaschutz umsetzen und psychischen Gefährdungen begegnen« der Bundespsychotherapeutenkammer im November 2022 auf dem 41. Psychotherapeutentag in Berlin zeigt –, würde es den Umfang dieses Buchs übersteigen, an dieser Stelle noch näher darauf einzugehen. Ich verweise stattdessen exemplarisch und selektiv auf die entsprechenden Literaturangaben (z. B. van Bronswijk & Hausmann, 2022; Dohm et al., 2021; Chmielewski, 2023).

Wie bei den vorangegangenen Abschnitten würde ich mich auch hier gerne mit der inhaltlichen Geeignetheit des Themas hinsichtlich einer Behandlung im Rahmen der Richtlinienpsychotherapie befassen. Da jedoch weder der Begriff »Klima-Angst« oder klimabezogene Ängste und Sorgen noch andere krisenrelevante psychische Phänomene unserer Zeit in die aktuellen internationalen Klassifikationssysteme ICD und DSM aufgenommen wurden, wäre das nicht zielführend. Auch wenn die Begriffe eine psychische Belastung suggerieren, handelt es sich nicht um behandlungsbedürftige Störungsbilder, da diese eine normale Reaktion auf eine globale Krisensituation darstellen. Wir befinden uns also wieder im Bereich der normalpsychologischen Verhaltensweisen. Würde die Besorgnis über den Zustand der Welt sich verstärken, und vielleicht noch weitere Themen hinzukommen mit Schwerpunkt »Sich-Sorgen« und Gedankenkreisen mit einigen somatischen Symptomen wie Muskelverspannung, Kopfschmerzen etc., dann könnte es sein, dass die Kriterien einer generalisierten Angststörung nach ICD-10: F41.1 erfüllt sind.

Die bloße Besorgnis und Angst um gegenwärtiges Geschehen auf der Welt gehört also nicht in den Behandlungskatalog der Richtlinienpsychotherapie. Das bedeutet jedoch nicht, dass es kein Gegenstand der Psychotherapie sein sollte. Wie erwähnt, befassen sich KollegInnen mit dem Umgang mit und der Haltung bei Ängsten und Sorgen mit Bezug zu globalem Geschehen. Dies findet jedoch im Rahmen eines gesamttherapeutischen Behandlungskonzepts statt, nicht ausschließlich für dieses eine Beschwerdebild.

Gleichzeitig kann es in Zukunft neue Diagnosekategorien geben bzw. zu den internationalen Klassifikationssystemen hinzugefügt werden. In dem Fall wären die entsprechenden Diagnosen auch Gegenstand der Richtlinienpsychotherapie. Diagnosen sind auch ein Spiegel des Zeitgeists. Das ist gut – aber auch beängstigend.

5.1.4 Einsamkeit und andere unangenehme Zustände

> »Menschen können auf verschiedene Weise einen Mangel an sozialer Verbundenheit erfahren, auch wenn dies in der wissenschaftlichen Forschung oft durch die Messung von Einsamkeit und sozialer Isolation veranschaulicht wird. Soziale Isolation und Einsamkeit sind miteinander verbunden, aber nicht dasselbe. Soziale Isolation bedeutet objektiv, wenige soziale Beziehungen, soziale Rollen, Gruppenmitgliedschaften und seltene soziale Interaktionen zu haben. Einsamkeit hingegen ist ein subjektiver innerer Zustand. Es ist die belastende Erfahrung, die aus wahrgenommener Isolation oder einem ungedeckten Bedürfnis zwischen den bevorzugten und tatsächlichen Erfahrungen einer Person resultiert.«[13]

Die sind die Einführungsworte des Sanitätsinspekteurs der Vereinigten Staaten Dr. Murthy im Jahre 2023. Die Auswirkungen von Einsamkeit sind ein zentrales Thema in den letzten Jahren und in verschiedenen Ländern – hier USA als Beispiel. Der US-Gesundheitsbeauftragte forderte in seinem Bericht mehr Einsatz gegen soziale Isolation und Einsamkeit.

Nach Krieger und Seewer (2022) tritt Einsamkeit meist auf, wenn eine Person die schmerzhafte Erfahrung macht, dass ihr momentanes soziales Umfeld nicht ausreicht, um ihr Bedürfnis nach Bindung zu befriedigen. Von dieser subjektiv wahrgenommenen sozialen Isolation sei die objektive soziale Isolation abzugrenzen. Damit sei die objektive Abwesenheit von Bezugspersonen gemeint. Zudem wird das Konstrukt »Einsamkeit« von »Alleinsein« abgegrenzt. Demnach sei Alleinsein ein objektiver Zustand und in vielen Fällen sei dieser bewusst gewählt. Die beiden AutorInnen stellen auch fest, dass die Qualität und die Wahrnehmung von sozialen Be-

13 https://www.hhs.gov/sites/default/files/surgeon-general-social-connection-advisory.pdf (13.03.2025).

ziehungen einen größeren Einfluss auf das Einsamkeitserleben hätten als die absolute Anzahl von Beziehungen.

Auch hierzulande machten einige Parteien auf das Thema »Einsamkeit« und »Soziale Isolation« aufmerksam. In NRW befasste sich die Landesregierung im Rahmen einer Enquetekommission mit dem Thema Einsamkeit und richtete eine Stabsstelle »Demografischer Wandel und Einsamkeit« mit zwei Vollzeitstellen ein. Der Präsident der Bundesärztekammer (BÄK), Klaus Reinhardt (im Jahr 2023), sah in niedrigschwelligen Maßnahmen eine Lösung für dieses gesellschaftliche Problem. Die Daten zeigen (Steinmayr et al., 2024), dass nicht nur ältere Menschen von Einsamkeit betroffen sind. Insbesondere Kinder und Jugendliche berichten immer wieder von Einsamkeitsphasen.

Ältere PatientInnen sind öfter von Einsamkeit betroffen, was sich in der Häufigkeit der psychotherapeutischen Inanspruchnahme zeigt. Nach Exploration und Rückmeldung der diagnostischen Einschätzung folgt in solchen Fällen die Aussage: »Wenn es mir gut geht, warum sitze ich bei Ihnen?« als Reaktion auf die Feststellung, dass die Stimmung nachvollziehbarerweise gedrückt ist (wegen eines bestimmten Auslösers), es sich allerdings nicht um eine Depression handelt. Einsamkeit ohne weitere psychopathologische Komplikationen hat keinen Störungswert und kann daher mit den geltenden Rahmenbedingungen in der ambulanten Psychotherapie nicht behandelt werden. Allerdings kann Einsamkeit häufig eine Ursache, ein Begleitsymptom oder eine Konsequenz einer psychischen Störung sein. Krieger und Seewer (2022) sehen darin deshalb ein transdiagnostisches Konstrukt, das parallel zu einer Reihe von psychischen Störungen auftreten sowie diese verursachen und verschlimmern kann.

Eine Psychotherapie ist keine Lösung für ein gesellschaftliches Problem, das mit zunehmenden Veränderungen der Weltsituation und damit einhergehenden Folgen für die einzelnen Personen zusammenhängt. Deshalb sollte auf gesellschaftlich-politischer Ebene an Interventions- und vor allem Präventionsmaßnahmen gegen »Einsamkeit« gearbeitet werden. Dies betrifft in erster Linie Einsamkeitsphänomene, die alleine und ohne weitere psychopathologische Symptomatik auftreten, und somit außerhalb des ambulanten und generellen Gesundheitsversorgungsanspruchs liegen.

Lobenswerte Lösungsansätze wie der »Zuhör-Kiosk« in der U2-Bahnstation Emilienstraße in Hamburg können kurzfristig Entlastung anbieten – wenn auch nicht das Problem an der Wurzel behandeln. Viele Bundesländer haben ebenfalls Initiativen gegen Einsamkeit gestartet.[14]

Im Jahr 2018 wurde in Großbritannien das Ministerium für Sport, Zivilgesellschaft und Einsamkeit gegründet mit dem Ziel, besonders vulnerablen Gruppen, wie z. B. ältere Menschen, soziale Teilhabe zu vermitteln, Aktivitäten in der Gesellschaft anzubieten, sinnvolle Beschäftigungen und Aufgaben in der Sozialgemeinschaft zu finden und somit die Einsamkeit und Leere zu verdrängen. An dem Beispiel lässt sich zeigen, dass psychologische Gesellschaftsphänomene, mit denen wir in den nächsten Jahren mehr konfrontiert sein werden, auch gesellschaftlich und politisch angegangen werden sollten und nicht pathologisiert und stigmatisiert durch die Vergabe von Diagnosen.

In diesem Zusammenhang möchte ich noch einen weiteren unangenehmen psychomentalen Zustand erläutern, der zunehmend Anlass für psychotherapeutische, psychiatrische, neurologische oder hausärztliche Vorstellungen und Konsultationen ist: Hochsensibilität oder auch manchmal als Hochsensitivität bezeichnet (z. B. Krampe & van Randenborgh, 2023). Hinter diesem Konzept verbirgt sich die Fähigkeit, Umweltreize intensiver wahrzunehmen und auch zu verarbeiten. Diese Fähigkeit wird als angeboren angesehen und beeinflusst verschiedene Ebenen des Erlebens und Verhaltens (Acevedo et al., 2014). Im Englischen wird dieses Konstrukt als *sensory processing sensitivity* oder auch *environmental sensitivity* bezeichnet. Das Konzept findet Anwendung sowohl im klinischen als auch nicht-klinischen Bereich. Nicht-klinisch bedeutet: fern von Psychopathologie, als Persönlichkeitsmerkmal. Allerdings lässt sich dieses Konzept – wie Einsamkeit – auch als nicht-spezifisches transdiagnostisches Konstrukt feststellen, das eine moderierende Rolle bei einer Vielzahl von psychischen Störungen spielen kann (van den Boogert et al., 2022). Hochsensibilität kann eine Bereicherung für Betroffene sein – sie ist mit hoher Kreativität assoziiert –, sie kann jedoch auch mit psychischer Belastung verbunden sein. Aufgrund der symptomatischen Überlappung mit psychischen Störungen (für eine Übersicht siehe z. B. Krampe & van Randenborgh, 2023) ist eine genaue differenzialdiagnostische Beurteilung sehr wichtig. Nur die Behauptung, man sei hochsensibel, ohne eine nach-

14 Siehe zum Beispiel https://kompetenznetz-einsamkeit.de/angebote/angebote-fuer-betroffene#ichBinEinAnkerzwei (24.08.2024).

weisbare Funktionsbeeinträchtigung und diagnostizierbare psychische Störung, rechtfertigt keine Psychotherapie.

Zusammenfassend sind monosymptomatische Gesellschaftsphänomene keine Indikation für eine Richtlinienpsychotherapie – auch wenn diese Themen uns in Zukunft viel öfter beschäftigen werden. Sie sollten daher durch sozial- und gesellschaftspolitische Lösungsansätze, die Auswirkungen auf das soziale Miteinander haben und eine Wirkung auf soziale und sozioökonomische Strukturen entfalten, angegangen werden. Psychotherapie ist hierfür nicht die Lösung und sollte für gesellschaftliche und gesundheitspolitische Missstände nicht herhalten.

5.1.5 Beschwerdebilder des Älterwerdens – Geriatrische Psychotherapie

Laut Statistischem Bundesamt lebten in Deutschland im Jahr 2022 18,7 Millionen Menschen im Alter von 65 Jahren und älter.[15] In der Pressemitteilung Nr. 124 vom 30. März 2023 teilt das Statistische Bundesamt mit, dass 1,8 Millionen mehr Pflegebedürftige bis zum Jahr 2055 zu erwarten seien (Pflegevorausberechnung):

> »Die Zahl der pflegebedürftigen Menschen in Deutschland wird allein durch die zunehmende Alterung bis 2055 um 37 % zunehmen. Laut den Ergebnissen der Pflegevorausberechnung des Statistischen Bundesamtes (Destatis) wird ihre Zahl von rund 5,0 Millionen Ende 2021 auf etwa 6,8 Millionen im Jahr 2055 ansteigen. Dabei werden bereits 2035 etwa 5,6 Millionen (+14 %) erreicht.«[16]

Dass ältere PatientInnen aufgrund von historischen Festlegungen in der Freudianischen Ära von der Psychotherapie bzw. damals Psychoanalyse ausgeschlossen worden sind, wurde bereits in Kapitel 2.1.1 diskutiert.

15 https://www.destatis.de/DE/Themen/Querschnitt/Demografischer-Wandel/Aeltere-Menschen/bevoelkerung-ab-65-j.html#:~:text=Die%20zunehmende%20Zahl%20%C3%A4lterer%20Menschen,Jahr%202022%20deutlich%20gestiegen%20ist (04.02.2025).

16 Vgl. https://www.destatis.de/DE/Presse/Pressemitteilungen/2023/03/PD23_124_12.html (13.03.2025).

Die Haltung, dass das hohe Alter eine Kontraindikation für Psychotherapie darstellt, hielt Generationen von PsychotherapeutInnen davon ab, ältere PatientInnen zu behandeln. Gleichzeitig bestand eine Skepsis in der Gruppe der Hochaltrigen gegenüber psychotherapeutischen Hilfsmaßnahmen. Menschen, die beide Weltkriege erlebten oder sogar daran beteiligt waren, zeigten eine Ablehnung gegenüber der Beschäftigung mit der Seele, obwohl die sogenannten »Kriegszitterer« auf jeden Fall psychotherapeutischer, sogar psychotraumatologischer Hilfe bedürften (Schmeling-Kludas & Wilke, 2007). Durch die verbesserte medizinische Versorgung und die veränderte demografische Situation in Deutschland und anderen westlichen Ländern nehmen auch die Zahlen von älteren und hochbetagten Psychotherapie-PatientInnen zu. Zum einen verlieren ältere PatientInnen ihre Berührungsängste mit der Psychotherapie, zum anderen »trauen« sich mehr PsychotherapeutInnen die Behandlung älterer Menschen zu.

Allerdings ist das Wissen über psychische Erkrankungen, deren Behandlungen, Verlauf und Prognose bei Hochbetagten noch rudimentär (Thoma et al., 2023). Es wird auch wenig über die alterstypischen psychischen Erkrankungen bzw. Besonderheiten des Älterwerdens mit Relevanz für psychotherapeutische Interventionen in universitären Ausbildungsinstituten für Psychotherapie gelehrt. Ob die Reform der Psychotherapeutenausbildung diese Lücke zu schließen vermag, wird sich noch zeigen.

Mittlerweile liegt eine Vielzahl von Effektivitätsstudien über Psychotherapie von Hochbetagten vor (z.B. O'Rourke & Hadjistavropoulos, 1997; Peters, 2008). Auch lassen sich unterschiedliche psychotherapeutische Methoden und Verfahren für die Arbeit mit älteren PatientInnen differenzieren (Hautzinger et al., 2017). Eine große Herausforderung ist auf jeden Fall die Behandlung von Hochbetagten mit neurokognitiven Einschränkungen und demenziellen Erkrankungen (Linnemann & Fellgiebel, 2017). Hier stellen differenzialdiagnostische Überlegungen (Demenz-bedingte kognitive Beeinträchtigung vs. neurokognitive Beeinträchtigung im Rahmen einer Altersdepression, »Pseudodemenz«) ein weiteres Feld dar, wo diagnostisch-psychotherapeutische Expertise erforderlich wäre.

Des Weiteren werden spezielle Techniken und Methoden bei der störungsspezifischen Behandlung von älteren und sehr alten Menschen benötigt. Alters- und störungsspezifische Manuale und Forschungsarbeiten ermöglichen zunehmend eine fundierte ambulante Behandlung (z.B. Kessler, 2021; Hoff, 2018; Hautzinger, 2016; Schmidt-Traub, 2011 u.a.).

Zusätzlich zu der inhaltlichen Aufrüstung und Nachjustierung des psychotherapeutischen Angebotes sollten auch strukturell-bauliche Maßnahmen die Bedürfnisse dieser Altersgruppe berücksichtigen, wie zum Beispiel Barrierefreiheit und rollstuhlgerechte Räume.

Nicht nur psychotherapeutisch besteht Weiter- und Fortbildungsbedarf, sondern auch neurogeriatrische und internistische Inhalte sollten PsychotherapeutInnen vermittelt werden. Die meisten Angehörigen dieser Altersgruppe erhalten Medikamente. Polypharmazie ist dabei eher die Regel als die Ausnahme. Somit können psychische und mentale Funktionen durch die polypharmakologische Wirkung beeinflusst werden, was im psychotherapeutischen Kontext auch Berücksichtigung erfahren sollte.

Zusammenfassend ist die Gruppe der hochaltrigen PatientInnen selbstredend Gegenstand der Richtlinienpsychotherapie, in der keine Altersklasse ausgeschlossen wird. Auch vom Störungsgeschehen und dem Beeinträchtigungsprofil her sind alle möglichen Diagnosen Inhalt der Psychotherapie-Richtlinie. Eine mögliche Erweiterung, die explizit erfolgen sollte, ist die psychotherapeutische Mitbehandlung von hirnorganischen Störungen mit Auswirkungen auf das Erleben und Verhalten (sogenannte hirnorganische Psychosyndrome) sowie demenzielle Erkrankungen. Diese werden nicht explizit in der Richtlinie genannt, können aber unter § 27 Abs. 2 subsumiert werden.

5.1.6 Psycho-Enhancement: Psychotherapie als Mittel zur Seelenoptimierung?

Psychotherapie als Behandlungsform von psychischen Erkrankungen hat mittlerweile zudem die Funktion übernommen, auch für andere, nicht direkt störungswertige Zustände fertige Lösungsansätze anzubieten. Der Psychomarkt boomt mit Ratgeberliteratur zu unterschiedlichen Selbstoptimierungsthemen, wie »Selbstfindung« oder »Stärkung der Persönlichkeit«, oder auch zu Lifestyle-Themen, wie »Achtsamkeit« oder »Leichtigkeit finden« (Streeck, 2016; Schnyder et al., 2014).

Unter PsychotherapeutInnen wird oft diskutiert, ob Psychotherapie nicht auch Methoden zur Verfügung stellen soll, die das Wohlbefinden stärken, unabhängig, ob im Einzelfall Symptome mit Störungswert vorhanden sind. Analog zur Medizin, wo es bereits Behandlungen und Eingriffe ohne medizinische Indikation gibt, bewegen wir uns auch in Richtung der wunscherfüllenden Psychotherapie – wo der »Kunde« entscheidet, was indiziert ist, und nicht die Behandlungszielformulierung, die Symptomatik (weil es eben keine gibt) oder die Psychotherapeutin (weil sie hier keine Rolle spielt).

PatientInnen, die ohne störungswertige Symptome nach einer Therapie fragen, sollte man aufklären, dass keine Therapie indiziert ist, wenn keine Symptome vorhanden sind. Arbeiten am Selbstwert oder Verbesserung der Selbstbehauptungstendenzen sind keine psychotherapeutischen Leistungen, wenn keine Störung vorliegt! Hier ist erneut wichtig zu betonen, dass VertragspsychotherapeutInnen solche Anfragen ablehnen bzw. zunächst überprüfen sollten, ob ihr Behandlungs- und Versorgungsauftrag dadurch nicht benachteiligt wird. Eine ernsthafte Auseinandersetzung mit den ethischen Implikationen für andere Personen, die tatsächlich psychotherapeutische kassenfinanzierte Hilfe brauchen, ist dringend notwendig.

Zusammenfassend sollten Anfragen mit dem Ziel »Selbstoptimierung« durch VertragspsychotherapeutInnen abgelehnt werden bzw. erst angenommen werden, wenn die Versorgung der anspruchsberechtigten Personen gewährleistet ist. Eine Ausdehnung des psychotherapeutischen Wirkbereichs auf Wunscherfüllung und Psycho-Enhancement sollte verhindert werden. Zumindest sollte dies – wie aktuell die Handhabung – nicht in die Richtlinie inkludiert werden und weiterhin ein Angebot außerhalb der kassenfinanzierten Gesundheitsversorgung bleiben. Gleichzeitig sollte es auch Aufgabe der Gesundheitspolitik sein, BürgerInnen vor unseriösen und gesundheitsschädigenden Einflüssen zu schützen und dafür Sorge zu tragen, dass Qualitätsfragen hinter den zur Verfügung stehenden Angeboten transparent gestaltet werden. Für viele Betroffene ist nicht ersichtlich, wodurch sich HeilpraktikerInnen für Psychotherapie und approbierte PsychotherapeutInnen unterscheiden. Natürlich könnte man argumentieren, dass es Aufgabe jedes mündigen Bürgers und jeder mündigen Bürgerin ist, eigenständig die Qualität eines entsprechenden Angebots zu ermitteln. Allerdings sehen wir ähnliche Entwicklungen in der Lebensmittelindustrie (die Debatte um Ernährungsampeln und transparente Darstellung der Nährstoffe etc.). Trotzdem bleiben Ernährungsentscheidungen und -gewohnheiten eine private Angelegenheit. Die Politik sollte dennoch die Hilfesuchenden dabei unterstützen, nicht-selbstschädigende Entscheidungen zu treffen bzw. zu erkennen, was Gefährdungspotenzial beinhaltet und was als seriös einzustufen ist.

6 Keine Richtlinienpsychotherapie indiziert – Was dann?

Die vorherigen Kapitel haben unterschiedliche Facetten rund um die Frage der grundsätzlichen Indikationsstellung für eine kassenfinanzierte Psychotherapie zum Gegenstand. Es ging bisher nicht um verfahrensspezifische Fragestellungen und auch nicht um altersspezifische Versorgungsfragen (Kinder/Jugendliche vs. Erwachsene). Primär lag der Fokus auf der Einzelpsychotherapie, denn gruppenpsychotherapeutische Angebote sind zwar auch von der Richtlinie betroffen und werden auch in deren Rahmen reguliert, legen aber dennoch ganz andere Maßstäbe an und erfordern andere Erwägungen.

Bis hierher ging es um die Frage: Wen therapieren und warum? Mit dem »Wen« sind patienten- bzw. personenbezogene Indikationsmerkmale und -aspekte verbunden. Auch die psychosozialen Umstände, die Lebensumstände und »der richtige Moment« für eine Psychotherapie werden damit adressiert. Die »Warum«-Frage befasst sich mit rein formalen und rechtlichen Kriterien, die durch gemeinsame und jahrelange Bemühungen und berufspolitische Anstrengungen unterschiedlicher Gruppierungen konsensual auf den Punkt gebracht und in der Form der heute bekannten und vom Gemeinsamen Bundesausschuss verabschiedeten Psychotherapie-Richtlinie veröffentlicht wurden. Dazu kommen noch sozial- und berufsrechtliche Rahmenbedingungen und Gesetze, um das Ganze »abzurunden«.

Aber was, wenn individueller Leidensdruck besteht und damit auch subjektiv eine ernsthafte Veränderungs- und Therapiemotivation, die Kriterien für eine Richtlinienpsychotherapie jedoch nicht erfüllt sind? Wie bereits erläutert, kann das sehr unterschiedliche Gründe haben: Es liegt keine diagnostizierbare psychische Störung vor oder es handelt sich nur um eine sehr leichte Symptomausprägung, subklinisch oder subsyndromal, also eine »grenzwertige psychische Störung«, um das Phänomen mit den Worten von Wolfgang Vollmoeller (2003) zu beschreiben. Auf dieses »Phänomen« und weitere verwandte Konzepte werde ich nachfolgend näher eingehen. Fasst man die vorigen Überlegungen zusammen, zeigt sich dieser Zustand: Leidensdruck hoch, vielleicht auch Veränderungs- und Therapiemotivation, gleichzeitig sehr unterschiedliche Gründe (medizinethisch, sozialrechtlich, psychotherapeutisch) mit unterschiedlichen Gewichtungen, die gegen eine Beantragung einer Richtlinienpsychotherapie sprechen. Bei der Beurteilung, wer anspruchsberechtigt ist – also »wen« wir therapieren sollen –, sollten objektive und evidenzbasierte Variablen eine größere Rolle spielen als subjektive oder therapeutenspezifische Gründe (Sympathie, wirtschaftliche Interessen, fachliche Interessen u.ä.).

Im psychiatrisch-psychotherapeutischen Tätigkeitsfeld ist die Sprache und die kommunikative Interaktion zwischen PatientInnen und TherapeutInnen eines der wichtigsten Instrumente. Ohne Sprache kann kein psychischer Befund erhoben werden. Ohne Worte, Beschreibungen, Umschreibungen und sehr unterschiedliche Formulierungen kann kein Eindruck über das innere Erleben und Verarbeiten von PatientInnen entstehen. Sprache ist hoch subjektiv und kann eine sehr hohe emotionale Dichte nachweisen. Ein gutes Beispiel ist, wenn ein sehr emotionales Ereignis in einer Fremdsprache erzählt wird verglichen mit der Situation, wenn dasselbe Ereignis in der Muttersprache berichtet wird. Die emotionale Konnotation schwingt in der Muttersprache mit und liefert somit eine ganz andere Qualität an biografischen Informationen.

Im Gegensatz zu organmedizinischen Fachgebieten, wo ein unterstützender körperlicher Befund vorliegt (oder auch nicht), der die subjektiv geschilderten Beschwerden untermauert, gibt es in der Psychotherapie kein ähnliches Äquivalent. Es gibt keine Blutwerte, kein Muster von Laborwerten, keine MRT-Bilder, keine Biopsie. Selbst bei fehlender Krankheitseinsicht, wenn die PatientInnen ihre organischen Beschwerden herunterspielen bzw. diese gar nicht erst wahrnehmen können oder diese Wahrnehmung bagatellisieren (z. B. Lähmung, unilateraler Neglect etc., Gauggel, 2016) – wo die Sprache also den somatischen Befund nicht bestätigt –, kann man trotzdem eine Diagnose stellen und die organisch-kausale Fehlfunktion behandeln. Bei einigen Störungsbildern liegt sogar eine international anerkannte Klassifikation und Graduierung vor, zum Beispiel bei Kopfschmerzen, Tumorwachstum und Tumorart, Hauterkrankungen etc. Diese Graduierung soll Einblick in die Symptomschwere erlauben, um daraus Entscheidungen für die Behandlung treffen zu können.

Eine solche unterstützende Systematik haben wir wie gesagt in der Psychiatrie und Psychotherapie nicht. Zwar existiert eine Graduierung von depressiven Störungen durchaus, allerdings basierend auf der Anzahl der Symptome, die entweder der Betroffene berichtet oder die der Behandler beobachtet. Natürlich kann der Psychotherapeut auch falschliegen. Um die Einschätzungsgüte von psychiatrischen Leitsymptomen zu verbessern, braucht es viele Jahre praktischer Erfahrung und den Einsatz in unterschiedlichen Behandlungssettings. Auch die kulturellen Hintergründe der Betroffenen spielen dabei eine wichtige Rolle. In einigen Kulturen haben bestimmte Gefühle eine kulturspezifische Bedeutung und werden tabuisiert und somit nicht gezeigt – das heißt aber nicht, dass diese nicht da sind; sie werden nur öffentlich nicht gezeigt. Um das noch zu verkomplizieren: Einige Gefühle werden lediglich geschlechtsspezifisch geäußert – in Abhängigkeit vom Geschlecht des Gegenübers (Thomas, 2003).

Das alles zusammengenommen führte in den 1960er und 1970er Jahren zur Debatte über die Validität psychiatrischer Diagnosen (Rosenhan, 1973). Um eine kassenfinanzierte Intervention zu erhalten, die auf den Beiträgen der VersicherungszahlerInnen basiert, wäre daher eine fundierte Diagnose mit objektiven Mitteln obligatorisch. Objektivierung von psychiatrischen Diagnosen ist jedoch ein schwieriges Unterfangen, vor allem, wenn es sich nicht um Forschungsfragen handelt, für die apparative Methoden wie bildgebende Verfahren etc. zur Verfügung stehen. Bitte nicht falsch verstehen: Ich meine nicht, dass psychische Störungen keine biologische Fundierung haben. Die neurobiologischen Korrelate psychischer Störungen sind Gegenstand der Forschung der letzten 20 Jahre. In der Grundlagenforschung psychischer Erkrankungen ist man zwar schon sehr weit, man weiß bereits viel, versteht jedoch noch sehr wenig. Die »Übersetzungsleistung« zwischen den molekularen Mechanismen zum Beispiel affektiver Erkrankungen und der verhaltensbezogenen Manifestation einer Depression ist noch nicht optimal. Uns interessiert natürlich: Wie helfen uns die molekularen Erkenntnisse bei der Behandlung – nicht nur in Bezug auf die pharmakologische Behandlung? Auch wenn diese Grundlagen bekannt sind, ist die Feststellung und »Bescheinigung« der störungsspezifischen Mechanismen im Einzelfall und genauer gesagt in der Einzelpraxis nicht möglich. Uns bleibt nur die Sprache als Beweismittel. Und trotzdem wird mittels psychometrischer Testverfahren und Fragebögen versucht, die Symptomatik zu objektivieren. Auch die Exploration und die Einbettung der Symptomatik in den Lebenslauf und in die Alltagsstruktur der PatientInnen liefern uns Hinweise darauf, ob es sich um einen störungswertigen

Zustand handelt. Durch Testverfahren können wir auch die Schweregraduierung vornehmen.

Mit den zur Verfügung stehenden diagnostischen Mitteln (Exploration, psychische Befunderhebung, Verlaufsinformationen, anamnestische Daten, testpsychologische oder/und neuropsychologische Untersuchungen, Fragebogenverfahren, eigene Erfahrungswerte, wenn vorhanden: Vorbefunde) können die TherapeutInnen sich ein Bild von den Beschwerdeschilderungen der PatientInnen machen. Mit vielen Jahren therapeutischer/klinischer Erfahrung kann dieser Prozess auch rasch stattfinden. Aber: Irren ist menschlich und das gilt auch für die BehandlerInnen! Im diagnostischen Prozess kann es zu Fehlbeurteilungen vonseiten der PsychotherapeutInnen kommen. Daher sollte man auch in einigen Fällen den Verlauf abwarten. Aber was genau ist mit »Verlauf« gemeint? Psychotherapie beginnt erst nach Antragstellung durch die Psychotherapeutin und Bewilligung durch die Krankenkasse. Viele PatientInnen wissen nicht, ob ein Antrag gestellt wurde. Dies ist leicht zu ermitteln, in der Regel haben die PatientInnen einen Antrag auf Psychotherapie (wird auch formal als PTV1 bezeichnet) unterschrieben. Ohne die Unterschrift der PatientInnen kann der Antrag nicht bearbeitet werden. Im Bereich der Kinder- und Jugendlichenpsychotherapie gilt die Unterschrift des Erziehungsberechtigten. Davor, das heißt im Rahmen der psychotherapeutischen Sprechstunde und der Probatorik, ist noch nicht die Rede von »Psychotherapie«, was verwirrend sein kann. Wenn PatientInnen sich erstmalig in der Sprechstunde vorstellen und ich keine Indikation für Psychotherapie feststelle, dann sind sie nicht »meine« PatientInnen und wir haben auch keine Psychotherapie durchgeführt.

Die Indikationsstellung ist ein Prozess und der Verlauf dieses Prozesses mit allen darin vorkommenden Informationen ist für die Entscheidung der Therapiedurchführung relevant. Zwar wird keine »Psychotherapie« vor dem Antrag durchgeführt, es kommen dennoch psychotherapeutisch wirksame Interventionen zum Einsatz. Sei es Problemlösestrategien, zirkuläres Fragen oder Methoden der Stimuluskontrolle: In der Sprechstunde können niederschwellige Interventionen erforderlich sein, um zu entscheiden, ob die Beschwerden von Dauer sind oder ob sich mit der Zeit eine Remission ergibt. Der Faktor »Zeit« ist dabei sehr wichtig, denn bei vielen Störungsbildern und -kategorien müssen wir uns diagnostisch an Zeitkriterien halten. Ob es sich um eine normalpsychologische und angemessene Reaktion handelt (z. B. auf Trennung, Verlusterfahrung, lebensbedrohliche

Diagnose, Arbeitslosigkeit etc.) oder um pathologische Verarbeitungsmuster (pathologische Trauerreaktion, posttraumatische Belastungsstörung, depressive Episode etc.) erfahren wir erst mit der Zeit. Denn: Nicht jede »negative« Reaktion ist eine pathologische Reaktion. Traurigkeit und Verzweiflung nach dem Ende einer mehrjährigen Ehe sind nicht pathologisch – eher das Gegenteil wäre bedenklich. Trennungsschmerz und Liebeskummer nach einem Liebesaus sind normalpsychologische Reaktionen und bedürfen keiner Intervention. Im Gegenteil: Auch belastende und unangenehme Gefühle sollen ausgehalten werden, um in Ruhe heilen zu können. Stattdessen sollten wir BehandlerInnen die Betroffenen animieren, soziale Kontakte wiederzubeleben oder zu knüpfen und Selbstheilungsprozesse zu fördern. Den Betroffenen sollte außerdem kommuniziert werden, dass es manchmal unbedenklich ist, wenn es uns schlecht geht (was nicht gleichbedeutend ist mit einer psychischen Erkrankung; auch hier wieder die Zeitvariable beachten).

In einigen Fällen können leichte oder normalpsychologische Beschwerden mit niederschwelliger professioneller Unterstützung im Rahmen der psychotherapeutischen Sprechstunde gebessert werden. Dann ist eine Psychotherapie nicht erforderlich. Hier wäre eine individuelle Aufklärung unter Berücksichtigung etwaiger vergangener Episoden ähnlichen Verlaufs wichtig. Jemand, der immer wieder bei Lebensveränderungen subklinisch depressiv reagiert (Grübelneigung, unruhiger Schlaf, negatives Gedankenkreisen u.ä.) hat ein erhöhtes Risiko, entweder akkumuliert oder auch akut eine depressive Erkrankung zu entwickeln. Wenn diese Verlaufsinformation zur Verfügung steht, dann wäre eine Psychotherapie der Depression indiziert.

Auch Vorstufen einer psychischen Erkrankung könnten Gegenstand der psychotherapeutischen Sprechstunde sein. Viele berufsbedingte Erschöpfungs- und Müdigkeitszustände mit der Grenze zur Erschöpfungsdepression (Hochstrasser, 2023) kündigen sich schleichend an. Solange es keine manifeste psychische Störung gibt, sollte eine Psychotherapie nicht beantragt werden bzw. ist nicht indiziert. Hier wären Präventionsmaßnahmen passender, diese sind jedoch seltener und regional unterschiedlich verfügbar. Die Krankenkassen bieten meistens diverse Präventionsangebote an. Auch an den Volkshochschulen gibt es immer wieder Kurse zur Resilienzförderung. Rein präventiv ist eine Psychotherapie gemäß Richtlinie nicht gedacht.

Bei sich entwickelnden psychischen Störungen, wenn die Symptombelastung in den Schilderungen der PatientInnen noch nicht eindeutig ist bzw. die Zeitkriterien gemäß den internationalen Klassifikationssystemen ICD-10/11 bzw. DSM-V nicht erfüllt sind, empfiehlt es sich, die psychosoziale Belastung durch die von den PatientInnen geschilderte Symptomatik anhand der ICF-Kriterien zu beurteilen. Die ICF (Internationale Klassifikation der Funktionsfähigkeit, Behinderung und Gesundheit) wurde von der Weltgesundheitsorganisation im Jahr 2001 eingeführt. Sie beinhaltet eine Klassifikation und Beschreibung von Krankheitsfolgen und deren Auswirkungen auf Funktionen, Aktivitäten und Fähigkeiten. Die ICF enthält ein eigenes Kapitel zu »mentalen Funktionen«. Funktionsstörungen wie Wahn oder Zwang führen zu Fähigkeitsbeeinträchtigungen. Um diese zu ermitteln, benötigt man ein Beurteilungsverfahren, das Mini-ICF-APP. Dabei handelt es sich um ein Kurzinstrument (Mini), welches das ICF-Kapitel Aktivitäten (A) und Partizipation (P) im Kontext von psychischen Störungen (P) abbilden soll (Linden et al., 2022). Die Mini-ICF-APP überprüft 13 psychopathologisch-relevante Dimensionen, die regelhaft bei psychischen Erkrankungen – dies auch störungsspezifisch – beeinträchtigt sein können, zum Beispiel die Fähigkeit zur Anpassung an Regeln und Routinen, die Fähigkeit zur Planung und Strukturierung von Aufgaben, Flexibilität und Umstellungsfähigkeit, Kompetenz- und Wissensanwendung, Selbstbehauptungsfähigkeit, Gruppenfähigkeit u. a. Es liegen auch vorgefertigte, prototypische ICF-APP-Sets für die unterschiedlichen psychischen Störungen vor. Zudem gibt es Explorationsfragen und prototypische Beispiele bei psychischen Erkrankungen, zum Beispiel zur »Gruppenfähigkeit«, Beispiel Depression: »Ein depressiver Patient kann sich in der Gruppe nicht aktiv einbringen, er überlässt anderen das Reden.«

Oft werden minimale Fähigkeitsbeeinträchtigungen in frühen Stadien bzw. Vorstufen einer psychischen Erkrankung deutlich. Beim Beispiel zur »Gruppenfähigkeit« können auch weitere Dimensionen betroffen sein, die sich zusätzlich partizipativ einschränkend auswirken. Wie bereits gesagt, eine Indikationsstellung ist ein Prozess, in dem unterschiedlich gewichtete, fachlich und evidenz-basiert begründete Faktoren berücksichtigt werden. Fälle mit einer sehr deutlichen, diagnostisch unterschwelligen Beeinträchtigung (d. h. Zeitkriterium im ICD-10 nicht erreicht, jedoch eine massive Fähigkeitsbeeinträchtigung bei hohem Leidensdruck und objektivierbare psychosoziale Funktionsbeeinträchtigung in Form von Arbeitsunfähigkeit) sollen hinsichtlich des Beginns einer ambulanten Richtlinienpsychotherapie gut überprüft werden. Hier sollen die Verlaufsinformationen eruiert und in die Entscheidung miteinbezogen werden. Wenn alle klinischen und psychopathologischen Zeichen eindeutig sind und die restlichen Kriterien für eine Richtlinienpsychotherapie erfüllt sind – auch hinsichtlich des Verlaufs –, dann soll eine Psychotherapie auch begonnen werden.

6.1 Inhaltliche Gründe für eine fehlende Indikation gemäß Richtlinie

Wie bereits an einigen Stellen dieses Buches angeklungen, ist seelisches Leiden oder Leiden an der Welt kein hinreichendes Zeichen für eine psychische Erkrankung. Zuvor wurden normalpsychologische Reaktionen auf durchaus negative oder einschneidende Lebensereignisse diskutiert. Wenn Hilfesuchende primär über Probleme in der Lebensführung oder im Alltag berichten, deren Lösung sie überfordert, ohne dabei eine Verankerung von psychischen Symptomen mit einer relevanten Dauer und einer psychosozialen Funktionsbeeinträchtigung nachzuweisen und lediglich mit der Behauptung »es geht mir schlecht« ihre Situation beschreiben, dann handelt es sich nicht um eine psychische Störung, eher um eine Befindlichkeitsstörung (Seidl, 2021). Die Richtlinienpsychotherapie ist für solche Problemlagen nicht geeignet, da keine behandlungsbedürftige Symptomatik besteht.

Dies gilt auch allgemein bei Fallkonstellationen, wo die sozioökonomische oder gesellschaftliche Problematik beschrieben wird, ohne fachlich überzeugende Beschwerdeschilderung, wie eine finanzielle Notlage, die sich nachvollziehbar im Rahmen einer langjährigen Arbeitslosigkeit einstellt, oder die durch eine Trennung nach langjähriger Ehe entstandene ungünstige Wohnsituation. Auch bei Gleichzeitigkeit unterschiedlicher psychosozialer und finanzieller Problemlagen (z. B. chronische körperliche Erkrankung, Einschränkung der Arbeits- und Erwerbsfähigkeit und daraus entstandene gerichtliche Auseinandersetzung mit der Rentenversicherung im Rahmen von Beantragung einer Erwerbsminderungsrente usw.) und in der Folge angemessener und nachvollziehbarer psychischer Belastung (Zukunftsängste, leichte Schlafstörung) ohne Beeinträchtigung der Alltagsfunktionalität ist eine Diagnosevergabe nicht gerechtfertigt.

Aus klinischer Sicht ist es sehr herausfordernd, eine Entscheidung zu treffen bzgl. des Vorliegens einer psychischen Störung bzw. einer pathologischen Veränderung des Erlebens und Verhaltens unter den genannten Konstellationen. Hier sollte die Diagnosestellung kein Querschnittsereignis darstellen. Das heißt, es bietet sich an, den Hilfesuchenden zwei bis drei Mal in größeren Abständen zu untersuchen, um den Verlauf und die Symptomentwicklung zu beurteilen. Ohne einen psychopathologischen Befund und eine fachlich überzeugende Beeinträchtigung im psychosozialen Restleistungsvermögen ist – wie gesagt – eine Diagnosestellung nicht gerechtfertigt und verbleibt bei einem Behauptungscharakter (Diehl et al., 2021).

Einschränkend muss ich an der Stelle sagen, dass eine unterschiedliche Haltung existiert bei therapeutisch tätigen und bei gutachterlich tätigen PsychotherapeutInnen. Diese stringente Überprüfung der Plausibilität und Validität von Diagnosen gehört eher zum gutachterlichen Tätigkeitsfeld, weniger zum psychotherapeutischen. Viele PsychotherapeutInnen empfinden die mühevolle Plausibilitätsprüfung von Diagnosen als lästige Ermittlungsarbeit. Im Vordergrund der therapeutischen Haltung steht mehr der Unterstützungs- und Hilfegedanke, weniger die sozialversicherungsrechtliche Absicherung von Rahmenbedingungen – was durchaus nachvollziehbar ist. Gleichzeitig ist eine valide Diagnosestellung – wie auch in der Organmedizin – entscheidend für weiteres psychotherapeutisches Handeln. Denn ohne Diagnose liegt keine Behandlungsgrundlage vor – in dem Fall sollten die therapeutische Beziehung und ihr Zweck hinterfragt werden, da diese erst durch die behandlungsbedürftige Notlage zustande kommen, die in Form einer Diagnose sozialrechtlich objektiviert und abgebildet wird, nicht einfach aus rein humanistischen Gründen oder aus reiner Menschenliebe.

Aus berufsrechtlichen und -ethischen Gründen darf die Psychotherapeutin nicht gleichzeitig auch Gutachterin desselben Patienten sein. Gleichzeitig sind PsychotherapeutInnen nicht die AnwältInnen der PatientInnen. Das bedeutet, eine gutgemeinte Diagnosevergabe, ohne dass diese gerechtfertigt wäre, würde den PatientInnen nicht unbedingt nützen.

Ein weiteres Phänomen, das eine gesicherte Diagnosestellung erschwert, ist die »unterschwellige« psychische Krankheit (Helmchen, 2003). Im Gegensatz zu den bisher erläuterten Fallkonstellationen, bei denen eine klassifizierbare und sozialrechtlich legitimierende Diagnosestellung nicht möglich ist, handelt es sich bei unterschwelligen psychischen Störungen um

> »leicht ausgeprägte, symptomarme, maskierte, atypische oder auch intensivere, aber dann hinsichtlich der diagnostischen Zeitkriterien nur sehr kurz

dauernde psychopathologische Syndrome unterhalb der Schwelle operationalisierter Diagnosen. Sie zeigen beginnende, intermittierende oder residuale Zustände bekannter psychischer Krankheiten oder (›komorbide‹) Begleitsyndrome anderer psychischer oder körperlicher Krankheiten, möglicherweise teilweise auch eigenständige Krankheitszustände an. Sie sind offenbar häufig und haben ernste Konsequenzen im Hinblick auf individuelles Leiden und begrenzte finanzielle Ressourcen« (ebd., S. 20).

Dass eine angemessene Diagnosestellung anhand solcher Symptome unter begrenzten zeitlichen Ressourcen, wie sie vor Antragstellung einer Psychotherapie zur Verfügung stehen, herausfordernd sein und auch zu falschen negativen diagnostischen Urteilen führen kann, ist leicht nachvollziehbar. Folgende Kriterien werden für die klinische Krankheitsbewertung bei unterschwelligen psychischen Krankheiten empfohlen (Helmchen & Linden, 2000, zit. n. Helmchen, 2003):

1. Anamnese mit Episoden spezifischer *über*schwelliger psychischer Krankheiten,
2. Befund mit Symptomen spezifischer *über*schwelliger psychischer Krankheiten,
3. Symptome (objektive Bedeutung) mit Folgen für Leistungsfähigkeit, Arbeitsfähigkeit (Fehlzeiten), soziale Beziehungen, Lebensqualität,
4. Leiden (subjektive Bedeutung),
5. Behandlungsbedarf zum Beispiel entsprechend der Global Assessment of Functioning Scale (GAF).

Meines Wissens ist die aktuelle Verteilung von unterschwelligen psychischen Störungen bzw. Symptomen in der ambulanten psychotherapeutischen Versorgung in Deutschland nicht bekannt bzw. wurde bisher nicht systematisch erhoben. Einige ältere US-Daten zeigen, dass eine kombinierte Symptomatik auch bestehend aus subsyndromaler Depression dreimal häufiger auftritt als eine »reine« depressive Episode (Judd et al., 1998). Eine neuere Studie zeigt, dass es eher die Regel ist als die Ausnahme, dass subsyndromale oder unterschwellige Symptome sich mit eindeutigeren Symptomen während der Erkrankungsepisode abwechseln (Judd et al., 2002).

Aus eigener Erfahrung – diese ist natürlich nicht repräsentativ – stellen sich einige PatientInnen mit vieldeutigen Symptomen nach psychosozialen Belastungen in der psychotherapeutischen Praxis vor und berichten über einen starken subjektiven Leidensdruck. Den äußern sie auch bei HausärztInnen, die ihnen eine Überweisung zur Psychotherapie geben.

An dieser Stelle gibt es eine große formale Hürde, nämlich die Überweisung vom Hausarzt zur Psychotherapie. Diese – wie bereits in Kapitel 3 erläutert – ist seit dem Inkrafttreten des Psychotherapeutengesetzes in 2000 nicht mehr erforderlich – auch nicht bindend. Korrekter wäre somit eine Überweisung »zur Abklärung psychotherapeutischen Behandlungsbedarfs« und nicht »zur Durchführung von Psychotherapie«.

Als weitere Erschwernis zeigt sich bei den unterschwelligen und grenzwertigen psychischen Störungen, dass die Kommunikation über »Schwellen« und »Kriterien« mit den Betroffenen nicht immer nachvollziehbar aus Betroffenensicht sein mag. Es kommt vonseiten der PatientInnen oft zur Aussage: »Wenn es mir gut gehen würde, dann würde ich nicht bei Ihnen sitzen!« Bei dieser Aussage ist die Definition »nicht gut gehen« relevant. Es wäre auch falsch, solche PatientInnen bzw. Hilfesuchenden einfach ohne professionellen Beitrag nach Hause zu schicken. In einigen Fällen kommt dennoch eine Psychotherapie zustande. Allerdings zeigt sich keine angemessene Zielformulierung und Fokusbildung im Sinne der Richtlinie. Zusätzlich nimmt die Therapiemotivation rapide ab, sobald sich die psychosozialen Umstände geändert haben.

> Zum Beispiel: Eine junge volljährige Patientin kommt zu mir in die Therapie aufgrund einer Konfliktsituation mit ihrem Stiefvater, mit dem sie zusammenwohnt. Die Wohnsituation unter einem Dach sei nicht möglich. Die Patientin sei durch die »Art« des Stiefvaters und die ständigen Streitigkeiten psychisch belastet (Achtung: allerdings fehlt eine objektive Beeinträchtigung, also keine psychosozialen Einschränkungen, keine Fehlzeiten, kein Interessenverlust etc. Im Gegenteil: die Patientin ist sozial sehr aktiv, um dem Stiefvater und der gemeinsamen Wohnsituation zu entgehen, sie ist schwingungsfähig, humorvoll, inhaltsbezogen jedoch nachvollziehbar traurig, weint auch das eine oder andere Mal bei der Problemschilderung). Die Patientin wird dabei lösungsorientiert unterstützt, um Umzugsoptionen zu überprüfen. Aufgrund der Ausbildungssituation sind die finanziellen Mittel für eine eigene Wohnung sehr eingeschränkt. Dann ergibt sich eine Gelegenheit, ein WG-Zimmer mit zwei weiteren jungen Volljährigen. Die Patientin zieht um, ihr Stiefvater lässt sie in Ruhe und sie ist deutlich erleichtert. Die initial von der Patien-

tin beschriebene Symptomatik ist rückläufig, schlagartig verbesserter Schlaf. Kein Grübeln und keine sonstigen psychopathologischen Symptome. Sie nutzte drei Stunden von der beantragten Kurzzeittherapie und beendete diese dann.

Für den klinischen Umgang mit unterschwelligen Symptomen schlagen Hanfried Helmchen & Michael Linden, 2000 (zit. n. Helmchen, 2001) folgendes gestuftes Prozedere vor:

1. Selbsthilfe und prämedizinische Unterstützung:
   Schritt 1: auf Spontanremission warten
   Schritt 2: Lebensstil ändern (z. B. Schlaf, Alkohol, Arbeit)
   Schritt 3: Beratung und Unterstützung durch Freunde
   Schritt 4: geeignete Selbstmedikation
2. Allgemeinärztliche Versorgung:
   Schritt 5: diagnostische Abklärung
   Schritt 6: Beratung und PatientInnenführung
   Schritt 7: geeignete Medikation in üblicher Dosierung (z. B. SSRI)
3. Psychiatrische Versorgung:
   Schritt 8: Intensivierte Medikation (z. B. anderes Medikament oder erhöhte Dosierung)
   Schritt 9: Unterstützung bei der Lösung sozialer Probleme
   Schritt 10: Strukturierte Psychotherapie

Interessant an diesem gestuften Modell ist, dass die Psychotherapie als letzter Schritt genannt wird, was auch die Bedeutung des Verlaufs mitunter unterstreicht.

In der Kinder- und Jugendlichenpsychotherapie ist die Feststellung einer behandlungsbedürftigen Diagnose noch schwieriger. Entwicklungspsychologisch bedingt zeigen sich von vornherein Mischformen, Subformen und starke Verdünnung unterschwelliger Symptomatik. Auch die Symptomdauer mit vielen Unterbrechungen und nur teilweise erfüllten Zeitkriterien kann eine valide Diagnosestellung und eine Beurteilung der Behandlungsbedürftigkeit gemäß der Richtlinie erschweren. Viele Verläufe gelten als »Vorläufer-Episoden« oder subklinische Darstellungen von ernstzunehmenden Störungen. In den meisten Fällen kommt einiges zusammen: pubertätsbedingte Stimmungsschwankungen, wenig Motivation für Anstrengungen (Schule, Hausaufgaben etc.), psychosoziale Belastungen durch die Eltern und psychoemotionale Stressoren in der Schule, vielleicht Liebeskummer. Dies kann zu einer bunten Psychopathologie-ähnlichen Darstellung führen, sodass sich PsychotherapeutInnen fragen, welche schwerwiegende Störung sich dahinter verbergen mag oder welche Diagnose sie vergeben sollten.

Die Vorgehensweise bei unterschwelligen Symptomen von Helmchen und Linden bietet ein ideales Behandlungskonzept mit einer Steigerung des Aufwandes. Entsprechend der Richtlinie wäre aber auch ein Verweis auf andere Unterstützungssysteme außerhalb des Gesundheitswesens möglich.

6.2 Die psychosoziale Versorgungsstruktur in Deutschland

Zur Erinnerung: Aktuell stehen wir vor der Frage, was zu tun ist, wenn eine Indikation für eine Psychotherapie grundsätzlich gestellt wurde, es sich um eine behandlungsbedürftige Störung handelt, die Kriterien für eine Richtlinienpsychotherapie dennoch nicht erfüllt werden, zum Beispiel aufgrund von patientenbezogenen Merkmalen (fehlende Therapiemotivation, Umstellungsfähigkeit, Fokusbildung, fehlendes tragfähiges Arbeitsbündnis), therapeutenbezogenen Merkmalen (keine Kapazitäten, Überlastung, kein Vertrauensverhältnis etc.) oder anderen Aspekten, die bereits in den letzten Kapiteln besprochen wurden. Ganz wichtig, es handelt sich *nicht* um die zuvor beschriebenen »Phänomene« von Diagnosen, also keine grenzwertigen oder unterschwelligen Diagnosen, auch keine Diagnosen vom Behauptungscharakter.

Auch für chronische psychische Störungen, die aufgrund ihrer Chronizität und Komplexität keine Heilung oder keine Beseitigung erwarten lassen, bei denen eine »Begleitung« im Alltag indiziert ist, also eine supportive Psychotherapie die richtige Intervention wäre, können die nachfolgenden Ausführungen hilfreich sein. Für diese PatientInnen- und Symptomgruppen gibt es ambulante und niederschwellige Angebote, die jedoch oftmals nicht von SGB V abgedeckt werden bzw. nicht im Rahmen der GKV sind. Gleichzeitig benötigen chronisch und schwer psychisch Kranke nicht nur eine ambulante Psychotherapie. Hier wäre vielleicht eine Indikation gegeben, allerdings würde eine Psychotherapie alleine nicht zielführend sein.

In den kommenden Abschnitten betrachten wir die Situation aus dem Blickwinkel der hilfesuchenden Person. Frau Z. vereinbart einen Termin bei einer Psychotherapeutin. Nach der psychotherapeutischen Sprechstunde wird festgestellt, dass sie die Kriterien einer Richtlinienpsychotherapie nicht erfüllt. An dieser Stelle kann sich der weitere »Weg« teilen: Es hängt zunächst davon ab, welche Kriterien nicht erfüllt sind. Wenn es an der Diagnose liegt, die nicht schwer genug ist bzw. die noch keine Psychotherapie rechtfertigt, kann sich Frau Z. erst einmal freuen, denn sie ist psychisch »gesund« und benötigt keine Psychotherapie. Aber was passiert, wenn Frau Z. trotzdem feststellt, dass es ihr »nicht gut geht«? Hier wäre es wichtig, Lösungsoptionen mit der Psychotherapeutin zu besprechen. Vor dem Ende der Sprechstunde werden normalerweise Empfehlungen für das weitere Vorgehen ausgesprochen, zum Beispiel gibt es viele Ratgeber und Lebenshilfeliteratur zu unterschiedlichen Themen. Je nach Thema gibt es auch wohnortsnahe Beratungsangebote durch kirchliche Träger oder von der Gemeindeverwaltung. Für Grenzbeschwerden, die keine psychische Störung im Sinne des Gesetzes darstellen, wie zum Beispiel Hochsensibilität, finden immer wieder Selbsthilfegruppen und Angehörigengruppen an verschiedenen Orten statt.

Es kann natürlich sein, dass die Psychotherapeutin Frau Z. mitteilt, sie sei nicht flexibel genug, um von einer Psychotherapie zu profitieren. Was dann? Hier gibt es auch Möglichkeiten, an der Problematik zu arbeiten, wobei es in dem Fall bedeuten würde, dass eine psychische Störung vorliegt, Frau Z. jedoch patientenbezogene Merkmale nachweist, welche die Erfolgsaussichten der Behandlung reduzieren. In dem Fall wäre es wichtig, wenn alle anderen Variablen stimmen – Sympathie, Vertrauensverhältnis etc. –, zu schauen, ob es nicht möglich wäre, die ungünstigen Variablen im Rahmen einer eigenen Therapie zu bearbeiten. Das ist allerdings ein Thema für sich und muss gut vorbereitet und besprochen werden.

Sollten die Themenschwerpunkte zwar interventionsbedürftig sein, jedoch nicht im Sinne der Psychotherapie-Richtlinie, können die nächsten Abschnitte interessant und hilfreich sein. Denn die Richtlinienpsychotherapie ist nicht die einzige Hilfe für Menschen mit psychischen Erkrankungen. Sie ist zwar die einzige Versorgungsform, die von nicht-ärztlichen PsychotherapeutInnen angeboten wird, allerdings ergänzen sich zwei zusätzliche ambulante Versorgungsformen psychisch Kranker in Deutschland: die (haus-)ärztlich-psychosomatisch-psychotherapeutische und die ärztlich-psychiatrische Versorgung. Dabei bildet die psychologische Psychotherapie eine noch wachsende Größe in diesem Versorgungstrio (Kruse et al., 2013). Bei organischer Mitbeteiligung, also bei psychosomatischen

Erkrankungen, sollte die Psychotherapeutin Frau Z. eine Vorstellung bei einem ärztlichen Kollegen oder einer ärztlichen Kollegin mit Schwerpunkt »Psychosomatische Medizin und Psychotherapie« empfehlen – wenn nicht bereits geschehen. Nur darauf hinzuweisen und die Patientin nach Hause zu entlassen, ist jedoch nicht hilfreich, da die ambulante ärztliche Versorgungssituation genauso angespannt ist – vielleicht sogar noch angespannter – wie die ambulante psychotherapeutische Entsprechung. Deshalb benötigen wir alternative Unterstützungsmöglichkeiten.

6.2.1 Wer oder was regelt die Versorgungsangebote für Menschen mit psychischen Störungen?

In diesem Abschnitt wird es zunächst einen kurzen Überblick über die Versorgungsstrukturen für Menschen mit psychischen Erkrankungen in Deutschland geben. Dabei nehme ich eine Top-down-Betrachtungsperspektive ein. Das heißt, ich fange »oben« an, auf der Ebene der Gesetzgebung und den Gesetzgebenden, gehe weiter zu den einzelnen Gesetzbüchern, die entsprechende Maßnahmen regeln, bis zu den Maßnahmen selbst.

Wer kümmert sich in Deutschland um die psychische Gesundheit von BürgerInnen? Grob zusammengefasst sind das folgende drei Ministerien:

- Bundesministerium für Gesundheit (zuständig für die medizinische Versorgung),
- Bundesministerium für Arbeit und Soziales (zuständige für alle sozialen Angelegenheiten, auch alles, was die Arbeit betrifft),
- Bundesministerium für Familie, Senioren, Frauen und Jugend (schwerpunktmäßig zuständig für die Kinder- und Jugendhilfe).

Untergeordnet sind einige Behörden, die Daten und Informationen erheben und sammeln und die empirischen Grundlagen für Entscheidungen und Steuerungsmaßnahmen der Ministerien liefern. Im Rahmen der Coronapandemie haben wir alle eine Behörde zu Genüge kennengelernt: das Robert-Koch-Institut (RKI). Künftig soll es eine Umstrukturierung dieser Behörden geben. So soll zum Beispiel die Bundeszentrale für gesundheitliche Aufklärung in eine andere Behörde übergehen, gemeinsam mit einigen Abteilungen des RKI. Daraus soll das Bundesinstitut für Prävention und Aufklärung in der Medizin (BIPAM) geschaffen werden. Das neue Bundesinstitut wird als selbstständige Bundesoberbehörde zum 1. Januar 2025 seine Arbeit aufnehmen.

Für abrechnungstechnische Fragestellungen und Fragen der Wirtschaftlichkeit und Notwendigkeit medizinischer Maßnahmen sind weitere Behörden aktiv; für die gesundheitlichen Gestaltungsaspekte in der Arbeitswelt ist die Bundesanstalt für Arbeitsschutz und Arbeitsmedizin zuständig (BAUA). Diese leistet einen großen Beitrag bei der Gestaltung und Festlegung von Maßstäben zur Sicherung und Gewährleistung von psychischer Gesundheit am Arbeitsplatz.

Für die psychische Gesundheit ist als Organ der Selbstverwaltung der Gemeinsame Bundesausschuss (G-BA) zuständig. Darüber habe ich in Kapitel 3.2 kurz berichtet. Er ist das oberste Beschlussgremium der Selbstverwaltung der ÄrztInnen, PsychotherapeutInnen und ZahnärztInnen, Krankenhäuser und Krankenkassen. Der G-BA hat eine sehr wichtige Rolle für die psychotherapeutische Versorgung, denn er bestimmt, welche Leistungen im Gesundheitswesen von der Gesetzlichen Krankenkasse übernommen werden. Er erlässt – wie schon erwähnt – fachspezifische Richtlinien, wie die Psychotherapie-Richtlinie. Man kann sagen, dass der G-BA die wissenschaftliche Evidenz für Entscheidungen im Gesundheitswesen liefert. Wissenschaftlich unterstützt wird er von weiteren Organen bzw. Instituten, auf die ich hier jedoch nicht eingehen werde, da sie für unsere Fragestellung nicht ausreichend relevant sind (abgesehen von der Relevanz für die geplanten qualitätssichernden Maßnahmen für ambulante Psychotherapie durch das Institut für Qualitätssicherung und Transparenz im Gesundheitswesen [IQTIG], das ich am Ende des Buches kurz beleuchten werde).

Jetzt geht es um die konkreten gesundheitlichen Ansprüche. Diese und andere sozialrechtliche Belange werden in den entsprechenden Sozialgesetzbüchern geregelt und gesteuert. Die Ansprüche der BürgerInnen auf gesundheitliche Versorgung, Prävention und Rehabilitation sind in den unterschiedlichen Sozialgesetzbüchern verankert.

Menschen mit chronischen psychischen Erkrankungen oder mit seelischen Behinderungen oder solche, die von einer seelischen Behinderung bedroht sind, benötigen umfangreiche Versorgungsangebote und Hilfen, die über die Leistungen im SGB V hinausgehen. Diese Hilfen sollen unterschiedliche Lebenslagen und Lebensrealitäten abdecken, nicht nur im akuten Krankheitsfall, sondern auch im Arbeitsalltag, was der psychischen Störung Rechnung tragen soll. Mittels der Sozialgesetzgebung soll eine

Versorgung ermöglicht werden, die medizinische und nicht-medizinische sowie komplementäre Leistungen beinhalten, und zwar unabhängig davon, in welchem SGB diese geregelt sind.

Welche Sozialgesetzbücher (SGB) (Walhalla Fachredaktion, 2024) sind nun für die Versorgung von Menschen mit psychischen Erkrankungen oder seelischer Behinderung zuständig? Und was wird darin genau geregelt? An erster Stelle kommt das oft erwähnte SGB V, welches die gesetzliche Krankenversicherung (GKV) regelt. Wir hatten uns mit dem SGB V in Kapitel 3 befasst, vor allem mit dem Aspekt der Anspruchsberechtigung und der Definition von »Krankheit«, die für die Indikationsentscheidung für Psychotherapie eine wesentliche Rolle spielt. Was wird im SGB V sonst geregelt? Alle Leistungen der GKV – auch Privatversicherer orientieren sich daran – werden hier gesteuert. Es geht also um die ambulante und stationäre Behandlung von psychischen und körperlichen Erkrankungen, aufsuchende psychiatrische Pflege, Soziotherapie, Psychotherapie, Ergotherapie, Medikamente und medizinische Hilfsmittel. Auch die Stellung der psychiatrischen Institutsambulanzen (PIA) gemäß § 118 SGB V wird im Kontext der GKV geregelt. Die psychiatrischen Institutsambulanzen übernehmen eine sehr wichtige Rolle in der ambulanten Versorgung von Menschen mit psychischen Erkrankungen. Sie bieten eine psychiatrische, manchmal auch psychotherapeutische Unterstützung unter einem Dach. Allerdings können viele psychiatrische Institutsambulanzen keine hochfrequente Richtlinienpsychotherapie anbieten. Für PatientInnen mit chronischen psychischen Erkrankungen sind sie dennoch eine sehr wichtige Anlaufstelle, insbesondere wegen der psychopharmakologischen Verlaufskontrolle und des Behandlungsmonitorings. Niedergelassene PsychotherapeutInnen und Kinder- und JugendlichenpsychotherapeutInnen können auf eine wohnortnahe PIA verweisen, wenn sie über keine Behandlungskapazitäten verfügen. Jedoch gibt es nur eine begrenzte Anzahl an PIAs und auch eine begrenzte Zahl an BehandlerInnen in den PIAs, sodass diese keine echte Entlastung darstellen – es sei denn, die PatientInnen werden dort schon lange betreut.

Unter bestimmten Bedingungen ist die GKV auch für medizinische Rehabilitationsleistungen zuständig. Ein Großteil der Regularien für rehabilitative Maßnahmen und Maßnahmen der beruflichen Wiedereingliederung sind im SGB VI geregelt.

Das SGB VI befasst sich mit der gesetzlichen Rentenversicherung in Deutschland, die als ausführende Institution medizinische rehabilitative

Leistungen, wenn aus gesundheitlichen Gründen eine Fortführung der Erwerbsfähigkeit gefährdet ist, finanziert. In den letzten Jahren stieg die Anzahl der psychischen Erkrankungen als Grund für eine Erwerbsminderungsrente an.[17] Die Anspruchsberechtigungen für das Beziehen einer Erwerbsminderungsrente – teilweise oder vollständig – sind einerseits leicht nachvollziehbar (es müssen gewisse Einzahlungszeiten nachweisbar sein), andererseits doch sehr komplex. Für Menschen mit chronischen psychischen Erkrankungen, die bereits sehr früh im Kindes- oder Jugendalter erkrankt sind und die keine Ausbildungs- oder Berufstätigkeit haben ausüben können, besteht keine Berechtigung für die Inanspruchnahme von Leistungen der Rentenversicherung. Für diese Gruppe von chronisch Kranken, die grundlegende Schwellensituationen im Leben krankheitsbedingt nicht haben bewältigen können, keinen Schulabschluss oder weiterführenden Schulbesuch hatten, zusätzlich häufige Ausbildungsabbrüche durchmachten, vielleicht auch aufgrund der innerfamiliären Dynamik oder der chronischen Erkrankungen (auch psychischen) der Eltern oder aus anderen Gründen eine außerhäusliche Platzierung haben in Anspruch nehmen müssen, können Ansprüche durch Leistungen und Maßnahmen des SGB VIII erfüllt werden.

Das SGB VIII regelt Maßnahmen und Leistungen der Kinder- und Jugendhilfe. Die Bezeichnung mag in einigen Fällen irreführend sein, denn sie richtet sich auch an junge Erwachsene, bei einigen Leistungen reicht die Hilfe bis zum 26. Lebensjahr (unter Erfüllung bestimmter Voraussetzungen). Die Maßnahmen der Kinder- und Jugendhilfe sind sehr vielfältig, zum Beispiel Maßnahmen und Leistungen zur Erziehung. Eine wichtige Aufgabe der Jugendämter ist es, Eltern bei der Erziehung und Begleitung der Kinder zu unterstützen und zu beraten sowie Hilfeleistungen anzubieten, um Kinder und Jugendliche bei der Persönlichkeitsentwicklung zu unterstützen. Zusätzlich werden sowohl ambulante als auch vollstationäre Leistungen finanziert, die sich an Kinder und Jugendliche richten, die eine psychische oder seelische Erkrankung haben oder die von einer seelischen Behinderung bedroht sind (gemäß § 35a SGB VIII). Das können Leistungen der Rehabilitation oder der Eingliederungshilfe sein, also auch mit Bezug auf Ausbildungsmöglichkeiten.

17 https://www.deutsche-rentenversicherung.de/Bund/DE/Presse/Pressemitteilungen/pressemitteilungen_archive/2021/2021_11_30_psych_erkrankungen_erwerbsminderung.html (04.02.2025).

Viele Leistungen der Jugendhilfe sind eng mit Maßnahmen der Kinder- und Jugendlichenpsychotherapie verzahnt. Es besteht eine ständige Kooperationsarbeit zwischen den beiden Fachbereichen (Fegert & Schrapper, 2004). Die Übergänge können manchmal fließend sein, daher ist es wichtig, bereits früh bei der Indikationsstellung für eine kinder- und jugendlichenpsychotherapeutische Maßnahme zu überlegen, welchen Stellenwert die Jugendhilfe im Gesamtbehandlungskonzept erhalten sollte. Ein gestuftes Vorgehen, das definiert, unter welchen Umständen und bei welcher Zielerreichung welche Maßnahmen beginnen oder beendet werden sollen, kann der Individualität von Verläufen gerecht werden.

Kinder- und JugendlichenpsychotherapeutInnen sollten sich daher mit dem Leistungskatalog des SGB VIII gut auskennen, um entsprechend alternative Interventionsoptionen individuell vorschlagen und die Fallbearbeitung adäquat steuern zu können. Beispielsweise wäre es sinnvoll, wenn die psychopathologischen Aspekte in der Entwicklung oder im Einzelfall deutlich rückläufig geworden sind, die »psychotherapeutische Dosis« entsprechend zu reduzieren und stattdessen bei Bedarf eine Jugendhilfemaßnahme zu initiieren. Wichtig an der Stelle ist zu erwähnen, dass Maßnahmen der Jugendhilfe, vor allem Leistungen zur Erziehung, nicht Kinder und Jugendliche mit psychischen Erkrankungen als anspruchsberechtigte Gruppe definieren. Anders ist die Situation bei Maßnahmen der Eingliederungshilfe nach § 35a SGB VIII. Das heißt, die Jugendhilfe ist nicht primär für die Behandlung psychischer Störung zuständig, die Maßnahmen können sich aber ergänzen.

Kinder und Jugendliche mit psychischen Erkrankungen haben in vielen Bereichen der sozioemotionalen Entwicklung Nachholbedarf. Bei Rückläufigkeit bzw. unterschwelligem Vorliegen psychischer Beschwerden könnten auch sozialpädagogische Maßnahmen hilfreich und ausreichend sein. Eine Psychotherapie wäre hier nicht zwingend notwendig, insbesondere, wenn die Zielsetzung nicht explizit psychotherapeutisch gemäß Richtlinie ist, zum Beispiel Stärkung der Selbstbehauptungsfertigkeiten oder Verbesserung der sozialen Kompetenz. Nochmal: Dies ist der Fall, wenn die Wirkfedern der psychischen Erkrankung deutlich minimal geworden sind. Denn Entwicklung und Erwachsenwerden sind per se schwierige und herausfordernde Aufgaben, die fast jeden überfordern können. Bei Zuständen ohne psychische Erkrankung wären eher Leistungen der Jugendhilfe die richtige Intervention. Überspitzt formuliert: Pubertät ist keine Krankheit – auch wenn einige Eltern mich danach fragen, ob ich geeignete Kliniken kenne, die auf Behandlung der Pubertät spezialisiert seien!

Für junge Menschen mit chronischen psychischen Erkrankungen ist ein weiteres Sozialgesetzbuch mit dem SGB VIII eng »verwandt«: das SGB IX, das Rehabilitation und Teilhabe behinderter Menschen regelt. Es beinhaltet Leistungen für Menschen mit Behinderung, auch im Bereich der psychischen Störungen. In der Terminologie des SGB IX heißt es: Menschen mit einer seelischen Behinderung oder solche, die von einer seelischen Behinderung bedroht sind. Das SGB IX ist sozialgesetzbuchübergreifend und reguliert daher unterschiedliche Lebenslagen. Leistungen zur Teilhabe werden noch differenziert in Leistungen zur Teilhabe am Arbeitsleben, Leistungen zur medizinischen Rehabilitation oder Leistungen zur Teilhabe am Leben in der Gemeinschaft. Welcher Träger für welche Leistung zuständig ist, hängt von der individuellen Anspruchsberechtigung ab. Sozialämter und einige webbasierte Navigatorprogramme mit einer sozialversicherungsrechtlichen Lotsenfunktion können darüber Auskunft geben. Auch die ergänzende unabhängige Teilhabeberatung EuTB (mit Sitz bei der Stadt- oder Gemeindeverwaltung, regional auch an anderen zentralen Steuerungsstellen) kann bei der Definition, wer für was zuständig ist, helfen.

Bei chronischen Erkrankungen kann auch das SGB XI relevant sein, das die soziale Pflegeversicherung bei Fällen von hirnorganischen und demenziellen Erkrankungen, zum Beispiel im Rahmen einer teilstationären, ambulanten oder vollstationären Pflege von chronisch Kranken, regelt.

Für ein Leben in Würde und mit ausreichender finanzieller Sicherheit bietet das SGB XII entsprechende Leistungen. Dieses ist für die Sozialhilfe zuständig, die in Form von Dienstleistungen erbracht wird, wie Beratung und Information, sowie in Form von Sach- und Geldleistungen. Menschen mit einer psychischen Erkrankung können in eine psychosoziale Notlage geraten und wären bei Ausschöpfung aller Sozialsysteme auf die Sozialhilfe angewiesen.

In den meisten Fällen sind die Zuständigkeiten ineinander verflochten. Bei chronischen Krankheitsverläufen bietet es sich an, sich Beratung bei einer spezialisierten sozialrechtlichen Anlaufstelle zu holen. Meines Erachtens sollten niedergelassene PsychotherapeutInnen über fundiertes und grundlegendes sozialrechtliches und sozialmedizinisches Wissen verfügen und mit anderen AkteurInnen in diesen Bereichen kooperieren, um Betroffenen individuelle Empfehlungen und Hilfestellungen im Alltag anbieten zu können und somit auch sozialpsychotherapeutisch wirksam sein zu können.

Dies scheint auch ein Teilgedanke des Gesetzgebers gewesen zu sein, als es um die sozialrechtliche Befugniserweiterung von psychologischen PsychotherapeutInnen ging. Mit dieser Erweiterung dürfen PsychotherapeutInnen medizinische Verordnungen erstellen, wie zum Beispiel Soziotherapie, Ergotherapie, psychiatrische ambulante Pflege und medizinische Rehabilitation, Krankentransport und Krankenhausbehandlung (§ 73 SGB V). Diese neuen Möglichkeiten unterstreichen die Notwendigkeit der fachlichen Intervention in alltäglichen Strukturen der Betroffenen und spiegeln einen Aspekt des Versorgungsbedarfs wider.

Kinder- und JugendlichenpsychotherapeutInnen sollten sich mit den allgemeinen Vorschriften und den vorhandenen gesetzlichen Möglichkeiten der Jugendhilfe, insbesondere den entsprechenden Paragrafen des SGB VIII vertraut machen. Mit Relevanz für die Psychotherapie-Indikation sind viele gesetzlich geregelte Maßnahmen und Angebote vorhanden und können bei individueller Umsetzung gewisse Anteile einer psychotherapeutischen Behandlung ersetzen. Dies gilt allerdings nur, wenn der entsprechende Fall keine psychische Störung beinhaltet, denn für die Behandlung von normwidrigen oder krankheitswertigen Zuständen ist die Jugendhilfe nicht gedacht.

6.2.2 Welche Angebote sind für wen gedacht und wie findet man diese?

Nachdem wir uns mit den formal-rechtlichen Grundlagen und den AkteurInnen der ambulanten (aber auch voll- und teilstationären) Versorgung psychisch kranker Menschen in Deutschland befasst haben, geht es in diesem Abschnitt um die konkreten Angebote und wie betroffene Personen oder zuständige PsychotherapeutInnen diese finden bzw. umsetzen. Zum Nachschlagen der Angebote können die erwähnten Gesetzesbücher des Sozialrechts (SGB V, VI, VIII, IX, XI, XII) genutzt oder entsprechende Kommentare, die auch in der Literaturliste stehen, zu Rate gezogen werden.

Im Einzelnen befasse ich mich mit der Soziotherapie, mit Angeboten des sozialpsychiatrischen Dienstes, Angeboten der Kinder- und Jugendhilfe, mit RPK-Maßnahmen (Rehabilitation psychisch kranker Menschen) und in dem Rahmen mit Möglichkeiten der medizinisch-beruflichen Rehabilitation, zum Beispiel Maßnahmen nach §§49–63 SGB IX »Leistungen zur Teilhabe am Arbeitsleben«, Maßnahmen nach §§9–28 SGB VI »Leistungen zur Teilhabe« und mit Angeboten der Berufsförderungswerke (BFW), Berufsbildungswerke (BBW), der beruflichen Trainingszentren (BTZ) sowie der Werkstätten für behinderte Menschen (WfbM), als Option für chronisch Kranke, die nicht mehr erwerbstätig sein können. Es handelt sich an erster Stelle um Maßnahmen und Angebote der ambulanten psychiatrisch-psychosozialen Versorgung, die 1. mit einer laufenden ambulanten Richtlinienpsychotherapie kombinierbar sind oder diese (wenn auch teil- bzw. zeitweise) ersetzen, 2. von niedergelassenen PsychotherapeutInnen verordnet werden können und die 3. als Schnittstelle zwischen der »rein« medizinisch-ambulanten Versorgung und den psychosozialen Eingliederungs- und Partizipationsleistungen fungieren. Alternative ärztlich-psychiatrische oder psychosomatische Grundversorgungsleistungen und Leistungen der psychiatrischen Institutsambulanzen werden aus zuvor genannten Gründen nicht weiter vertieft – zumal die niedergelassenen PsychotherapeutInnen keine Garantie dafür haben, dass dort PatientInnen einen Behandlungsplatz erhalten. Trotzdem sollen die Betroffenen über andere ärztlich orientierte Behandlungsmaßnahmen aufgeklärt werden.

An dieser Stelle ist es noch wichtig, zu erläutern, an wen sich Menschen mit psychischen Beschwerden zunächst wenden. Die meisten Studien zur psychiatrischen, psychotherapeutischen und psychosomatischen Versorgung in Deutschland zeigen, dass Betroffene sich in der Mehrzahl zuerst an ihre HausärztInnen wenden, wenn sie über psychische Probleme klagen (Heuft et al., 2014; Kruse & Herzog, 2012). Die Mehrzahl der Hilfesuchenden wird hausärztlich behandelt (Kruse et al., 2024). Wie bereits erwähnt, beteiligen sich FachärztInnen mit Zusatzqualifikation Psychiatrie und Psychotherapie sowie Psychosomatik an der ambulanten Versorgung von psychisch Kranken. Laut Schätzung der Kassenärztlichen Bundesvereinigung (KBV) haben fast 50% der HausärztInnen in Deutschland eine psychosomatische Zusatzqualifikation und beteiligen sich an der psychosomatischen Grundversorgung. Wie bereits Kruse und Herzog (2012) festgestellt haben, sind die Versorgungsprofile der drei Fachgruppen unterschiedlich. Die meisten psychotherapeutisch relevanten Alternativleistungen, die hier erwähnt werden, können auch von FachärztInnen für Psychiatrie und Psychotherapie sowie von HausärztInnen mit Zusatzqualifikation Psychosomatische Grundversorgung verordnet werden.

Soziotherapie

Die Soziotherapie ist im SGB V verankert (§ 37a SGB V) und wird durch die vom G-BA erlassene Soziotherapie-Richtlinie reguliert. Seit dem Jahr 2000 werden gemäß dem o. g. Paragrafen krankenkassenfinanzierte soziotherapeutische Leistungen angeboten.

Was ist Soziotherapie?
Manchmal auch ambulante Soziotherapie (AST) genannt, ist sie als Tätigkeitsbeschreibung zur Kennzeichnung von personenzentrierten Angeboten und Betreuungsleistungen für den Personenkreis von Menschen mit schweren psychischen Störungen und Belastungen zu verstehen (Cramer, 2013).

Für wen ist Soziotherapie indiziert?
Um eine Soziotherapie in Anspruch nehmen zu können, müssen die PatientInnen so »schwer psychisch krank« sein, dass sie nicht in der Lage sind, selbstständig ärztlich-psychotherapeutische Hilfe in Anspruch zu nehmen. Außerdem muss eine Krankenhausbehandlung vermieden oder aber verkürzt werden, oder eine Krankenhausbehandlung steht aktuell nicht zur Verfügung. Die Soziotherapie soll allen zur Verfügung stehen, die im psychotischen Spektrum sind, also mit schizophrenen Psychosen und affektiven Psychosen oder psychosenahen Zuständen (Frieboes & Schreckling, 2005). Soziotherapie ist im Rahmen der Regelversorgung oder in begründeten Einzelfällen bei PatientInnen ab 18 Jahren verordnungsfähig. Die jeweiligen Voraussetzungen hat der G-BA in § 2 der Soziotherapie-Richtlinie vorgegeben. In begründeten Einzelfällen heißt, dass im Prinzip alle F-Diagnosen im ICD-10 zulässig sind, nur die Beeinträchtigung muss hoch sein. Dabei soll der GAF-Wert (Global Assessment of Functioning) kleiner/gleich 40 »Starke Beeinträchtigung in mehreren Bereichen« sein. Es sollen folgende Defizite gemäß § 37a Abs. 1 SGB V bestehen:

- Beeinträchtigung durch Störungen des Antriebs, der Ausdauer und der Belastbarkeit, durch Unfähigkeit zu strukturieren, durch Einschränkungen des planerischen Denkens und Handelns sowie des Realitätsbezuges;
- Störungen im Verhalten mit Einschränkung der Kontaktfähigkeit und fehlender Konfliktlösungsfähigkeit;

- Einbußen im Sinne von Störungen der kognitiven Fähigkeiten wie Konzentration und Merkfähigkeit, der Lernleistungen sowie des problemlösenden Denkens;
- Krankheitsbedingt unzureichender Zugang zur eigenen Krankheitssymptomatik und zum Erkennen von Konfliktsituationen und Krisen (Hellkötter-Backes, 2022).

Wer darf Soziotherapie verordnen?

FachärztInnen für Neurologie, Nervenheilkunde, Psychosomatische Medizin und Psychotherapie, Psychiatrie und Psychotherapie, Kinder- und Jugendpsychiatrie und -psychotherapie, seit Juni 2017 auch niedergelassene psychologische VertragspsychotherapeutInnen sowie niedergelassene Kinder- und JugendlichenpsychotherapeutInnen können Soziotherapie verordnen. Zusätzlich sollen die VerordnerInnen eine Kooperation mit einem gemeindepsychiatrischen Verbund oder mit vergleichbaren Versorgungsstrukturen nachweisen, die SoziotherapeutInnen (i.d.R. SozialarbeiterInnen mit Zusatzqualifikation) beschäftigen. Praktisch bedeutet das, dass PsychotherapeutInnen eine schriftliche Kooperationserklärung mit dem sozialpsychiatrischen Dienst ihrer Gemeinden abschließen bzw. unterschreiben lassen und diese mit dem Antrag auf Verordnung von Soziotherapie bei der Kassenärztlichen Vereinigung einreichen. In der Regel sind die Voraussetzungen sehr unkompliziert.

Was wird verordnet?

Im Rahmen der Verordnung von Soziotherapie erstellt in der Regel der Soziotherapeut oder gemeinsam mit dem Psychotherapeuten einen Betreuungsplan, der Basis der Therapie ist. Dieser Plan muss entsprechend der Achtung der Patientenautonomie mit dem Patienten abgesprochen werden. Alle beteiligten Personen unterschreiben den Behandlungsplan. In regelmäßigen Abständen werden Therapieverlauf und -ziele von allen Beteiligten beraten und der Plan gegebenenfalls vom Soziotherapeuten angepasst. Der Betreuungsplan enthält neben therapeutischen Maßnahmen, zeitlicher Strukturierung und Prognose vor allem auch die erforderlichen Teilschritte und Therapieziele. Es dürfen bis 120 Stunden innerhalb eines Zeitraums von höchstens drei Jahren verordnet werden; nach Ablauf von drei Jahren darf erneut Soziotherapie für 120 Stunden – auch für die gleiche Diagnose – verordnet werden.

Die Kosten werden teilweise von der Krankenkasse getragen, allerdings besteht eine Zuzahlungspflicht für Versicherte ab dem 18. Lebensjahr, die nicht davon befreit sind. Der Patient zahlt einen Eigenanteil in Höhe von zehn Prozent der tatsächlichen Behandlungskosten pro Behandlungstag mit Soziotherapie, mindestens fünf, höchstens zehn Euro. Diese individuellen Einzelheiten sollten im speziellen Fall und bei Verordnung besprochen werden. Die verordnenden PsychotherapeutInnen können die Verordnung und die Behandlungsplanung sowie die Folgeverordnung mit der Krankenkasse abrechnen.

Was könnten mögliche Ziele in der Soziotherapie sein?
Wie bereits erwähnt, sind es Ziele, die eine erneute Hospitalisierung oder Krankenhausbehandlung vermeiden sollen oder die dem Patienten in seinem Alltag helfen sollen, ein selbstständiges Leben zu führen und eine ambulante Behandlung zu ermöglichen. Daher könnten zum Beispiel folgende Ziele infrage kommen: Begleitung zu den Psychotherapie-Sitzungen und Erinnerung des Patienten an die therapeutischen Hausaufgaben, Unterstützung bei der regelmäßigen Einnahme von Medikamenten, Einhalten von verbindlichen Terminen, Aufbau einer Tages- und Wochenstruktur, Wiederherstellung und Überprüfung von Realitätsbezug u. v. m.

Bewertung und Bezug zur psychotherapeutischen Indikation
PsychotherapeutInnen können die Soziotherapie also bei gegebener Indikation bei schweren psychischen Erkrankungen einsetzen, um einen störungsspezifischen Gesamtbehandlungsplan zu erstellen und die Prognose einer ambulanten Psychotherapie – bei schweren chronischen Verläufen – zu verbessern. Die Soziotherapie kann aber auch eingesetzt werden, wenn die Kriterien einer Richtlinienpsychotherapie eben nicht erfüllt sind, beispielsweise weil der Patient nicht in der Lage ist, konsequent zur Therapie zu kommen und somit auch keine Kontinuität gegeben sein kann. Sie kann dann in Kooperation mit dem behandelnden Psychiater in die Wege geleitet werden, mit dem Ziel, eine Verbindlichkeit in der Terminwahrnehmung herzustellen, sodass eine ambulante Psychotherapie zu einem späteren Zeitpunkt (bei gegebener Indikation!) möglich wird.

Eine weitere Anwendung der Soziotherapie mit Relevanz für die Fortsetzungsindikation einer Psychotherapie könnte sein, dass die Soziotherapie gegen Ende einer psychotherapeutischen Behandlung verordnet wird, um den Alltag weiter zu strukturieren und den Schwerpunkt auf alltagspraktische Fähigkeiten zu verlagern. Wichtig wäre, dies frühzeitig zu planen, sodass noch Reststunden von der Psychotherapie vorhanden sind, um die soziotherapeutischen Fortschritte zu begleiten. Ein solches Vorgehen kann eine unnötige Verlängerung der Psychotherapie verhindern und eine plausible Aufgaben- und Zielverteilung unterstreichen.

Angebote des sozialpsychiatrischen Dienstes (SpDi)

Die sozialpsychiatrischen Dienste in Deutschland haben eine lange Geschichte, auf die hier nicht eingegangen werden kann, für mehr Informationen möchte ich auf Eberhard Höfer et al. (2013) verweisen.

Was ist der sozialpsychiatrische Dienst?
Der SpDi hat in den meisten Städten in Deutschland eine beratende, helfende und unterstützende Funktion bei diversen gemeindenahen und alltagspraktischen Aufgaben, die Menschen mit psychischen Störungen und auch deren Angehörigen betreffen. Je nach struktureller Organisation kann der sozialpsychiatrische Dienst sehr heterogene Aufgabenbereiche übernehmen. Grundsätzlich geht es um Beratung von Menschen mit psychischen Störungen, medizinische und soziale Abklärung des Einzelfalls, aufsuchende Hilfsmöglichkeiten (Hausbesuche, Begleitung bei notfallpsychiatrischen Maßnahmen), Eingliederung und Wiedereingliederung ins Arbeitsleben durch psychosoziale Dienste (Begleitung bei Behördengängen, Klärung von Schuldensituationen etc.), psychosoziale Sprechstunden (Zuhören, Rat geben, Empfehlungen für weitere Hilfen aussprechen, Kontakte zu weiteren Fachkreisen herstellen), Krisenintervention, auch regionsabhängig vollstationäre oder teilstationäre Hilfen, wie zum Beispiel betreutes Wohnen oder ambulant betreutes Wohnen, Wohngruppen für Menschen mit psychischen Erkrankungen oder seelischen Behinderungen, gruppentherapeutische oder gruppenspezifische Angebote, wie zum Beispiel Gesprächsrunden, Kaffee-Treff für Menschen mit bestimmten psychischen Erkrankungen oder Gruppen für junge Erwachsene, auch ambulante Maßnahmen wie Soziotherapie u. v. m.

Für wen ist der sozialpsychiatrische Dienst gedacht?
Für alle Personen, die im entsprechenden Einzugsgebiet (hier wieder wohnortabhängig) unter einer psychischen, in der Regel schweren Erkrankung leiden. Die Zielgruppe umfasst Personen, die durch eine psychische Erkrankung soweit beeinträchtigt sind, dass alltägliche Aufgaben darunter leiden,

wie zum Beispiel Einkaufen, verbindliche Termine wahrnehmen, allgemeine Tages- und Lebensorganisation. Aber auch PatientInnen mit episodenhaftem Verlauf, die zeitweise bei Symptomfreiheit oder geringer Symptombelastung sehr kompetent ihr Leben bewältigen können, in krankhaften Episoden jedoch auf fremde Hilfe – und zwar unterminiert – angewiesen sind. Es geht vor allem um alltagspraktische Themen, die zwar im Rahmen einer Richtlinienpsychotherapie verbal vorbereitet und reflektiert werden, bei der Umsetzung dagegen tatkräftige Unterstützung und Präsenz vor Ort verlangen. Der SpDi kann auch die erste Anlaufstelle für Personen mit psychischen Erkrankungen oder deren Angehörigen sein, die durch die Diagnosebekanntgabe zunächst einmal überfordert sind und keine passende seriöse Anlaufstelle finden. Der SpDi kann – wie schon erwähnt – Kontakte zu weiteren Hilfssystemen herstellen und bei der Suche nach passenden Therapiemöglichkeiten helfen.

In einigen Fällen und je nach regionaler Organisation und Struktur kann auch der sozialpsychiatrische Dienst Angehörigen helfen, die ein psychisch krankes Mitglied in der Familie haben, dem es an Krankheits- und Beeinträchtigungseinsicht fehlt. Es kann sich dabei um sehr unterschiedliche Situationen handeln, sei es ein gemeinsames Erstgespräch, in dem mögliche Unterstützungsangebote besprochen werden oder in dem zunächst ganz grundsätzlich darüber geredet wird, ob Hilfe und Unterstützungsmaßnahmen bei dem Einzelnen gewünscht bzw. geboten wären. Es kann sich aber auch um akutere Angelegenheiten handeln, bei denen eine Erwägung einer öffentlich-rechtlichen Unterbringung nach den PsychKHG der Länder indiziert wäre. Nochmal ein Hinweis: Betroffene, Angehörige oder BehandlerInnen können sich an den sozialpsychiatrischen Dienst wenden, insbesondere für PatientInnen, die keine laufende ambulante professionelle Begleitung haben, zum Beispiel durch eine Fachärztin für Psychiatrie und Psychotherapie, einen Hausarzt oder eine psychologische Psychotherapeutin.

Muss etwas verordnet werden?

Ganz kurz: Nein! Jeder kann sich an den SpDi wenden. Sie brauchen keine Heilmittelverordnung oder sonstige Vermittlung von einem Psychotherapeuten bzw. einer Fachärztin. Die Kosten können sehr unterschiedlich ausfallen. Beratungsgespräche sind in der Regel kostenfrei. Vollstationäre oder teilstationäre Maßnahmen machen eine Eigenbeteiligung in den meisten Fällen erforderlich. Diese Einzelheiten sollten jedoch im Einzelfall besprochen werden.

Was können mögliche Ziele sein?

Wie bereits geschildert, sind die Aufgaben- und Einsatzbereiche des SpDi sehr heterogen. Selbiges gilt auch für die Zielsetzungen, die u. a. vom Setting und Kontext abhängen, in dem die Hilfen angeboten werden. Wenn es sich zum Beispiel um eine vollstationäre Hilfe handelt, dann sind die Ziele anders, als wenn die Hilfe ambulanter Art wäre. Allgemein formuliert zielen die Maßnahmen des SpDi darauf ab, eine selbstständige und würdevolle Lebensführung für psychisch Kranke zu ermöglichen. Je nach personeller Besetzung können auch weitere psychotherapeutisch relevante Ziele formuliert werden, wie zum Beispiel Verbesserung der sozialen Kompetenz und Selbstbehauptung (im Rahmen von Gruppenangeboten, die störungsspezifisch oder störungsübergreifend organisiert sind), Vorbereitung auf Vorstellungsgespräche, Jobsuche, Verbesserung der Selbstdarstellung, u. v. m.

Bewertung und Bezug zur psychotherapeutischen Indikation

Die unterschiedlichen und alltagspraktischen Maßnahmen, die durch den sozialpsychiatrischen Dienst angeboten werden, sind eine notwendige Ergänzung der psychotherapeutischen Leistungen für Menschen mit psychischen Erkrankungen. In einigen Fällen kann die Unterstützung durch den sozialpsychiatrischen Dienst eine ambulante Psychotherapie tatsächlich ersetzen, und zwar, wenn es sich um folgende Fallkonstellationen handelt:

- Chronische Verläufe mit deutlicher psychosozialer Fähigkeitsbeeinträchtigung in alltagspraktischen Bereichen (Wohnen, Medikationseinnahme, Arbeiten, Lebensunterhalt etc.);
- PatientInnen, die aufgrund ihrer Persönlichkeitsstruktur oder der Chronizität der Erkrankung die Fähigkeit verloren haben, ihre motivationalen Kräfte situationsangepasst und flexibel zu aktivieren und zielgerichtet einzusetzen;
- Störungsverläufe mit hochkomplexen Störungsmodellen und chronischer Verflechtung von aufrechterhaltenden Variablen, welche die Zielerreichung in einer zeitlich und strukturell begrenzten Psychotherapie unrealistisch erscheinen lässt;
- Krankheitsgeschichten mit prekären Lebensverhältnissen und einer ständigen psychosozialen Notlage, die mit einer ambulanten Psychotherapie nicht veränderbar sind und die das Leben des Patienten stetig destabilisieren, sodass eine zielgerichtete psychotherapeutische Arbeit vereitelt wird;

- chronische psychische Erkrankung und komorbid eine Suchterkrankung mit eingeschränkter Problemeinsicht und/oder Veränderungsmotivation;
- alle möglichen chronischen Verläufe mit psychosozialer Notlage (Arbeitslosigkeit, Obdachlosigkeit, Schulden, Haftandrohung etc.) und eingeschränkter Therapie- und/oder Veränderungsmotivation;
- alle möglichen psychischen Krankheitsverläufe mit psychosozialem und tagesaktuellem Handlungs- und Unterstützungsbedarf.

Diese Auswahl an Konstellationen ist selektiv und erhebt keinen Anspruch auf Vollständigkeit. Dennoch kann ich mir vorstellen, dass der Leser bzw. die Leserin einen Eindruck davon bekommen hat, wann eine Unterstützung durch den sozialpsychiatrischen Dienst die adäquatere Hilfe ist als eine Richtlinienpsychotherapie. Gleichzeitig bedeutet das, wenn PsychotherapeutInnen vor einer dieser Fallkonstellationen stehen und aufgrund der genannten Aspekte eine ambulante Psychotherapie als nicht indiziert sehen, dann sollten sie die Einschaltung des SpDi empfehlen, vielleicht auch den Kontakt herstellen, sollte dies nicht bereits geschehen sein.

Angebote der Kinder- und Jugendhilfe

In Kapitel 6.2.1 habe ich die unterschiedlichen Sozialgesetzbücher mit Relevanz für die Versorgung von Menschen mit psychischen Erkrankungen vorgestellt. SGB VIII – das Kinder- und Jugendhilfegesetz – ist oder sollte allen geläufig sein, die sich hauptberuflich mit Kindern und Jugendlichen befassen, also in unserem Fall Kinder- und JugendlichenpsychotherapeutInnen bzw. zukünftig nach dem neuen Psychotherapeutenausbildungsreformgesetz PsychotherapeutInnen mit Schwerpunkt Kinder und Jugendliche.

Im ersten Paragrafen des SGB VIII wird das Recht jedes einzelnen jungen Menschen auf Förderung seiner Entwicklung und auf Erziehung zu einer selbstbestimmten, eigenverantwortlichen und gemeinschaftsfähigen Persönlichkeit eingeräumt (Möller, 2023). Die Jugendhilfe soll zur Verwirklichung dieses Rechts beitragen, der Anspruch richtet sich auf Förderung und Erziehung und die zu beanspruchenden Leistungen sind einzelfallabhängig. Auch die Aufgaben und Leistungen der Jugendhilfe sind gesetzlich verankert (§ 2 SGB VIII):

»1. Angebote der Jugendarbeit, der Jugendsozialarbeit, der Schulsozialarbeit und des erzieherischen Kinder- und Jugendschutzes (§§ 11 bis 14),
2. Angebote zur Förderung der Erziehung in der Familie (§§ 16 bis 21),
3. Angebote zur Förderung von Kindern in Tageseinrichtungen und in Kindertagespflege (§§ 22 bis 25),
4. Hilfe zur Erziehung und ergänzende Leistungen (§§ 27 bis 35, 36, 37, 39, 40),
5. Hilfe für seelisch behinderte Kinder und Jugendliche und ergänzende Leistungen (§§ 35a bis 37, 39, 40),
6. Hilfe für junge Volljährige und Nachbetreuung (den §§ 41 und 41a).«[18]

Im Gesetz werden noch weitere Aufgaben und Hilfestellungen genannt, die jedoch nicht Gegenstand unserer Diskussion sein werden bzw. wenig relevant für psychotherapeutische Fragestellung sind.

Noch eine weitere Besonderheit im SGB VIII ist das gesetzesverankerte Recht auf Beratung und Information (§ 10 SGB VIII). § 10 gibt jungen Menschen und deren Familien ein Recht auf umfassende und allgemeine Beratung zum Leistungssystem der Jugendhilfe und darüber hinaus (GKV, Pflegeversicherung etc.). Viele Personen haben Bedenken oder verspüren Unbehagen, sich an das Jugendamt zu wenden oder dort Fragen zu stellen. Als BehandlerInnen, insbesondere bei der Gesundheitsversorgung von Kindern und Jugendlichen, sollte man den Angehörigen diese Angst nehmen und sachlich darüber aufklären, was genau die Aufgaben und Möglichkeiten des Jugendamtes und die der ausführenden Akteure der Jugendhilfe sind.

Was sind Angebote der Kinder- und Jugendhilfe?

Wie erwähnt, sind die Angebote der Jugendhilfe vielfältig und versuchen alle möglichen Lebenslagen junger Menschen und deren Angehörigen Rechnung zu tragen. Auf alle Hilfsformen und -angebote einzugehen, würde jedoch den Rahmen sprengen. Für eine vertiefte Lektüre empfehle ich zum Beispiel Peter Hansbauer et al. (2024), Johannes Münder et al. (2011) und/oder Johannes Münder et al. (2022).

Im Folgenden werden die Leistungen kurz dargestellt, die in der Regel antragspflichtig sind (bis auf die Erziehungsberatung, die kostenfrei bei den Stadtverwaltungen oder Jugendämtern angeboten wird), die also erst

18 https://www.gesetze-im-internet.de/sgb_8/__2.html (24.08.2024).

durch Beantragung der sorgeberechtigten Eltern zustande kommen und entweder ergänzend oder ersetzend für eine ambulante Psychotherapie sein können.

Erziehungsberatung (§ 28 SGB VIII)

Die Erziehungsberatung kann in unterschiedlichen Beratungsstellen angeboten werden. Dabei geht es um – wie der Name schon sagt – ein Beratungsangebot für Kinder, Jugendliche, Eltern bzw. andere Erziehungsberechtigte zur Bewältigung individueller und familienbezogener Probleme (Hartleben-Baildon & Feddeler, 2023). Die Beratungsanlässe und die Problemlagen können sehr vielschichtig und unterschiedlich sein, zum Beispiel Schulabsentismus, Kommunikationsschwierigkeiten innerhalb der Familie, fehlende pädagogische Steuerung der Kinder, nicht altersgemäßes Verhalten, Probleme mit Gleichaltrigen in der Schule, Konflikte um den richtigen Umgang mit digitalen Medien u. v. m. Bei der Beratungsarbeit wird die gesamte Familie miteinbezogen. Das Angebot ist freiwillig und kann aus mehreren Terminen bestehen, mit einer entsprechenden Zielvereinbarung. Es gilt die Verpflichtung zur Verschwiegenheit (§ § 61ff. SGB VIII, § 65 SGB VIII).

Anlässe, die eine Erziehungsberatung erforderlich machen, sind schnell erkannt. Es handelt sich weitgehend um Interaktionsprobleme adoleszenter Art oder Schwierigkeiten beim Umgang mit der kindlichen bzw. jugendlichen Entwicklung. Indikationsrelevant für die Psychotherapie wäre hier zunächst die Vereinbarung eines Termins bei einer Erziehungsberatungsstelle, um die Problematik genau zu definieren und im nächsten Schritt eventuell eine psychopathologische Genese abzuklären (dies wäre eine psychotherapeutisch-psychiatrische Aufgabe).

Ganz klar soll das Anliegen, »mit jemandem zu reden, der vom Fach ist«, abgelehnt werden, wenn es um Erziehungsprobleme oder Streitigkeiten geht, insbesondere wer die Deutungshoheit bei der Definition innehat, was »pädagogisch richtig ist und was nicht«. Erziehungsfragen sind nicht Gegenstand einer Psychotherapie gemäß Richtlinie. Dies soll genau beachtet werden, insbesondere im Bereich der Kinder- und Jugendlichenpsychotherapie, wo es naturgemäß früher oder später im Behandlungsverlauf um den »richtigen« Umgang mit Kindern und Jugendlichen geht. Hier ist es wichtig und zielführend, frühzeitig zu konkretisieren, dass eine Psychotherapie keine Erziehungsberatung darstellt und dass die Empfehlungen im Rahmen der Psychotherapie sich auf psychopathologische Zustände beziehen, im Sinne von: »Wie gehe ich mit meiner depressiven 16-jährigen Tochter um?« Für genuine Erziehungsfragen wäre eine Inanspruchnahme der Erziehungsberatung sinnvoller.

Soziale Gruppenarbeit (§ 29)
Die soziale Gruppenarbeit ist für ältere Kinder gedacht, die Unterstützung bei der Entwicklung von sozialen Fertigkeiten und Fähigkeiten benötigen, oder die aus schweren Familienverhältnissen stammen oder die aufgrund von Entwicklungsschwierigkeiten soziale Integrationsprobleme haben. Das Alter beläuft sich auf 12 bis 14 Jahre, wobei auch junge Erwachsene gemäß § 27 Abs. 2 Satz 1 und § 41 Abs. 2 SGB VIII Anspruch darauf hätten, wenn die Indikation dafür gegeben ist (Hartleben-Baildon & Feddeler, 2023).

Die soziale Gruppenarbeit orientiert sich an gruppenpädagogischen Konzepten; und im Rahmen des Hilfeplangesprächs, bei dem alle Beteiligten anwesend sind, werden die individuellen Ziele und Schwerpunkte festgelegt.

Dieses Angebot hat Ähnlichkeiten mit gruppentherapeutischen Angeboten mit dem Unterschied, dass es sich nicht an Kinder und Jugendliche richtet, die an einer psychischen Störung erkrankt sind. Sollten zum Beispiel die sozialen Defizite auf dem Boden einer psychischen Erkrankung entstanden sein, so wäre zunächst eine ambulante Psychotherapie (wenn weitere Kriterien erfüllt sind) indiziert, und im weiteren Verlauf bei Symptomreduktion und zum Transfer in das nicht-klinische Setting die Teilnahme an einer sozialen Gruppe, die durch das Jugendamt finanziert wird.

Insofern wäre die soziale Gruppenarbeit auch möglich, sollte eine Richtlinienpsychotherapie nicht indiziert sein. Übrigens kann man auch im Rahmen von § 35a SGB VIII heilpädagogische Maßnahmen (Gruppe oder Einzeln) empfehlen, die teilweise für psychische Störungen indiziert sind. In solchen Zusammenhängen kommen Trainings sozialer Kompetenzen zum Einsatz. Sollte allerdings eine psychische Störung im Vordergrund sein, so wäre eine professionelle Behandlung im Rahmen der Gesundheitsfürsorge (SGB V) das Richtige. Hier sollten die Betroffenen sich die Gruppenkonzepte und die GruppenleiterInnen anschauen, um Informationen über deren Qualifikationen zu gewinnen.

Erziehungsbeistand (§ 30)
Wie bei allen anderen Angeboten handelt es sich auch beim Erziehungsbeistand um ein freiwilliges Angebot für Kinder und Jugendliche in der Regel

ab 12 Jahren und auch für junge Erwachsene gemäß § 41 Abs. 2 SGB VIII (hier mit unterschiedlicher Zielsetzung und Aufgabengestaltung). Außerdem ist es ein niedrigschwelliges Angebot. Anspruchsberechtigt sind die Eltern oder sonstige Personensorgeberechtigte. Die Hilfe wiederum richtet sich an die Kinder bzw. Jugendlichen.

Die Zielvorgabe bei dieser Leistung ist es, die Jugendlichen bei der Bewältigung von Entwicklungsproblemen zu unterstützen und ihre Verselbstständigung zu fördern. Die Problemlagen können wieder sehr unterschiedlich sein, zum Beispiel Probleme in der Interaktion, beim Erwachsenwerden, Schwierigkeiten in der Schule oder Ausbildung, Orientierungslosigkeit und Entscheidungsunfähigkeit u. v. m.

Die Bewältigung der Entwicklungsprobleme soll unter Einbezug des psychosozialen Umfeldes der Betroffenen erfolgen. Die Hilfe findet in der Umgebung der Betroffenen statt und beinhaltet sehr unterschiedliche und individuelle Maßnahmen, wie regelmäßige wöchentliche Einzeltermine, entweder vor Ort oder in den Räumen des Jugendhilfeträgers. Auch Gruppentermine können im Hilfekontext integriert sein – je nach Schwerpunkt- und Zielsetzung.

Diese Leistung eignet sich gut, wenn die Beziehung zu den Eltern chronisch angespannt ist, sodass es den Eltern an pädagogischer Steuerung mangelt. Gleichzeitig ist die Orientierung an einer erwachsenen Person, die den jungen Menschen den Weg ins Erwachsenenleben zeigt, wichtig.

Für junge Volljährige, die das 21. Lebensjahr noch nicht vollendet haben, kann diese Leistung ebenfalls infrage kommen. Dabei geht es um die Begleitung ins Erwachsenenleben und die Klärung alltagspraktischer Fragen wie Versicherungen, Behördenangelegenheiten etc. In dem Fall, dass das Zusammenleben des jungen Volljährigen mit den Eltern oder Elternteilen nicht mehr möglich ist, kann die Hilfe auch mit einer ambulant betreuten Wohnform kombiniert werden.

Aufgrund der Bedeutung von einer tragfähigen Bindung als Erfolgselement dieser Maßnahme handelt es sich um eine langandauernde Leistung von mindestens sechs Monaten bis zu zwei bis drei Jahren.

Aus psychotherapeutischer Sicht ist diese Leistung sehr gut geeignet, wenn junge Menschen Orientierung durch Erwachsene benötigen, in ihrem sozialen Umfeld aber keine passende Beziehung zu Erwachsenen existiert. Hinter dem Unterstützungsanliegen können sich sehr unterschiedliche subsyndromale und subklinische Beschwerdeformen verbergen, die zwar interventionsbedürftig sind, jedoch nicht im Sinne der Richtlinienpsychotherapie. Gleichzeitig eignet sich dieses Angebot für die Übertragung in einen Alltag ohne Psychotherapie – das heißt, bei geplantem Therapieende und Reduktion der Sitzungsfrequenz sollten noch weitere Unterstützungsmomente vorliegen.

Sozialpädagogische Familienhilfe (§ 31)

Dieses Angebot ist eine ambulante Hilfe zur Erziehung und orientiert sich an den Personensorgeberechtigten, also üblicherweise den Eltern, denn Voraussetzung für diese Hilfe ist die Mitarbeitsbereitschaft der Familie. Die sozialpädagogische Familienhilfe (SPFH) wird in der Regel bei Fällen eingesetzt, wo eine intensive Betreuung in der Nähe der Familie bzw. in ihrem Lebensumfeld stattfinden soll. Sie kann sich über einen Zeitraum von sechs Monaten bis zu zweieinhalb Jahren erstrecken. Die Kontakte sind hochfrequent, üblicherweise zweimal die Woche, in intensiveren Phasen auch häufiger. Dieses Angebot wird auch in Fällen, wo eine Klärung einer Kindeswohlgefährdung erforderlich ist, eingesetzt. Die Konflikt- und Krisensituationen, die eine SPFH erforderlich machen, sind sehr unterschiedlich, sie reichen von Trennung/Scheidung der Eltern bis hin zu Verhaltensauffälligkeiten der Kinder, Erkrankung der Eltern, Überforderung der Eltern bei hoher Anzahl von Kindern u. v. m.

Die sozialpädagogische Familienhilfe ist antragspflichtig, das heißt, die anspruchsberechtigten Eltern sollen einen entsprechenden Antrag beim Jugendamt stellen, welches nach einer individuellen Bedarfserhebung und Beratung über mögliche Hilfsangebote über den Antrag entscheidet.

Dieses Hilfsangebot kann keine Psychotherapie ersetzen und ist eher als Ergänzung und Steigerung einer reinen Erziehungsberatung zu verstehen. Es kann zur Entlastung im Familienumfeld führen, was auch die Reduktion psychischer Symptome zur Folge haben kann. Daher ist es bei entsprechender Fallkonstellation manchmal sinnvoll, eine SPFH zu empfehlen, um zu beurteilen, ob die Belastung aufgrund von allgemeiner erzieherischer Überforderung zustande kommt. In einigen Fällen, bei denen aus der psychischen Erkrankung eines Elternteils eine Kindeswohlgefährdung resultiert, ist der Einsatz einer SPFH zielführend. Hier ist vor allem eine Kooperation und Koordination zwischen der SPFH-Fachkraft und der Psychotherapeutin notwendig.

Intensive sozialpädagogische Einzelbetreuung (§ 35)

Wie der Name schon verrät, handelt es sich bei dieser Leistung um eine intensive Maßnahme für Jugendliche und junge Erwachsene, die sowohl ambulant als auch stationär stattfinden kann. Sie richtet sich an Jugendliche und in Ausnahmefällen auch junge Erwachsene mit besonders intensivem Betreuungsbedarf. Dabei stellt die intensive sozialpädagogische Einzelbetreuung (in Fachkreisen auch ISE genannt) ein höchstes Maß an individualisiertem und zeitintensivem Unterstützungs- und Betreuungsangebot dar. Die ISE kommt zum Einsatz bei besonderen Gefährdungslagen in der Entwicklung von jungen Menschen, zum Beispiel, wenn Jugendliche Erfahrungen mit der Drogen-, Prostitutions- oder Punkerszene gemacht haben, bereits mehrere intensive vollstationäre oder/und ambulante Leistungen erhalten haben und aus allen bisherigen Milieus ausgebrochen sind bzw. keine passende Hilfe aufgrund ihres intensivpädagogischen Unterstützungsbedarfes erhalten haben. Nach Antje Schürrmann (2023) zeigt die Zielgruppe der ISE folgende Problemlagen:

- in der Vorgeschichte des jungen Menschen haben bereits mehrere höherschwellige Hilfsmaßnahmen stattgefunden,
- hoher Prozentsatz von SchulverweigerInnen oder SchulabbrecherInnen,
- aggressives oder delinquentes Verhalten u.Ä.

Um die Bezeichnung »intensiv« zu erfüllen, geht man von mindestens 12 Kontaktstunden pro Woche aus. In einigen Fällen findet die Leistung als mehrmonatige Maßnahme mit Rund-um-die-Uhr-Betreuung statt. Die ISE beinhaltet auch therapeutische Konzepte, je nach Bedarfsfall.

Bezüglich der Indikation für Psychotherapie sind Personen in dieser Zielgruppe häufig psychisch belastet und würden von einer psychotherapeutischen Maßnahme profitieren. Allerdings sind die psychosozialen Bedingungen und auch meist die fehlende Veränderungs- bzw. Therapiemotivation ein Hindernis für die Durchführung einer Richtlinienpsychotherapie. Daher wären psychotherapeutische Maßnahmen im Rahmen der ISE auf jeden Fall zielführend. Die Umsetzung einer ambulanten Psychotherapie mit einer ISE ist praktisch schwer vorstellbar, wenn auch nicht unmöglich.

Eingliederungshilfe für Kinder und Jugendliche mit seelischer Behinderung oder drohender seelischer Behinderung (§ 35a)

§ 35a SGB VIII regelt die Eingliederungshilfe für Kinder und Jugendliche, bei denen eine seelische Behinderung festgestellt wurde bzw. eine solche droht (Fromm, 2023; Kunkel et al., 2018). Mit Einführung dieser Norm sind Leistungen für Kinder und Jugendliche, aber auch für junge Volljährige (i. V. m. § 41 Abs. 2 und 3) mit seelischer Behinderung Bestandteil der Jugendhilfe geworden. Somit gelten die Bestimmungen des SGB IX gleichzeitig auch für die öffentlichen Jugendhilfeträger, die damit gleichsam zum Rehabilitationsträger (§ 6 Abs. 1 Nr. 6 SGB IX) für die Leistungsgruppen der medizinischen Rehabilitation, den Leistungen zur Teilhabe am Arbeitsleben, den Leistungen zur Teilhabe an Bildung und den Leistungen zur sozialen Teilhabe (§ 5 Nr. 1, 2, 4, 5 SGB IX, Dau et al., 2021) wurden. Unterhaltssicherende und ergänzende Leistungen sind davon ausgenommen.

Die Rechtsnorm schließt direkt an Hilfen zur Erziehung an (§ § 27ff. SGB VIII). Die anspruchsberechtigten Personen sind die betroffenen Kinder und Jugendlichen selbst, nicht die sorgeberechtigten Personen.

Die Form der hier dargestellten Hilfeleistung der Eingliederungshilfe richtet sich an Kinder und Jugendliche mit seelischer Behinderung oder die mit einer hohen Wahrscheinlichkeit von einer solchen bedroht sind. Bedingung für den Zugang zur Eingliederungshilfe ist das Vorliegen einer seelischen Störung (notwendige, aber nicht hinreichende Bedingung).

Die seelische Störung stellt für sich allein keinen Anspruch dar. Das ist erst der Fall, wenn die seelische Gesundheit des Kindes bzw. des Jugendlichen mit hoher Wahrscheinlichkeit mehr als sechs Monate von dem für das Lebensalter typischen Entwicklungszustand abweicht. Die seelische Störung muss die kausale Folge für eine mit hoher Wahrscheinlichkeit zu erwartende Beeinträchtigung am Leben in der Gesellschaft sein. Mit dem Einfügen des Abs. 1a in § 35a SGB VIII wurde festgelegt, dass die seelische Störung auf der Grundlage der Internationalen Klassifikation der Krankheiten (ICD) in der aktuellen deutschen Fassung festzustellen ist (ICD-11). An dieser Stelle wird nicht näher auf die Differenzierung und die Qualifikationseigenschaft der unterschiedlichen seelischen Störungen eingegangen. Es ist dennoch wichtig festzustellen, dass nicht jede psychische bzw. seelische Störung einen Anspruch auf Eingliederungshilfe garantiert.

Für die sozialmedizinische Feststellung einer seelischen Behinderung sind sowohl medizinische als auch sozialpädagogische Begründungen relevant. In einem zweistufigen Prozess wird zunächst die medizinische Diagnose gestellt. Die festgestellte Störung muss kausal für die Einschränkung der Teilhabefähigkeit sein. Diese Beurteilung erfolgt sozialpädagogisch bzw. durch die Fachkräfte des Jugendamtes.

Leistungen zur Eingliederungshilfe sind kumulativ und schließen sich gegenseitig nicht aus. Es können daher sowohl medizinische als auch sozialpädagogische Maßnahmen kombiniert werden. Im gesamten Behandlungsplan wird ein ganzheitlicher Ansatz vertreten. Es finden sich auch psychologisch-psychotherapeutische Angebote in den verschiedenen Rechtsgebieten, zum Beispiel Leistungen zur medizinischen Rehabilitation (§ 42 SGB IX), die vorrangig Leistungen der Krankenkassen sind und Behandlungen durch medizinische und andere Angehörige von Heilberufen beinhalten. Insbesondere Leistungen zur sozialen Teilhabe (§§ 113–116 SGB IX) sind heilpädagogischer Natur, zum Beispiel Spiel- und Musiktherapie, Frühförderung, heilpädagogische Kindergarteneinrichtung u. a. Gemäß § 79 SGB IX werden diese Leistungen nur für schwerst- und schwerstmehrfachbehinderte Kinder, die noch nicht eingeschult sind, gewährt (Dau et al., 2021); für die anderen Fälle mit weniger sozialmedizinischer Beeinträchtigung ist eine Vorab-Prüfung des Behandlungserfolgs notwendig.

Kinder- und JugendlichenpsychotherapeutInnen, Kinder- und JugendpsychiaterInnen, auch PädiaterInnen und PsychotherapeutInnen mit besonderen Kenntnissen auf dem Gebiet der Kinder- und Jugendpsychiatrie und -psychotherapie haben das eine oder andere Mal mit den Gutachten bzw. Formulargutachten des § 35a SGB VIII zu tun gehabt. Die Bescheinigung des Vorliegens einer seelischen bzw. psychischen Störung und deren sozialmedizinische Implikationen auf die weitere soziale Teilhabe soll per Gesetz von den o. g. Berufsgruppen erstellt und beurteilt werden. Insofern sind die meisten anspruchsberechtigten Personen des § 35a SGB VIII in einer laufenden psychotherapeutischen oder psychiatrischen Behandlung oder sollten sich in eine solche begeben, um die formalen Kriterien für die entsprechenden Leistungen zu erfüllen.

Aus eigener Erfahrung und unzähligen Formulargutachten nach § 35a SGB VIII ist dennoch eine Richtlinienpsychotherapie nicht die einzige ambulante Hilfe für Personen dieser Zielgruppe. Hier ist sehr wichtig, die Indikation im Einzelnen zu überprüfen, sodass kein Automatismus wie in anderen Bereichen entsteht: § 35a = ambulante Psychotherapie. Zudem orientiert sich die Auswahl der psychotherapeutischen Behandlungsform an den psychosozialen Lebensumständen des betroffenen Kindes bzw. Jugendlichen. Kinder und Jugendliche, die sich in der Heimerziehung befinden, können je nach Bundesland Psychotherapie erhalten.[19]

19 Als Beispiel in Berlin, Landespsychotherapeutenkammer Berlin: https://www.psychotherapeutenkammer-berlin.de/system/files/document/PT_Jugendhilfe_Handbuch_5-Auflage_2019_final_Web.pdf (24.08.2024).

Bewertung und Bezug zur psychotherapeutischen Indikation

Die Leistungen der Jugendhilfe sind somit sehr vielfältig. Heimerziehung, Tagesgruppen und vollstationäre Maßnahmen in einer Einrichtung der Jugendhilfe habe ich ausgelassen, da diese keine direkte Relevanz für die Indikation von Richtlinienpsychotherapie haben und somit auch eine Psychotherapie nicht ersetzen können.

Von den besprochenen Leistungen kann zunächst eine Erziehungsberatung Licht ins Dunkel bringen, bevor mit einer Psychotherapie begonnen wird. Der Erziehungsbeistand ist eine geeignete Methode, wenn es sich um längere Begleitprozesse von Jugendlichen oder jungen Erwachsenen handelt, oder wenn die Eltern auch jüngerer Personen emotional – oder auch physisch – nicht zur Verfügung stehen. Diese Leistung lässt sich gut mit einer ambulanten Psychotherapie kombinieren und kann diese sogar ersetzen, wenn es sich nicht um eine behandlungsbedürftige psychische Störung handelt. Auch soziale Gruppenarbeit ist eine gute Alternative bei unterschwelliger Problematik im sozialen Interaktions- und Kompetenzbereich.

Diese Maßnahmen können – wenn richtig eingesetzt und individuell geplant – eine ambulante Psychotherapie deutlich verkürzen bzw. die erreichten Kompetenzen und neuen Verhaltensweisen in den Alltag bedarfsgerecht implementieren.

Maßnahmen der Jugendhilfe haben naturgemäß eine altersbeschränkte Zielgruppe (bis einschließlich 21. Lebensjahr). Für ältere Hilfesuchende sind weitere Maßnahmen denkbar, allerdings unterscheiden sich die Schweregrade hier sehr deutlich. Während Maßnahmen und Leistungen der Jugendhilfe sich in der Regel an psychisch gesunde Kinder und Jugendliche richten, die sozial benachteiligt oder in psychosozialen Notlagen sind, oder die entwicklungsgemäß Unterstützung und Förderung beim Erwachsenwerden benötigen, sind Maßnahmen für Erwachsene an solche EmpfängerInnen gerichtet, die chronisch psychisch krank sind oder die deutlich psychosozial beeinträchtigt sind. Auch der Weg zur Hilfe unterscheidet sich deutlich von dem bei Kindern und Jugendlichen: Im SGB VIII existiert ein Beratungs- und Informationsanspruch und -angebot, die Hilfen werden üblicherweise ohne Bescheinigung des Vorliegens einer psychischen Störung gewährt – abgesehen von § 35a SGB VIII. Im Erwachsenenbereich wird viel »bescheinigt und begutachtet«.

Daher ist die Bedarfslage der Leistungsempfänger der folgenden Hilfsangebote deutlich chronischer und schwerwiegender als bei den bisherigen dargestellten Leistungen. Die folgenden Angebote können normalerweise auch keine Psychotherapie ersetzen, sondern die meisten Betroffenen benötigen psychotherapeutische Unterstützung, die sie oft von psychiatrischen Institutsambulanzen (PIA) erhalten. Die folgende Darstellung erfolgt daher verkürzt, um ergänzende Maßnahmen aufzuzeigen, die Einfluss auf Behandlungsdauer und Behandlungsschwerpunkt einer psychotherapeutischen Intervention haben können.

Ein weiterer Aspekt ist, dass das Wissen über diese Maßnahmen auch ein wichtiger Bestandteil der psychotherapeutischen Expertise darstellt. Die folgenden Leistungen und Angebote drehen sich um die Wiedereingliederung und Verbesserung sowie Sicherung der sozialen Teilhabe bzw. Teilhabe am Arbeitsleben. Für viele chronisch psychisch Kranke ist die Ermöglichung einer eigenständigen Tätigkeit bzw. auf eigenen Beinen den Lebensunterhalt zu verdienen ein sehr wichtiger Genesungsfaktor. Deshalb sollte im Rahmen der Psychotherapie in Abstimmung mit dem erklärten Patientenwillen der Fokus schnell auf die Wiedereingliederung und die Herstellung einer stabilen Arbeitsfähigkeit gesetzt werden.

Maßnahmen der medizinisch-beruflichen Rehabilitation psychisch Kranker (RPK-Maßnahmen und Leistungen in BBW, BFW, BTZ und Werkstätten für psychisch Kranke)

Arbeit ist eine sehr wichtige Genesungskomponente im Rahmen der Rehabilitation psychisch Kranker. Eine Beschäftigung schafft Alltagsstruktur, stiftet Sinn und Identität, hilft dabei, sich selbstwirksam zu erleben, und ermöglicht den Einsatz sowohl körperlicher als auch geistiger Energie. Um diese Effekte zu erzielen, ist ein wichtiges Ziel für viele psychisch Kranke, insbesondere solche mit chronischen Verläufen, die Integration in ein Arbeitsverhältnis zu schaffen, das den eigenen Fähigkeiten entspricht und eine Überforderung sowie Unterforderung vermeidet (Hoffmann, 2013 [2004], S. 334).

Was ist medizinisch-berufliche Rehabilitation oder Rehabilitation für psychisch Kranke?

RPK-Maßnahmen sind berufsvorbereitende, belastungssteigernde, auf die speziellen Bedürfnisse von Menschen mit psychischen Erkrankungen ausgerichtete Arbeitsleistungen auf dem besonderen Arbeitsmarkt mit dem Ziel der Wiedereingliederung – idealiter – in den allgemeinen Arbeitsmarkt. Die Maßnahmen können stationär, teilstationär oder auch ambulant sein und orientieren sich am Bildungsstatus – wenn möglich zu ermitteln – vor der Erkrankung. Daher gibt es unterschiedliche Schwerpunktsetzungen bei unterschiedlichen Bedürfnislagen und persönlichen Voraussetzungen. Bei Personen mit einem Schulabschluss und noch keiner beruflichen Erfahrung oder berufsqualifizierenden Ausbildung wären beispielsweise Maßnahmen zur Berufsvorbereitung sinnvoll (im Rahmen von Berufsbildungswerken [BBW]). Personen, die einen Beruf oder eine Ausbildung erlernt haben, können in einem Berufsförderwerk (BFW) ihre Kompetenzen trainieren und erweitern. Personen, die sich im Unklaren sind bzgl. der eigenen Belastbarkeit und Arbeitsfähigkeit, können im Rahmen eines Berufstrainingszentrums (BTZ) ihre bisherigen Kompetenzen erproben und die aktuelle Belastbarkeit prüfen oder ausbauen. Und Personen, die aufgrund einer chronifizierten Erkrankung nicht mehr arbeiten können oder wenn eine deutliche Erwerbsminderung vorliegt, können in Werkstätten für psychisch Kranke geringfügige Arbeiten verrichten.

Für wen sind RPK-Maßnahmen geeignet?

Nach Wolfgang Weig (2005, S. 311) ist Rehabilitation nach dem RPK-Modell geeignet und erforderlich für Personen mit psychischen Erkrankungen, die langfristig und erheblich die – insbesondere soziale – Funktionsfähigkeit beeinträchtigen und dadurch die Teilhabe verhindern oder erschweren. Lange Zeit standen Diagnosen aus dem schizophrenen Formenkreis an erster Stelle für RPK-Maßnahmen. Aber auch PatientInnen mit hirnorganischen Syndromen jungen und mittleren Alters, mit Persönlichkeitsstörungen sowie mit chronifizierten neurotischen Störungen kommen für eine RPK-Maßnahme infrage.

Weig (ebd.) sieht die Indikation für RPK-Maßnahmen als gegeben, wenn

1. eine der oben genannten Störungen vorliegt,
2. aufgrund der im Einzelfall festgestellten Funktionseinschränkungen, Behinderungen und Teilhabestörungen eine gezielte Rehabilitationsmaßnahme zur Abwendung oder Überwindung dieser Problematik erforderlich ist (Rehabilitationsbedarf),
3. der Teilnehmer nach ausreichender kurativer Behandlung der Akutsymptomatik in der Lage ist, unter den gegebenen Bedingungen an der Rehabilitation teilzunehmen (Rehabilitationsfähigkeit),
4. der Rehabilitationsteilnehmer wenigstens ansatzweise bereit ist, sich auf den Prozess einzulassen und daran mitzuwirken (Rehabilitationsmotivation) und schließlich

5. angemessene Aussicht besteht, das gesteckte Rehabilitationsziel mit den vorgegebenen Methoden in einer begrenzten Zeit zu erreichen (positive Rehabilitationsprognose).

Wer kann eine RPK-Maßnahme verordnen?
Wie bei der Soziotherapie können psychologische PsychotherapeutInnen seit 2018 Rehabilitationsmaßnahmen verordnen, aber auch FachärztInnen für Psychiatrie und Psychotherapie, Psychosomatische Medizin und für Psychotherapeutische Medizin. Die Kostenlage wird dann individuell geklärt (je nach Träger).

Bewertung und Bezug zur psychotherapeutischen Indikation

Wie bereits erläutert, können diese Maßnahmen keine Richtlinienpsychotherapie ersetzen. Die Leistungen betreffen auch chronisch psychisch kranke Personen, die, wenn Kriterien einer Richtlinienpsychotherapie erfüllt sind, einen Behandlungsplatz erhalten sollten. Das Wissen über diese Maßnahmen kann das Gesamttherapiekonzept gut ergänzen und trägt zur schnellen und erfolgreichen Integration in eine Sozialgemeinschaft bei.

7 Ausblick und Zusammenfassung

Mit dem Beginn des Jahres 2025 startet in Nordrhein-Westfalen das Modellprojekt zur Qualitätssicherung in der ambulanten Psychotherapie. Hintergrund ist der Beschluss der Richtlinie zur datengestützten einrichtungsübergreifenden Qualitätssicherung (DeQS-RL) des Gemeinsamen Bundesausschusses (G-BA) in seiner Sitzung am 18. Januar 2024. Die Richtlinie soll das bisherige Antrags- und Gutachterverfahren ablösen. Bislang bestand eine Antragspflicht der in der Psychotherapie-Richtlinie aufgelisteten psychotherapeutischen Leistungen, wie zum Beispiel Kurzzeittherapie 1 und 2 sowie Langzeittherapie. Durch die Kombination beider Maßnahmen – nämlich den formalen Psychotherapie-Antrag PTV1 bzw. PTV2 und den an den Gutachter bzw. die Gutachterin adressierten Bericht – wurden Aspekte der Wirtschaftlichkeitsprüfung umgesetzt. So konnten die Krankenkassen zum einen durch den Antrag die formal-materiellen sozialversicherungsrechtlichen Kriterien überprüfen, zum anderen per GutachterInnenverfahren die verfahrensspezifischen, wissenschaftlichen und inhaltlichen Qualitätskriterien fachlich beurteilen lassen. Gemäß § 1 Abs. 3 des Beschlusses des G-BA vom 18. Januar 2024 soll das neue Qualitätssicherungsverfahren für ambulante Psychotherapie folgendes bewirken:

> »(3) Das Verfahren soll die qualitätsrelevanten Aspekte in den folgenden Bereichen messen, vergleichend darstellen und bewerten:
> a) Diagnostik, Aufklärung und Information der Patientinnen und Patienten
> b) Therapiezielvereinbarung, Behandlungsplanung und Monitoring des Therapieverlaufs
> c) Kommunikation mit den an der Behandlung Beteiligten
> d) Ergebnisqualität (Symptomatik, Zielerreichung, Erwerb von Erfahrungen, Fertigkeiten und Strategien).«[20]

---

20 https://www.g-ba.de/downloads/39-261-6421/2024-01-18_DeQS-RL_themenspezifische-Bestimmungen-QS-amb-PT_BAnz.pdf (29.08.2024).

Die Begründung für das qualitätssichernde Verfahren in der ambulanten Psychotherapie wird im Dokument »Tragende Gründe« des G-BA vorgestellt.[21] Laut G-BA – unter anderem – unterlag die ambulante Psychotherapie bislang und bei einer Jahresprävalenz für psychische Erkrankungen mit knapp 30 % in der deutschen Erwachsenenbevölkerung und einer Inanspruchnahme psychotherapeutischer Leistung von ca. 1,5 Millionen PatientInnen keinen Maßnahmen der datengestützten Qualitätssicherung.

Für das neue Verfahren sei sowohl eine fallbezogene Dokumentation als auch eine PatientInnenbefragung vorgesehen. Zudem sollen beide Maßnahmen diagnose- und therapieverfahrensübergreifend eingesetzt werden. Das neue Verfahren wird vom Institut für Qualitätssicherung und Transparenz im Gesundheitswesen (IQTIG) entwickelt und durchgeführt. In Kapitel 6.2.1 habe ich darauf kurz Bezug genommen. Das IQTIG ist das unabhängige wissenschaftliche Institut, das den G-BA bei der Verbesserung der medizinischen Versorgungsqualität in Deutschland berät. Konkret sieht das neue Qualitätssicherungsverfahren in der ambulanten Psychotherapie die Beantwortung von jeweils ca. 100 Items durch die Praxen bzw. PsychotherapeutInnen und die PatientInnen vor. Dies soll bei Beendigung der Psychotherapie vollzogen werden. Das neue Verfahren hat bei fast allen Berufsverbänden und Organisationen massiv Kritik geerntet.[22] Es soll zunächst ab 01.01.2025 für sechs Jahre in Nordrhein-Westfalen als Modellregion eine Pilotphase durchgeführt werden, welche bei »Bewährung« bundesweite Anwendung finden soll.

Bei solchen zukünftigen Entwicklungen nimmt die Bedeutung einer empirisch fundierten Indikationsstellung zu. Es zeigt auch gleichzeitig die klaffende Lücke zwischen wissenschaftlichen und qualitätssichernden Ansprüchen vonseiten der Gesundheitspolitik zum einen und den vielfältigen Unvereinbarkeiten der alltäglichen Versorgungsrealität zum anderen.

Es wird sich noch zeigen, was aus diesen neuen Bestrebungen wird. Wenn wir uns nochmal anschauen, was die bisherigen Ausführungen gezeigt haben, dann stellen wir an verschiedenen Stellen fest, dass bei ca. 30 %

21 148 Seiten, zu finden unter: https://www.g-ba.de/downloads/40-268-10342/2024-01-18_DeQS-RL_themenspezifische-Bestimmungen-QS-amb-PT_TrG.pdf (29.08.2024).

22 Zum Beispiel unter https://www.aerzteblatt.de/nachrichten/139322/Psychotherapie-Kritik-an-Qualitaetssicherungsinstrument-des-IQTiG, https://vpp.org/cms/extra/27-aktuelles/1302-kosten-nutzen-verh%C3%A4ltnis-des-neuen-qualit%C3%A4tssicherungsinstruments-ambulante-psychotherapie-fraglich (13.03.2025).

psychisch Erkrankten in der Erwachsenenbevölkerung nicht alle von einer Richtlinien-Psychotherapie profitieren bzw. für eine nicht unerhebliche Anzahl eine psychotherapeutische Versorgung in der jetzigen Form nicht zielführend wäre. Das heißt, man muss sich durch andere Versorgungsangebote behelfen. Auf einige Möglichkeiten bin ich bereits eingegangen. Allerdings bleiben viele Versorgungsbereiche ohne adäquate Hilfe. Berücksichtigt man die besprochene gesellschaftliche Entwicklung, dann kommt man zu dem Schluss, dass wir tiefgreifende und unterschiedliche Unterstützungsangebote benötigen.

Eine mögliche Überlegung wäre, Kinder und Jugendliche frühzeitig in seelischer Gesundheit zu schulen. Was sind Gefühle? Wie gehe ich damit um? Was sind Bedürfnisse? Wie kann man diese äußern? Sinnvoll wäre beispielsweise ein Schulfach mit praktischen Anwendungen und auch gesellschaftlich relevanten Themen. Es sollte frühzeitig pädagogisch auf den gesunden Umgang mit digitalen Medien eingegangen werden. Dadurch kann individuell der eigene Sinn für das subjektive Erleben, Selbst und die Persönlichkeitsentwicklung geschärft werden. Das Erkennen, Benennen und Kommunizieren eigener Gefühle und Bedürfnisse und der richtige, sozial angemessene Umgang damit kann sich resilienzfördernd auf die weitere seelische Entwicklung auswirken.

Als »letztes Wort« – und ich komme leider nicht ohne kritische Betrachtung bzw. Forderung aus – brauchen wir nicht mehr psychotherapeutische Kassensitze, sondern einen anderen Umgang mit und eine andere Haltung bei der Versorgung von Menschen mit psychischen Erkrankungen. Andere AutorInnen stellen die Notwendigkeit der Behandlung einiger Personengruppen, die sich in Psychotherapie befinden, infrage (z.B. Freyberger & Linden, 2014). Dies ist zum Teil nachvollziehbar, allerdings halte ich die daraus abgeleitete Forderung, eine Vorselektion durch andere qualitätssicherende – und in der Regel fachfremde – Stellen durchzuführen, für wenig gewinnbringend im psychotherapeutischen Bereich. Vielmehr sollten flächendeckend altersspezifische Präventionsprogramme und unterschwellige psychische Unterstützungsmöglichkeiten und -anlaufstellen angeboten werden.

Gleichzeitig sollte die Verwischung der Grenzen zwischen Heilung und Optimierung, Medizin und Lifestyle verhindert werden. Es sollten fachspezifische Maßnahmen ergriffen werden, die den Trend stoppen, Psychotherapie als Ware zu betrachten, als Selbstoptimierungsinstrument, bei dem der Kunde König ist (Duttweiler, 2007).

Literatur

Acevedo, B.P., Aron, E.N., Aron, A., Sangster, M.D., Collins, N. & Brown, L.L. (2014). The highly sensitive brain: an fMRI study of sensory processing sensitivity and response to others' emotions. *Brain Behav., 4*(4), 580–94. https://doi.org/10.1002/brb3.242

Albani, C., Blaser, G., Geyer, M., Schmutzer, G., Goldschmidt, S. & Brähler, E. (2009). Wer nimmt in Deutschland ambulante Psychotherapie in Anspruch? *Psychotherapie Psychosomatik Medizinische Psychologie, 59*(7), 281–283.

Alnefeesi, Y., Siegel, A., Lui, L.M.W., Teopiz, K.M., Ho, R.C.M., Lee, Y., Nasri, F., Gill, H., Lin, K., Cao, B., Rosenblat, J.D. & McIntyre, R.S. (2021). Impact of SARS-CoV-2 Infection on Cognitive Function: A Systematic Review. *Front Psychiatry, 11*, 621773. https://doi.org/10.3389/fpsyt.2020.621773

Altmann, U., Schwartz, B., Schönherr, D., Rubel, J., Stangier, U., Lutz, W. & Strauß, B. (2020). Therapeuteneffekte bei der ambulanten Behandlung sozialer Ängste. *Psychotherapeut, 65*, 444–455. https://doi.org/10.1007/s00278-020-00453-7

Altmann, U., Wittmann, W.W., Steffanowski, A., von Heymann, F., Bruckmayer, E., Pfaffinger, I., Auch, E., Loew, T., Kramer, D., Fembacher, A., Steyer, R., Zimmermann, A. & Strauß, B.M. (2014). Abbrüche antragspflichtiger ambulanter Psychotherapien: Häufigkeit, Risikofaktoren, Outcome. *Psychiatrische Praxis, 41*(6), 305–312.

Anschütz, F. (1982). *Indikation zum ärztlichen Handeln: Lehre, Diagnostik, Therapie, Ethik*. Springer.

Assion, H.-J., Brieger, P., Hautzinger, M. & Bauer, M. (Hrsg.). (2021). *Bipolare Störungen: Das Praxishandbuch* (2. Aufl.). Kohlhammer.

Bastine, R. (1981). Adaptive Indikationen in der zielorientierten Psychotherapie. In U. Baumann (Hrsg.), *Indikation zur Psychotherapie: Perspektiven für Praxis und Forschung* (S. 158–168). Urban & Schwarzenberg.

Baumann, U. (Hrsg.). (1981). *Indikation zur Psychotherapie: Perspektiven für Praxis und Forschung*. Urban & Schwarzenberg.

Baumann, U. & von Wedel, B. (1981). Stellenwert der Indikationsfrage im Psychotherapiebereich. In U. Baumann (Hrsg.), *Indikation zur Psychotherapie: Perspektiven für Praxis und Forschung* (S. 1-36). Urban & Schwarzenberg.

Beauchamp, T.L. & Childress, J.F. (2001). *Principles of biomedical ethics* (8. Aufl.). Oxford University Press.

Berner, B. (2008). Kein Anspruch auf Psychotherapie in fremder Sprache. *Deutsches Ärzteblatt, 105*(40), A2124.

Berzewski, H. (2013). *Der Psychiatrische Notfall* (2. Aufl.). Springer.

Bisson, J. I., Ehlers, A., Matthews, R., Pilling, S., Richards, D. & Turner, S. (2007). Psychological treatments for chronic post-traumatic stress disorder. Systematic review and meta-analysis. *British Journal of Psychiatry, 190*(2), 97–104. https://doi.org/10.1192/bjp.bp.106.021402

Bisson, J. I., Roberts, N. P., Andrew, M., Cooper, R. & Lewis, C. (2013). Psychological therapies for chronic post-traumatic stress disorder (PTSD) in adults. *Cochrane Database Syst Rev., 12*, CD003388. https://doi.org/10.1002/14651858.CD003388.pub4

Bleckmann, W., Maier-Borst, H. & Merskamm, S. (2022). Wartezeiten für Psychotherapieplätze sind weit höher als von Krankenkassen angegeben. https://www.rbb24.de/panorama/beitrag/2022/05/wartezeiten-psychotherapie-laenger-als-angaben-krankenkassen.html (28.01.2025).

Brakemeier, E.-L., Breger, V. & Spitzer, C. (2012). Nebenwirkungen von ambulanter und stationärer Psychotherapie. *Verhaltenstherapie & Psychosoziale Praxis, 44*(3), 489–510.

Bühring, P. (2003). Grenzverletzungen in der Psychotherapie. Tabuisierung fördert die Täter. *Deutsches Ärzteblatt, 18.*

Bühring, P. (2012). Psychotherapie älterer Menschen: Vorbehalte in den Köpfen. *Deutsches Ärzteblatt, 109*(26).

Caplan, G. (1964). *Principles of preventive psychiatry.* Tavistock.

Ceban, F., Ling, S., Lui, L. M. W., Lee, Y., Gill, H., Teopiz, K. M., Rodrigues, N. B., Subramaniapillai, M., Di Vincenzo, J. D., Cao, B., Lin, K., Mansur, R. B., Ho, R. C., Rosenblat, J. D., Miskowiak, K. W., Vinberg, M., Maletic, V. & McIntyre, R. S. (2022). Fatigue and cognitive impairment in Post-COVID-19 Syndrome: A systematic review and meta-analysis. *Brain Behav Immun., 101*, 93–135. https://doi.org/10.1016/j.bbi.2021.12.020

Charbonnier, R., Dörner, K. & Simon, S. (Hrsg.). (2008). *Medizinische Indikation und Patientenwille: Behandlungsentscheidungen in der Intensivmedizin und am Lebensende.* Schattauer.

Chen, Y., Yang, W., Chen, F. & Cui, L. (2022). COVID-19 and cognitive impairment: neuroinvasive and blood⊠brain barrier dysfunction. *J Neuroinflammation, 19*(1), 222. https://doi.org/10.1186/s12974-022-02579-8

Chmielewski, F. (2023). *Globale Krisen in der Psychotherapie.* Beltz.

Cinkaya, F., Schindler, A. & Hiller, W. (2012). Wenn Therapien vorzeitig scheitern. Merkmale und Risikofaktoren von Abbrüchen in der ambulanten Psychotherapie. *Zeitschrift für Klinische Psychologie und Psychotherapie: Forschung und Praxis, 40*(4), 224–234. https://psycnet.apa.org/doi/10.1026/1616-3443/a000121

Clayton, S. (2020). Climate anxiety: Psychological responses to climate change. *J Anxiety Disord., 74*, 102263.

Cramer, M. (2013). Soziotherapie – im Kontext versorgungsrelevanter Entwicklungen ab dem Jahr 2000. In W. Rössler & W. Kawohl (Hrsg.), *Soziale Psychiatrie: Das Handbuch für die psychosoziale Praxis* (S. 387–395). Kohlhammer.

Crivelli, L., Palmer, K., Calandri, I., Guekht, A., Beghi, E., Carroll, W., Frontera, J., García-Azorín, D., Westenberg, E., Winkler, A. S., Mangialasche, F., Allegri, R. F. & Kivipelto, M. (2022). Changes in cognitive functioning after COVID-19: A systematic review and meta-analysis. *Alzheimers Dement., 18*(5), 1047–1066. https://doi.org/10.1002/alz.12644

Cullberg, J. (1978) Krisen und Krisentherapie. *Psychiat Prax, 5*, 25–34.

DAK (2024). Psychreport 2024: Entwicklungen von psychischen Erkrankungen im Job: 2013–2023. https://www.dak.de/dak/unternehmen/reporte-forschung/psychreport-2024_57364 (30.08.2024).

Dau, D. H., Duwell, F. J., Joussen, J. & Luik, S. (Hrsg.). (2021). Sozialgesetzbuch IX: Rehabilitation und Teilhabe von Menschen mit Behinderungen. SGB IX/BThG/SchwbVWO/BGG (6. Aufl.). Nomos.

Deichgräber, K. (1983). *Der hippokratische Eid: Text griechisch und deutsch – Interpretation. Nachleben* (4. Aufl.). Hippokrates.

Dettenborn, H. (2017). *Kindeswohl und Kindeswille: Psychologische und rechtliche Aspekte* (5. Aufl.). Ernst Reinhardt Verlag.

Deutsche Psychotherapeuten Vereinigung (DPtV) (Hrsg.). (2021). *Report Psychotherapie 2021*. Berlin. https://www.dptv.de/fileadmin/Redaktion/Bilder_und_Dokumente/Wissensdatenbank_oeffentlich/Report_Psychotherapie/DPtV_Report_Psychotherapie_2021.pdf (14.03.2025).

Dey, R. & Bishayi, B. (2023). Microglial Inflammatory Responses to SARS-CoV-2 Infection: A Comprehensive Review. *Cell Mol Neurobiol., 44*(1), 2. https://doi.org/10.1007/s10571-023-01444-3

Dieckmann, M., Becker, M. & Neher, M. (Hrsg.). (2021). *Faber/Haarstrick. Kommentar Psychotherapie-Richtlinien* (12. Aufl.). Elsevier Health Sciences.

Diehl, C. M., Kreiner, C. B. & Diehl, R. G. (2021). *Kurs- und Lehrbuch Sozialmedizin: Lehrbuch zu den Curricula der Bundesärztekammer*. Deutscher Ärzteverlag.

Dohm, L., Peter, F. & van Bronswijk, K. (Hrsg.). (2021). *Climate Action – Psychologie der Klimakrise: Handlungshemmnisse und Handlungsmöglichkeiten*. Psychosozial-Verlag.

Dörries, A. & Lipp, V. (Hrsg.). (2015). *Medizinische Indikation: Ärztliche, ethische und rechtliche Perspektiven. Grundlagen und Praxis*. Kohlhammer.

Durlak, J. A. (1979). Comparative effectiveness of paraprofessional and professional helpers. *Psychological Bulletin, 86*, 80–92.

Duttweiler, S. (2007). Vom Patienten zum Kunden? *Psychotherapeut, 52*(2), 121–126.

Edwards, L. & Fehm, L. (2023). Positive und negative Therapieerwartungen sagen Therapieerfolg vorher. *Zeitschrift für Klinische Psychologie und Psychotherapie, 52*(2). https://doi.org/10.1026/1616-3443/a000706

Erim, Y. (Hrsg.). (2023). *Klinische Interkulturelle Psychotherapie: Migration Und Fluchterfahrung in Der Therapeutischen Arbeit – Ein Lehr- Und Praxisbuch*. Kohlhammer.

Fegert, J. M. & Schrapper, C. (Hrsg.). (2004). *Handbuch Jugendhilfe – Jugendpsychiatrie: Interdisziplinäre Kooperation*. Juventa Verlag ein Imprint der Julius Beltz.

Fiedler, P. (1994). Störungsspezifische und differentielle Indikation: Gemeinsame Herausforderung der Psychotherapieschulen. *Psychotherapieforum, 2*, 20–29.

Fischer-Klepsch, M., Münchau, N. & Hand, I. (2009). Misserfolge in der Verhaltenstherapie. In J. Margraf & S. Schneider (Hrsg.), *Lehrbuch der Verhaltenstherapie. Band 1: Grundlagen, Diagnostik, Verfahren, Rahmenbedingungen* (S. 261–275). Springer.

Flückiger, C., Willutzki, U., grosse Holtforth, M. & Wampold, B. E. (2024). Psychotherapie wirkt. *Die Psychotherapie, 69*, 33–39. https://doi.org/10.1007/s00278-023-00703-4

Freyberger, H. J. & Linden, M. (2014). Richtlinien-Psychotherapie: Die Entscheidung über die Notwendigkeit ist komplex. *Deutsches Ärzteblatt, 111*(45), A1954–1955.

Frieboes, R.-M. & Schreckling, S. (2005). Ambulante Soziotherapie (§ 37a SGB V). In R.-M. Frieboes, M. Zaudig & M. Nosper (Hrsg.), *Rehabilitation bei psychischen*

Störungen: Nach Maßgaben der ICF und ICD-10 (S. 305–309). Urban & Fischer in Elsevier.

Frieboes, R.-M., Zaudig, M. & Nosper, M. (Hrsg.). (2005). *Rehabilitation bei psychischen Störungen: Nach Maßgaben der ICF und ICD-10*. Urban & Fischer in Elsevier.

Fröhlich-Gildhoff, K. (Hrsg.). (2001). *Indikation in der Jugendhilfe: Grundlagen für die Entscheidungsfindung in Hilfeplanung und Hilfeprozess*. Juventa.

Fromm, F. (2023). Eingliederungshilfe für seelische behinderte Kinder und Jugendliche. In W. Möller (Hrsg.), *Praxiskommentar SGB VIII – Kinder- und Jugendhilfe* (3. Aufl., S. 456–486). Reguvis

Gahl, K. (2015). Zur Geschichte des Begriffs der medizinischen Indikation. In A. Dörries & V. Lipp (Hrsg.), *Medizinische Indikation: Ärztliche, ethische und rechtliche Perspektiven. Grundlagen und Praxis* (S. 24–35). Kohlhammer.

Gauggel, S. (2016). *Störungen der Krankheitseinsicht*. Hogrefe.

Gogolin, J. (2023). Wenig Plätze, hohe Nachfrage: Problembereich Psychotherapien. https://www.merkur.de/lokales/wolfratshausen/wolfratshausen-ort29708/wenig-plaetze-hohe-nachfrage-problembereich-psychotherapien-wolfratshausen-92279515.html (28.01.2025).

Grawe, K. (1981). Überlegungen zu möglichen Strategien der Indikationsforschung. In U. Baumann (Hrsg.), *Indikation zur Psychotherapie: Perspektiven für Praxis und Forschung* (S. 221–236). Urban & Schwarzenberg.

Grobholz, K. (2023). *Long-Covid-/Post-Covid-Syndrom aus psychiatrischer Sicht: Ansätze zur psychiatrischen Differentialdiagnostik und Therapie*. Springer.

Gutmann, T., Tibone, G., Schleu, A. & Thorwart, J. (2019). Sexueller Missbrauch in der Psychotherapie: Notwendige Diskussion der Perspektiven von Juristen und Psychotherapeuten. *Medizinrecht, 37*(1), 18–25.

Hajek, A. & König, H.H. (2022). Climate anxiety in Germany. *Public Health, 212*, 89–94. https://doi.org/10.1016/j.puhe.2022.09.007

Halbe, B. (2017). Aufklärungspflicht Teil 2: Strafbarkeit von Ärzten bei unzureichender Patientenaufklärung. *Deutsches Ärzteblatt, 114*, A-962.

Hampshire, A., Azor, A., Atchison, C., Trender, W., Hellyer, P.J., Giunchiglia, V., Husain, M., Cooke, G.S., Cooper, E., Lound, A., Donnelly, C.A., Chadeau-Hyam, M., Ward, H., Elliott, P. (2024). Cognition and Memory after Covid-19 in a Large Community Sample. *N Engl J Med., 390*(9), 806–818. https://doi.org/10.1056/NEJMoa2311330

Hänlein, A. & Schuler, R. (Hrsg.). (2022). *Sozialgesetzbuch V. Gesetzliche Krankenversicherung: Lehr- und Praxiskommentar* (6. Aufl.). Nomos.

Hansbauer, P., Merchel, J. & Schone, R. (2024). *Kinder- und Jugendhilfe: Grundlagen, Handlungsfelder, professionelle Anforderungen*. Kohlhammer.

Hanswille, R. (Hrsg.). (2022). *Basiswissen Systemische Therapie: Gut vorbereitet in die Prüfung*. Vandenhoeck & Ruprecht.

Hartleben-Baildon, P. & Feddeler, T. (2023). Hilfe zur Erziehung. In W. Möller (Hrsg.), *Praxiskommentar SGB VIII – Kinder- und Jugendhilfe* (3. Aufl., S. 399–447). Reguvis.

Hattie, J.A., Sharpley, C.F. & Rogers, H.F. (1984). Comparative effectiveness of professional and paraprofessional helpers. *Psychological Bulletin, 95*, 534–541.

Haupt, M.L., Linden, M. & Strauß, B. (2018). Definition und Klassifikation von Psychotherapie-Nebenwirkungen. In M. Linden & B. Strauß (Hrsg.), *Risiken und Nebenwirkungen von Psychotherapie: Erfassung, Bewältigung, Risikovermeidung* (2. Aufl., S. 1–13). MWV Medizinisch Wissenschaftliche Verlagsgesellschaft.

Hautzinger, M. (2016). *Depression im Alter: Erkennen, bewältigen, behandeln. Ein kognitiv-verhaltenstherapeutisches Gruppenprogramm.* Beltz.

Hautzinger, M., Dykierek, P., Fellgiebel, A. & Hüll, M. (2017). Psychotherapeutische Ansätze bei der Behandlung älterer Menschen. *Der Nervenarzt, 88*(11).

Hasan, A. & Leucht, S. (2022). Erkennen und behandeln von Antipsychotika-Nebenwirkungen. InFo Neurologie, 24(7–8), 43–55. https://doi.org/10.1007/s15005-022-2424-z

Heigl, F.-S. (1987). *Indikation und prognose in psychoanalyse und psychotherapie: Für die Praxis des Arztes, Psychotherapeuten und klinischen Psychologen.* Vandenhoeck & Ruprecht.

Hellkötter-Backes, C. (2022). § 37 SGB V. In A. Hänlein & R. Schuler (Hrsg.), *Sozialgesetzbuch V. Gesetzliche Krankenversicherung: Lehr- und Praxiskommentar* (6. Aufl., S. 666–670). Nomos.

Helmchen, H. (2001). Unterschwellige psychische Störungen. *Der Nervenarzt, 72*, 181–189.

Helmchen, H. (2003). Was heißt »unterschwellig« psychisch krank? In W. Vollmoeller (Hrsg.), *Grenzwertige psychische Störungen* (S. 19–26). Thieme.

Helmchen, H. & Linden, M. (2000). Subthreshold disorders in psychiatry: clinical reality, methodological artifact, and the double-threshold problem. *Comprehensive psychiatry, 41*(2), 1–7.

Heuft, G., Freyberger, H., Schepker, R., Engbrink, S., Gmeiner, J. & Frühauf, J. (2014). *Die spezifische Rolle der ärztlichen Psychotherapie in Deutschland. Epidemiologische Bedeutung, historische Perspektive und zukunftsfähige Modelle aus Sicht der Patienten, ihrer Behandler und der Kostenträger. Expertise im Rahmen der Förderinitiative zur Anzeige Versorgungsforschung der Bundesärztekammer.* Bundesärztekammer (BÄK). Berlin.

Hochstrasser, B. (2023). *Burnout und Erschöpfungsdepression: Konzepte, Verursachungsmodelle, Therapieansätze.* Hogrefe AG.

Höfer, E., Spengler, A., Schmidl, F. & Psota, G. (2013). Sozialpsychiatrische/psychosoziale Dienste. In W. Rössler & W. Kawohl (Hrsg.). *Soziale Psychiatrie: Das Handbuch für die psychosoziale Praxis* (S. 94–99). Kohlhammer.

Hoff, T. (Hrsg.). (2018). *Psychotherapie mit Älteren bei Sucht und komorbiden Störungen.* Springer.

Hoffmann, H. (2004). Berufliche Rehabilitation. In W. Rössler (Hrsg.), *Psychiatrische Rehabilitation* (S. 333–346). Springer.

Hunger-Schoppe, C., Ochs, M. & Borst, U. (2022). Diagnostik in der Systemischen Psychotherapie. In R. Hanswille (Hrsg.), *Basiswissen Systemische Therapie: Gut vorbereitet in die Prüfung* (S. 181–206). Vandenhoeck & Ruprecht.

Hutterer-Krisch, R. (2007). *Grundriss der Psychotherapieethik: Praxisrelevanz, Behandlungsfehler und Wirksamkeit.* Springer.

Inoue, K. & Lupski, J.R. (2003). Genetics and genomics of behavioral and psychiatric disorders. *Curr Opin Genet Dev, 13*(3), 303–309.

Jacobi, F., Uhmann, S. & Hoyer, J. (2012). Wie häufig ist therapeutischer Misserfolg in der ambulanten Psychotherapie? *Zeitschrift für Klinische Psychologie und Psychotherapie, 40*(4), 246–256. https://doi.org/10.1026/1616-3443/a000122

Jaeggi, E. & Riegels, V. (2018). *Techniken und Theorien der tiefenpsychologisch fundierten Psychotherapie* (3. Aufl.). Klett-Cotta.

Janzarik, W. (1991). Desaktualisierung als Prinzip von Steuerung und Handlung. In H. Schütz, H.J. Kaatsch & H. Thomsen (Hrsg.), *Medizinrecht – Psychopathologie – Rechtsmedizin* (S. 218–238). Springer.

Johannes, S. & Hellweg, S. (2010). Motivation als Grundlage für den Therapieerfolg. *neuroreha, 2*(2), 72–78.

Judd, L.L., Akiskal, H.S., Maser, J.D., Zeller, P.J., Endicott, J., Coryell, W., Paulus, M.P., Kunovac, J.L., Leon, A.C., Mueller, T.I., Rice, J.A. & Keller, M.B. (1998). A prospective 12-year study of subsyndromal and syndromal depressive symptoms in unipolar major depressive disorders. *Arch Gen Psychiatry, 55*(8), 694–700. https://doi.org/10.1001/archpsyc.55.8.694

Judd, L.L., Schettler, P.J. & Akiskal, H.S. (2002). The prevalence, clinical relevance, and public health significance of subthreshold depressions. *Psychiatr Clin North Am, 25*(4), 685–698. https://doi.org/10.1016/s0193-953x(02)00026-6

Kessler, E.-M. (2021). *Psychotherapeutisches Arbeiten mit alten und sehr alten Menschen.* Kohlhammer.

Klauer, T. & Schneider, W. (2016). Behandlungsmotivation und Indikation von Psychotherapie. *Psychotherapeut, 4*(61), 318–326.

Klein, F. (2024). Klimaangst: Kollektives Anliegen erreicht Psychotherapie. *InFo Neurologie + Psychiatrie, 26*(1), 50–51.

Koczulla, A.R., Ankermann, T. & Behrends, U. (2024). S1-Leitlinie Long/Post-COVID. https://register.awmf.org/assets/guidelines/020-027l_S1_Long-Post-Covid_2024-06_1.pdf (14.03.2025).

Kölch, M. (2003). Aufklärung bei klinischen Studien mit Kindern und Jugendlichen. In C. Wiesemann, A. Dörries, G. Wolfslast & A. Simon (Hrsg.), *Das Kind als Patient: Ethische Konflikte zwischen Kindeswohl und Kindeswille* (S. 59–71). Campus.

König, K. (1994). *Indikation: Entscheidungen vor und während einer psychoanalytischen Therapie.* Vandenhoeck & Ruprecht.

Körner, W. & Deegener, G. (Hrsg.). (2011). *Erfassung von Kindeswohlgefährdung in Theorie und Praxis.* Pabst Science.

Kraftberger, P. (2022). § 27 SGB V. In A. Hänlein & R. Schuler (Hrsg.), *Sozialgesetzbuch V. Gesetzliche Krankenversicherung: Lehr- und Praxiskommentar* (6. Aufl., S. 398–426). Nomos.

Krampe, H. & van Randenborgh, A. (2023). Hochsensitivität – ein Temperamentsmerkmal bereichert Psychotherapie. *Psychotherapeutenjournal,* (2), 138–146.

Krieger, T. & Seewer, N. (2022). *Einsamkeit.* Hogrefe.

Kriz, J. & Slunecko, T. (Hrsg.). (2011). *Gesprächspsychotherapie: Die therapeutische Vielfalt des personzentrierten Ansatzes.* Facultas.

Kropp, P. & Meyer, B. (2016). Indikationsstellung zur Verhaltenstherapie. *Psychotherapeut, 4*(61), 294–298.

Kruse, J. & Herzog, W. (2012). *Gutachten »Zur ambulanten psychosomatischen/psychotherapeutischen Versorgung in der kassenärztlichen Versorgung in Deutschland – Formen der Versorgung und ihre Effizienz«.* KBV.

Kruse, J., Kampling, H., Bouami, S.F., Grobe, T.G., Hartmann, M., Jedamzik, J., Marschall, U., Szecsenyi, J., Werner, S., Wild, B., Zara, S., Heuft, G. & Friederich, H. (2024). Ambulante psychotherapeutische Versorgung in Deutschland. *Deutsches Ärzteblatt Int., 121*, 315–22. https://doi.org/10.3238/arztebl.m2024.0039

Kruse, J., Larisch, A., Hofmann, M. & Herzog, W. (2013). Ambulante psychosomatische und psychotherapeutische Versorgung in Deutschland: Versorgungsprofile abgebildet durch Daten der Kassenärztlichen Bundesvereinigung (KBV). *Zeitschrift für Psychosomatische Medizin und Psychotherapie, 59*(3), 254–272.

Kubota, T., Kuroda, N. & Sone, D. (2023). Neuropsychiatric aspects of long COVID: A comprehensive review. *Psychiatry Clin Neurosci, 77*(2), 84–93. https://doi.org/10.1111/pcn.13508

Kunkel, P.C., Kepert, J. & Pattar, A. (2018). *SGB VIII, Lehr und Praxiskommentar* (8. Aufl.). Nomos.

Kupfer, A., Wesenberg, S., Gahleitner, S.B. & Nestmann, F. (2021). *Beratung und Psychotherapie. Aktuelle Entwicklungen im Spannungsfeld von Abgrenzung und fruchtbarer Kooperation*. dgvt-Verlag.

Laireiter, A.R. & Willutzki, U. (Hrsg.). (2005). *Ausbildung in Verhaltenstherapie*. Hogrefe.

Lahl, A. (2021). Verdrängte Psychoanalyse. https://jungle.world/artikel/2021/30/verdraengte-psychoanalyse (28.01.2025).

Lambert, M.J. & Barkham, M. (2021). The Efficacy and Effectiveness of Psychotherapy. In M. Barkham, W. Lutz & L.G. Castonguay (Hrsg.), *Bergin and Garfield's Handbook of Psychotherapy and Behavior Change* (S. 135–190). John Wiley & Sons.

Lau, S. & Kröber H.L. (2010). Das Schuldfähigkeitsgutachten. In H.L. Kröber, D. Dolling, N. Leygraf & H. Sass (Hrsg.), Handbuch der Forensischen Psychiatrie: Band 2: Psychopathologische Grundlagen und Praxis der Forensischen Psychiatrie im Strafrecht (S. 213–560). Steinkopff.

Lebiger-Vogel, J. (2015). »… halt ein Genie seiner Zeit« – Ist Psychoanalyse unzeitgemäß? Zur gegenwärtigen Berufswahl Studierender im psychotherapeutischen Bereich. *Psyche, 69*(4), 347–374.

Lieberz, K. (2021). Woher? Zur Geschichte der (Richtlinien-)Psychotherapie in Deutschland. In K. Lieberz, L. Adamek & B. Krumm (Hrsg.), *Die Richtlinien-Psychotherapie. Expeditionen in einem dunklen Kontinent* (S. 27–37). Universitäts-Bibliothek Heidelberg.

Lieberz, K., Adamek, L. & Krumm, B. (Hrsg.). (2021). *Die Richtlinien-Psychotherapie. Expeditionen in einem dunklen Kontinent*. Universitäts-Bibliothek Heidelberg.

Linden, M., Baron, D.S., Muschalla, D.B. & Ostholt-Corsten, D.M. (2022). *Fähigkeitsbeeinträchtigungen bei psychischen Erkrankungen: Diagnostik, Therapie und sozialmedizinische Beurteilung in Anlehnung an das Mini-ICF-APP*. Hogrefe AG.

Linden, M. & Hautzinger, M. (Hrsg.). (2011). *Verhaltenstherapiemanual*. Springer.

Linden, M. & Strauß, B. (Hrsg.). (2018). *Risiken und Nebenwirkungen von Psychotherapie: Erfassung, Bewältigung, Risikovermeidung* (2. Aufl.). MWV Medizinisch Wissenschaftliche Verlagsgesellschaft.

Linnemann, A. & Fellgiebel, A. (2017). Psychotherapie bei leichter kognitiver Beeinträchtigung und Demenz. *Der Nervenarzt, 88*(11).

Machleidt, W. & Heinz, A. (Hrsg.). (2010). *Praxis der interkulturellen Psychiatrie und Psychotherapie: Migration und psychische Gesundheit – mit Zugang zum Elsevier-Portal*. Urban & Fischer in Elsevier.

Maercker, A., Nitsche, I., Schuster, P. & Boos, A. (2004). Ambulante Psychotherapie Älterer: Sind ältere Psychotherapiepatienten »einfachere« Patienten? *Zeitschrift für Gerontologie und Geriatrie, 37*(4), 265–271.

Mannino, A. (2021). *Wen rette ich – und wenn ja, wie viele? Über Triage und Verteilungsgerechtigkeit*. Reclam.

Marckmann, G. (Hrsg.). (2016). *Praxisbuch Ethik in der Medizin*. MWV Medizinisch Wissenschaftliche Verlagsgesellschaft.

Margraf, J. & Schneider, S. (Hrsg.). (2015). *Lehrbuch der Verhaltenstherapie, Band 2: Psychologische Therapie bei Erwachsenen*. Springer.

Maser, D., Müller, D., Bingel, U. & Müßgens, D. (2022). Ergebnisse einer Pilotstudie zur Rolle der Therapieerwartung bei der interdisziplinären multimodalen Schmerztherapie bei chronischem Rückenschmerz. *Schmerz, 36*(3),172–181. https://doi.org/10.1007/s00482-021-00590-1

Massazza, A., Ardino, V., Fioravanzo, R. E. (2022). Climate change, trauma and mental health in Italy: a scoping review. *Eur J Psychotraumatol, 13*(1), 1–16. https://doi.org/10.1080/20008198.2022.2046374

Mattejat, F. (Hrsg.). (2010). *Lehrbuch der Psychotherapie/Bd. 4 Verhaltenstherapie mit Kindern, Jugendlichen und ihren Familien* (3. Aufl.). CIP-Medien.

Mattejat, F. & Quaschner, K. (2010). Problemanalyse, Fallkonzeptualisierung und Therapieplanung. In F. Mattejat (Hrsg.), *Lehrbuch der Psychotherapie/Bd. 4 Verhaltenstherapie mit Kindern, Jugendlichen und ihren Familien* (3. Aufl., S. 171–195). CIP-Medien.

Melchinger, H. (2009). Vertragsärztliche Versorgung psychisch Kranker: Ungleiche Chancen für Patienten. *Zeitschrift für Allgemeinmedizin, 85*, 247–253. https://doi.org/10.3238/zfa.2009.0247

Melchinger, H. (2011). Psychotherapie vs. fachärztliche Behandlung in der ambulanten psychiatrischen Versorgung. *Monitor Versorgungsforschung, 4*, 35–40.

McNeilly, C. L. & Howard, K. I. (1991). The effects of psychotherapy: A reevaluation based on dosage. *Psychotherapy research, 1*(1), 74–78.

Medau, I., Jox, R. J. & Reiter-Theil, S. (2014). Behandlungsfehler in der Psychotherapie: ein empirischer Beitrag zum Fehlerbegriff und seinen ethischen Aspekten. *Ethik in der Medizin, 26*(1), 3–18.

Mewes, R., Rief, W., Martin, A., Glaesmer, H. & Brähler, E. (2013). Arbeitsplatzunsicherheit vs. Arbeitslosigkeit: Trotz der Unterschiede im sozioökonomischen Status sind die Auswirkungen auf psychische Gesundheit und Inanspruchnahme von Gesundheitsleistungen ähnlich. *Psychotherapie, Psychsomatik, Medizinische Psychologie, 63*, 138–144.

Möller, W. (Hrsg.). (2023). *Praxiskommentar SGB VIII – Kinder- und Jugendhilfe* (3. Aufl.). Reguvis.

Müller-Oerlinghausen, B. (1981). Rationalität der Indikation zu psychopharmakologischer Behandlung. In U. Baumann (Hrsg.), *Indikation zur Psychotherapie: Perspektiven für Praxis und Forschung* (S. 210–220). Urban & Schwarzenberg.

Münder, J., Meysen, T. & Trenczek, T. (Hrsg.). (2022). *Frankfurter Kommentar SGB VIII: Kinder- Und Jugendhilfe* (9. Aufl.). Nomos.

Münder, J., Wiesner, R. & Meysen, T. (Hrsg.). (2011). *Kinder- und Jugendhilferecht: Handbuch* (2. Aufl.). Nomos.

Nasserie, T., Hittle, M. & Goodman, S. N. (2021). Assessment of the Frequency and Variety of Persistent Symptoms Among Patients With COVID-19: A Systematic Review. *JAMA Netw Open, 4*(5). https://doi.org/10.1001/jamanetworkopen.2021.11417

Neitzke, G. (2015). Medizinische und ärztliche Indikation – zum Prozeß der Indikationsstellung. In A. Dörries & V. Lipp (Hrsg.), *Medizinische Indikation: Ärztliche, ethische und rechtliche Perspektiven. Grundlagen und Praxis* (S. 83–93). Kohlhammer.

Nelson, N.E. & Hiller, W. (2013). Therapeutischer Misserfolg in der ambulanten Psychotherapie. *Zeitschrift für klinische Psychologie und Psychotherapie, 42*(4), 217–229. https://doi.org/10.1026/1616-3443/a000223

Nikendei, C., Bugaj, T.J., Nikendei, F., Kühl, S.J. & Kühl, M. (2020). Klimawandel: Ursachen, Folgen, Lösungsansätze und Implikationen für das Gesundheitswesen. *Z Evid Fortbild Qual Gesundhwes, 156–157*, 59–67. https://doi.org/10.1016/j.zefq.2020.07.008

O'Rourke, N. & Hadjistavropoulos, T. (1997). The relative efficacy of psychotherapy in the treatment of geriatric depression. *Aging & Mental Health, 1*(4), 305–310.

Parzeller, M., Wenk, M., Zedler, B. & Rothschild, M. (2009). Aufklärung und Einwilligung des Patienten: Nach Maßgaben aktueller höchstrichterlicher und oberlandesgerichtlicher Rechtsprechung. *Deutsches Ärzteblatt, 1*(2), 29a–29l.

Parzeller, M., Wenk, M., Zedler, B. & Rothschild, M. (2007). Aufklärung und Einwilligung bei ärztlichen Eingriffen. *Deutsches Ärzteblatt, 104*(9), 576–586.

Pascual, L.S., Segarra-Medina, C., Gómez-Cadenas, A., López-Climent, M.F., Vives-Peris, V. & Zandalinas, S.I. (2022). Climate change-associated multifactorial stress combination: A present challenge for our ecosystems. *J Plant Physiol, 276*, 153764. https://doi.org/10.1016/j.jplph.2022.153764

Peters, M. (2008). Alter und Psychotherapie-Von der Annäherung zweier Fremder. *PiD-Psychotherapie im Dialog, 9*(01), 5–12.

Peters, M., Jeschke, K. & Peters, L. (2013). Ältere Patienten in der psychotherapeutischen Praxis–Ergebnisse einer Befragung von Psychotherapeuten. *Psychotherapie Psychosomatik·Medizinische Psychologie, 63*(11), 439–444.

Petersen, M., Nägele, F.L., Mayer, C., Schell, M., Petersen, E., Kühn, S., Gallinat, J., Fiehler, J., Pasternak, O., Matschke, J., Glatzel, M., Twerenbold, R., Gerloff, C., Thomalla, G. & Cheng, B. (2023). Brain imaging and neuropsychological assessment of individuals recovered from a mild to moderate SARS-CoV-2 infection. *Proceedings of the National Academy of Sciences, 120*(22). https://doi.org/10.1073/pnas.2217232120

Plab, K. (2012). *Indikationskonflikte Psychodynamischer Therapien: Innere und äußere Konflikte bei Therapeut und Patient*. Kohlhammer.

Plötner, M., Moldt, K., In-Albon, T. & Schmitz, J. (2022). Einfluss der COVID-19-Pandemie auf die ambulante psychotherapeutische Versorgung von Kindern und Jugendlichen. *Psychotherapie, 67*(6), 469–477.

Ramadan, R., Randell, A., Lavoie, S., Gao, C.X., Manrique, P.C., Anderson, R., McDowell, C. & Zbukvic, I. (2023). Empirical evidence for climate concerns, negative emotions and climate-related mental ill-health in young people: A scoping review. *Early Interv Psychiatry, 17*(6), 537–563. https://doi.org/10.1111/eip.13374

Rensing, L., Koch, M., Rippe, B. & Rippe, V. (2005). *Mensch Im Stress: Psyche, Körper, Moleküle*. Spektrum Akademischer Verlag.

Romanello, M., Di Napoli, C., Drummond, P., Green, C., Kennard, H., Lampard, P., Scamman, D., Arnell, N., Ayeb-Karlsson, S., Ford, L.B., Belesova, K., Bowen, K., Cai, W., Callaghan, M., Campbell-Lendrum, D., Chambers, J., van Daalen, K.R., Dalin, C., Dasandi, N., Dasgupta, S., Davies, M., Dominguez-Salas, P., Dubrow, R., Ebi, K.L., Eckelman, M., Ekins, P., Escobar, L.E., Georgeson, L., Graham, H., Gunther, S.H., Hamilton, I., Hang, Y., Hänninen, R., Hartinger, S., He, K., Hess, J.J., Hsu, S.C., Jankin, S., Jamart, L., Jay, O., Kelman, I., Kiesewetter, G., Kinney, P., Kjellstrom, T., Kniveton, D., Lee, J.K.W., Lemke, B., Liu, Y., Liu, Z., Lott, M., Batista, M.L., Lowe, R., MacGuire, F., Sewe, M.O., Martinez-Urtaza, J., Maslin, M., McAllister, L., McGushin, A., McMichael,

C., Mi, Z., Milner, J., Minor, K., Minx, J.C., Mohajeri, N., Moradi-Lakeh, M., Morrissey, K., Munzert, S., Murray, K.A., Neville, T., Nilsson, M., Obradovich, N., O'Hare, M.B., Oreszczyn, T., Otto, M., Owfi, F., Pearman, O., Rabbaniha, M., Robinson, E.J.Z., Rocklöv, J., Salas, R.N., Semenza, J.C., Sherman, J.D., Shi, L., Shumake-Guillemot, J., Silbert, G., Sofiev, M., Springmann, M,. Stowell, J., Tabatabaei, M., Taylor, J., Triñanes, J., Wagner, F., Wilkinson, P., Winning, M., Yglesias-González, M., Zhang, S., Gong, P., Montgomery, H. & Costello, A. (2022). The 2022 report of the Lancet Countdown on health and climate change: health at the mercy of fossil fuels. *Lancet, 400*(10363), 1619–1654. https://doi.org/10.1016/S0140-6736(22)01540-9

Rosenhan, D.L. (1973). On being sane in insane places. *Science, 179*(4070), 250–258. https://doi.org/10.1126/science.179.4070.250

Rössler, W. (Hrsg.). (2004). *Psychiatrische Rehabilitation*. Springer.

Rössler, W. & Kawohl, W. (Hrsg.). (2013). *Soziale Psychiatrie: Das Handbuch für die psychosoziale Praxis*. Kohlhammer.

Rüger, U. (2007). Vierzig Jahre Richtlinien-Psychotherapie in Deutschland. *Psychotherapeut, 2*(52), 102–112.

Salize, H.J. & Jacke, C.O. (2015). Armut und psychische Erkrankung. *Die Psychiatrie, 12*(4), 228–234.

Schlottmann, N. & Laufer, R. (Hrsg.). (2020). *Pauschalierendes Entgeltsystem für die Psychiatrie und Psychosomatik 2020. Update: Materialien Und Kurzerläuterungen*. Kohlhammer.

Schmeling-Kludas, C. & Wilke, E. (2007). Besonderheiten von Psychotherapie im Rahmen psychosomatischer Behandlungen. In C. Reimer, J. Eckert, M. Hautzinger & E. Wilke (Hrsg.), *Psychotherapie. Ein Lehrbuch für Ärzte und Psychologen* (S. 687–711). Springer.

Schmidt-Traub, S. (2011). *Angststörungen im Alter*. Hogrefe.

Schneider, W. (1990). *Indikationen zur Psychotherapie: Anwendungsbereiche und Forschungsprobleme*. Beltz.

Schneider, W., Klauer, T., Janssen, P. & Tetzlaff, M. (1999). Zum Einfluß der Psychotherapiemotivation auf den Psychotherapieverlauf. *Nervenarzt, 70*, 240–249. https://doi.org/10.1007/s001150050428

Schnyder, U., McShine, R.M., Kurmann, J. & Rufer, M. (2014). Psychotherapie für alle? Zur Indikation für psychotherapeutische Behandlungen. *Der Nervenarzt, 85*, 1529–1535. https://doi.org/10.1007/s00115-013-3976-4

Schofield, W. (1986). *Psychotherapy: The purchase of friendship*. Routledge.

Schomerus, G., Spahlholz, J. & Speerforck, S. (2023). Die Einstellung der deutschen Bevölkerung zu psychischen. *Bundesgesundheitsblatt Gesundheitsforschung Gesundheitsschutz, 66*(4), 416-422. https://doi.org/10.1007/s00103-023-03679-3

Schone, R. & Hensen, G. (2011). Der Begriff der Kindeswohlgefährdung zwischen Recht und Praxis. In W. Körner & G. Deegener (Hrsg.), *Erfassung von Kindeswohlgefährdung in Theorie und Praxis* (S. 13–28). Pabst Science.

Schönpflug, W. (2021). 1999–2020: Die Novellierung des Psychotherapeutengesetzes. *Psychologische Rundschau*.

Schou, T.M., Joca, S., Wegener, G. & Bay-Richter, C. (2021). Psychiatric and neuropsychiatric sequelae of COVID-19 – A systematic review. *Brain Behav Immun, 97*, 328–348. https://doi.org/10.1016/j.bbi.2021.07.018

Schulenburg, D (2002). Grenzen des Patientenwillens. *Rheinisches Ärzteblatt, 8*, 16.

Schulte, D. (2014). *Therapiemotivation: Widerstände analysieren – Therapieziele klären – Motivation fördern*. Hogrefe.

Schulte, D. & Meyer, F. (2002). Woran orientieren sich Therapeuten bei ihrer Sitzungsbeurteilung und Erfolgsprognose? *Zeitschrift für Klinische Psychologie und Psychotherapie, 31*(4), 257–265.

Schürrmann, A. (2023). Intensive sozialpädagogische Einzelbetreuung. In W. Möller (Hrsg.), *Praxiskommentar SGB VIII – Kinder- und Jugendhilfe* (3. Aufl., S. 448–455). Reguvis.

Schwab, S.G. & Wildenauer, D.B. (2013). Genetics of psychiatric disorders in the GWAS era: an update on schizophrenia. *Eur Arch Psychiatry Clin Neurosci, 263*(Suppl)2, S147–154. https://doi.org/10.1007/s00406-013-0450-z

Seidl, U. (2021). *Psychiatrische Differenzialdiagnostik: Vom Befund zur Diagnose – Eine Einführung*. Kohlhammer.

Seth, A., Maxwell, J., Dey, C., Le Feuvre, C. & Patrick, R. (2023). Understanding and managing psychological distress due to climate change. *Aust J Gen Pract, 52*(5), 263–268. https://doi.org/10.31128/AJGP-09-22-6556

Simon, A. (2022). Patientenautonomie und informed consent. In G. Marckmann (Hrsg.), *Praxisbuch Ethik in der Medizin* (2. Aufl., S. 71–78). MWV Medizinisch Wissenschaftliche Verlagsgesellschaft.

Simon, M. (2021). *Das Gesundheitssystem in Deutschland*. Hogrefe.

Sonnenmoser, M. (2014). Einfluss des Psychotherapeuten auf den Therapieerfolg: Gut untersucht und doch unvorhersagbar. *Deutsches Ärzteblatt, 13*(7), 312–313.

Spitzer, C., Barnow, S., Freyberger, H.J. & Grabe, H.J. (2008). Symptomverschlechterung während stationärer Psychotherapie: Wer ist betroffen? *Psychodynamische Psychotherapie, 7*, 3–15.

Spitzer, C., Masuhr, O., Jaeger, U., Brünig, S., Dümpelmann, M. & Dally, A. (2012). Misserfolge in der stationären Therapie von Patienten mit Persönlichkeitsstörungen. *Psychotherapeut, 5*(57), 417–424.

Steinmayr, R., Schmitz, M. & Luhmann, M. (2024). Wie einsam sind junge Erwachsene im Jahr 2024? Ergebnisse einer repräsentativen Umfrage. Bertelsmann Stiftung, Gütersloh. https://www.bertelsmann-stiftung.de/fileadmin/files/BSt/Publikationen/GrauePublikationen/GenNow_Einsamkeit_Daten_06lay.pdf (14.03.2025).

Strauß, B. & Willutzki, U. (2013). Die Person des Psychotherapeuten. *Psychotherapeut, 58*(5), 425–426.

Streeck, U. (2016). Psychotherapie als Weg zum Seelen-Enhancement? *Psychotherapeut, 61*(2), 98–104.

Strotzka, H. (1978). *Psychotherapie: Grundlagen, Verfahren, Indikationen* (2. Aufl.). Urban & Schwarzenberg.

Stuhler, H., Kontny, L., Schleu, A. & Strauß, B. (2019). Von schleichenden Grenzverletzungen zu sexuellem Missbrauch in Psychotherapien: Systematische Auswertung von Patientenberichten. *Psychotherapeut, 64*, 470–475.

Süß, A. (2014). *Die Eigenverantwortung gesetzlich Krankenversicherter unter besonderer Berücksichtigung der Risiken wunscherfüllender Medizin: Eine verfassungs- und sozialrechtliche Untersuchung*. Duncker & Humblot.

Swift, J.K. & Greenberg, R.P. (2012). Premature discontinuation in adult psychotherapy: a meta-analysis. *J Consult Clin Psychol, 80*(4), 547–59. https://doi.org/10.1037/a0028226

Szycik, G. (2019). Psychotherapie der Alkoholabhängigkeit. *Psychotherapie Aktuell*, (4), 29–33.

Taquet, M., Dercon, Q., Luciano, S., Geddes, J. R., Husain, M., Harrison, P. J. (2021). Incidence, co-occurrence, and evolution of long-COVID features: A 6-month retrospective cohort study of 273,618 survivors of COVID-19. *PLoS Med, 18*(9). https://doi.org/10.1371/journal.pmed.1003773

Taquet, M., Geddes, J. R., Husain, M., Luciano, S. & Harrison, P. J. (2021).6-month neurological and psychiatric outcomes in 236 379 survivors of COVID-19: a retrospective cohort study using electronic health records. *Lancet Psychiatry, 8*(5), 416–427. https://doi.org/10.1016/S2215-0366(21)00084-5

Taquet, M., Skorniewska, Z., De Deyn, T., Hampshire, A., Trender, W. R., Hellyer, P. J., Chalmers, J. D., Ho, L. P., Horsley, A., Marks, M., Poinasamy, K., Raman, B., Leavy, O. C., Richardson, M., Elneima, O., McAuley, H. J. C., Shikotra, A., Singapuri, A., Sereno, M., Saunders, R. M., Harris, V. C., Rogers, N., Houchen-Wolloff, L., Greening, N. J., Mansoori, P., Harrison, E. M., Docherty, A. B., Lone, N. I., Quint, J., Brightling, C. E., Wain, L. V., Evans, R. A., Geddes, J. R. & Harrison, P. J. (2024). PHOSP-COVID Study Collaborative Group. Cognitive and psychiatric symptom trajectories 2–3 years after hospital admission for COVID-19: a longitudinal, prospective cohort study in the UK. *Lancet Psychiatry, 11*(9), 696–708. https://doi.org/10.1016/S2215-0366(24)00214-1

Tavares-Júnior, J. W. L., de Souza, A. C. C., Borges, J. W. P., Oliveira, D. N., Siqueira-Neto, J. I., Sobreira-Neto, M. A. & Braga-Neto, P. (2022). COVID-19 associated cognitive impairment: A systematic review. *Cortex, 152*, 77-97.

Thomä, H. & Kächele, H. (2006). *Psychoanalytische Therapie: Grundlagen* (3. Aufl.). Springer.

Thoma, M. V., Castillo, A. N. S. & Maerker, A. (2023). Psychische Störungen im Alter und ihre psychotherapeutische Behandlung. *PSYCH up2date, 17*(6), 529–543.

Thomas, A. (Hrsg.). (2003). *Kulturvergleichende Psychologie* (2. Aufl.). Hogrefe.

Tolmein, O. (2004). *Selbstbestimmungsrecht und Einwilligungsfähigkeit: Der Abbruch der künstlichen Ernährung im* vegetative state *in rechtsvergleichender Sicht*. Mabuse.

Tyrer, H. & Tyrer, P. (2021). *Praktische Sozialpsychotherapie: Die Lebenswelt von Patientinnen und Patienten positiv beeinflussen*. Klett-Cotta.

Ulsenheimer, K. (2015). *Arztstrafrecht in der Praxis* (5. Aufl.). C. F. Müller.

van Bronswijk, K. & Hausmann, C. M. (Hrsg.). (2022). *Climate Emotions. Klimakrise und psychische Gesundheit*. Psychosozial-Verlag.

van den Boogert, F., Klein, K., Spaan, P., Sizoo, B., Bouman, Y. H. A., Hoogendijk, W. J. G. & Roza, S. J. (2022). Sensory processing difficulties in psychiatric disorders: A meta-analysis. *J Psychiatr Res, 151*, 173–180. https://doi.org/10.1016/j.jpsychires.2022.04.020

Verband der Ersatzkassen (2022). Forderungen der Ersatzkassen zur Bedarfsplanung und Reform der Versorgungsstrukturen in der ambulanten Psychotherapie. https://www.vdek.com/content/dam/vdeksite/vdek/presse/pm/2023/vdek_Forderungspapier_Psychotherapie.pdf (28.01.2025).

Vocisano, C., Klein, D. N., Arnow, B., Rivera, C., Blalock, J. A., Rothbaum, B., Vivian, D., Markowitz, J. C., Kocsis, J. H., Manber, R., Castonguay, L., Rush, A. J., Borian, F. E., Mccullough, J. P., Kornstein, S. G., Riso, L. P. & Thase, M. E. (2004). Therapist variables that predict symptom change in psychotherapy with chronically depressed outpatients. *Psychotherapy: Theory, Research, Practice, Training, 41*(3), 255–265.

Voderholzer, U., Koch, S., Hillert, A. & Schlegl, S. (2012). Response und Non-Response in der stationären Psychotherapie depressiver Patienten. *Psychotherapeut, 5*(57), 410–416.

Vollmann, J. (2003). Konzeptionelle und methodische Fragen bei der Feststellung der Einwilligungsfähigkeit bei Kindern. In C. Wiesemann, A. Dörries, G. Wolfslast & A. Simon (Hrsg.), *Das Kind als Patient: Ethische Konflikte zwischen Kindeswohl und Kindeswille* (S. 48–58). Campus.

Vollmoeller, W. (Hrsg.). (2003). *Grenzwertige psychische Störungen: Diagnostik und Therapie in Schwellenbereichen.* Thieme.

von Sydow, K. & Borst, U. (Hrsg.). (2018). *Systemische Therapie in der Praxis.* Beltz.

Waldhorn, H. F. (1960). Assessment of an Analyzability: Technical and Theoretical Observations. *The Psychoanalytic Quarterly, 29*(4), 478–506.

Walhalla Fachredaktion (2024). *Das gesamte Sozialgesetzbuch SGB I bis SGB XIV. Mit Durchführungsverordnungen und Sozialgerichtsgesetz (SGG)* (37. Aufl.). Walhalla.

Wang, W., Cui, R., Leng, L., Wang, G. & Peng G. (2024). Cognitive Impairment in the Post-Acute Phases of COVID-19 and Mechanisms: An Introduction and Narrative Review. *J Alzheimers Dis Rep, 8*(1), 647–658. https://doi.org/10.3233/ADR-230172

Watson, H. J., Yilmaz, Z., Thornton, L. M., Hübel, C., Coleman, J. R. I., Gaspar, H. A., Bryois, J., Hinney, A., Leppä, V. M., Mattheisen, M., Medland, S. E., Ripke, S., Yao, S., Giusti-Rodríguez, P., Anorexia Nervosa Genetics Initiative, Hanscombe, K. B., Purves, K. L., Eating Disorders Working Group of the Psychiatric Genomics Consortium, Adan, R. A. H., Alfredsson, L., Ando, T., Andreassen, O. A., Baker, J. H., Berrettini, W. H. … & Bulik, C. M. (2019). Genome-wide association study identifies eight risk loci and implicates metabo-psychiatric origins for anorexia nervosa. *Nat Genet, 51*(8), 1207–1214. https://doi.org/10.1038/s41588-019-0439-2

Weig, W. (2005). Rehabilitation psychisch Kranker (RPK). In R.-M. Frieboes, M. Zaudig & M. Nosper (Hrsg.), *Rehabilitation bei psychischen Störungen: Nach Maßgaben der ICF und ICD-10* (S. 310–315). Urban & Fischer in Elsevier.

Wierzbicki, M. & Pekarik, G. (1993). A meta-analysis of psychotherapy dropout. *Professional Psychology: Research and Practice, 24*(2), 190–195.

Wiesemann, C. (2022). Ethik in der Kinderheilkunde und Jugendmedizin. In G. Marckmann (Hrsg.), *Praxisbuch Ethik in der Medizin* (2. Aufl., S. 379–391). MWV Medizinisch Wissenschaftliche Verlagsgesellschaft.

Wiesemann, C., Dörries, A., Wolfslast, G. & Simon, A. (Hrsg.). (2003). *Das Kind als Patient: Ethische Konflikte zwischen Kindeswohl und Kindeswille.* Campus.

Wiesing, U. (2017). *Indikation: Theoretische Grundlagen und Konsequenzen für die ärztliche Praxis.* Kohlhammer.

Willutzki, U., Reinke-Kappenstein, B. & Hermer, M. (2013). Ohne Heiler geht es nicht. Bedeutung von Psychotherapeuten für Therapieprozess und -ergebnis. *Psychotherapeut, 58*(5), 427–437.

Winterbach, C. & Tack, A. (2023). Warum viele Menschen lange auf eine Psychotherapie warten müssen. https://www.spiegel.de/psychologie/psychotherapie-warum-viele-patienten-lange-auf-ihre-behandlung-warten-muessen-a-b1ca6db2-89e8-48e1-895c-e659f1a49de8 (28.01.2025).

Wolfslast, G. (1985). *Psychotherapie in den Grenzen des Rechts.* Enke.

Wöller, W. & Kruse, J. (Hrsg.). (2018). *Tiefenpsychologisch fundierte Psychotherapie: Basisbuch und Praxisleitfaden* (5. Aufl.). Schattauer.

Xu, E., Xie, Y. & Al-Aly, Z. (2022). Long-term neurologic outcomes of COVID-19. *Nat Med, 28*(11). 2406–2415. https://doi.org/10.1038/s41591-022-02001-z

Yalom, I. D. (2016). *Theorie und Praxis der Gruppenpsychotherapie: Ein Lehrbuch* (12. Aufl.). Übers. v. G. Theusner-Stampa, T. Junek & T. Kierdorf. Klett-Cotta.

Zenger, M., Hinz, A., Petermann, F., Brähler, E. & Stöbel-Richter, Y. (2013). Gesundheit und Lebensqualität im Kontext von Arbeitslosigkeit und Sorgen um den Arbeitsplatz. *Psychotherapie, Psychsomatik, Medizinische Psychologie, 63*, 129–137.

Zielke, M. (1994). Indikation zur stationären Verhaltenstherapie. In M. Zielke & J. Sturm (Hrsg.), *Handbuch stationäre Verhaltenstherapie* (S. 193–249). Beltz.